本草纲目

养生精华

蔡向红 ◎ 编著

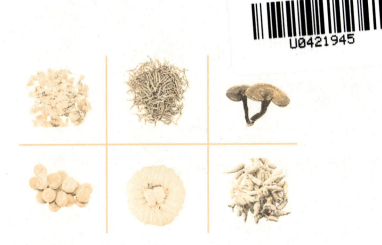

陕西出版传媒集团
陕西科学技术出版社

图书在版编目（CIP）数据

本草纲目养生精华/蔡向红编著. —西安：陕西科学技术出版社，2014.6
ISBN 978-7-5369-6125-8

Ⅰ.①本… Ⅱ.①蔡… Ⅲ.①《本草纲目》—养生（中医）Ⅳ.①R281.3②R212

中国版本图书馆 CIP 数据核字（2014）第 136841 号

本草纲目养生精华

出 版 者	陕西出版传媒集团　陕西科学技术出版社
	西安北大街 131 号　邮编　710003
	电话（029）87211894　传真（029）87218236
	http://www.snstp.com
发 行 者	陕西出版传媒集团　陕西科学技术出版社
	电话（029）87212206　87260001
印　　刷	北京建泰印刷有限公司
规　　格	710×1000 毫米　　16 开本
印　　张	25.75
字　　数	400 千字
版　　次	2014 年 10 月第 1 版
	2014 年 10 月第 1 次印刷
书　　号	ISBN 978-7-5369-6125-8
定　　价	35.00 元

版权所有　翻印必究

本草纲目养生精华

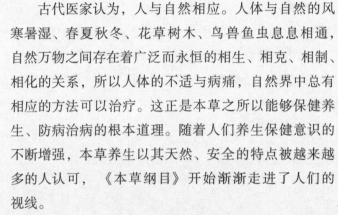

前　言

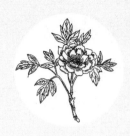

　　古代医家认为，人与自然相应。人体与自然的风寒暑湿、春夏秋冬、花草树木、鸟兽鱼虫息息相通，自然万物之间存在着广泛而永恒的相生、相克、相制、相化的关系，所以人体的不适与病痛，自然界中总有相应的方法可以治疗。这正是本草之所以能够保健养生、防病治病的根本道理。随着人们养生保健意识的不断增强，本草养生以其天然、安全的特点被越来越多的人认可，《本草纲目》开始渐渐走进了人们的视线。

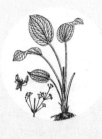

　　《本草纲目》是举世闻名的博物学巨著，也是中华医库中一部食物养生学及药物学巨著，集几千年食物、药物的种植、收采、调制及医养功效之大成。对后世食物养疗学、饮食烹饪学、医药学、动物学、种植学及人们对日常食物品味的选择都构成了深远影响。

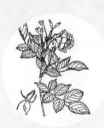

　　《本草纲目》成书后的400多年来一直被医家奉为圣典。现代著名史学家、文学家郭沫苦高度评价了李时珍在医学史上的丰功伟绩："医中之圣，集中国药学之大成，《本草纲目》乃1892种药物说明，广罗博采，曾费三十年之殚精。造福生民，使多少人延年活命！伟哉夫子，将随民族生命永生。"

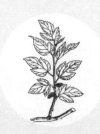

　　基于让更多的人了解，甚至学会一点基本中医的目的，我们推出了这本《本草纲目养生精华》，精心挑选了最常见、最常用、最有效的近百种中药。本书内容丰富，深入浅出地阐述了它们的别名、性味、功能主治、用法用量、本草验方等，并做了详细介绍。同

一

时，可以将传统养生文化运用到日常生活中。本书可以使广大读者能够看得懂，学得会，做得易，用得灵。

但愿每位读者都能受益于《本草纲目养生精华》中的养生智慧，健康、美丽、长寿不再是遥不可及的梦想。

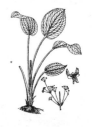

需指出的是，本草养生不能代替医药治疗，两者性质不同，对人体的作用效果也不同。对于疾病的治疗，医生和药物才起着主导作用，有病当到医院极治疗，在医生的指导下，根据病情的需要进行饮食调理，促进疾病尽快痊愈。

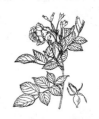

编　者

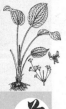

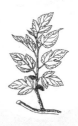

目录

卷一 序列

一、相反诸药……… 二
二、服药食忌……… 二
三、饮食禁忌……… 三
四、妊娠禁忌……… 五

卷二 草部

一、山草类………… 八

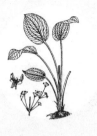

甘草 …………… 八
黄芪 …………… 一〇
人参 …………… 一一
沙参 …………… 一四
桔梗 …………… 一五
黄精 …………… 一六
知母 …………… 一七
肉苁蓉 ………… 一八
锁阳 …………… 一九
天麻 …………… 二〇
苍术 …………… 二一
贯众 …………… 二三
巴戟天 ………… 二四
远志 …………… 二五
淫羊藿 ………… 二六
仙茅 …………… 二七
玄参 …………… 二八
地榆 …………… 二九
丹参 …………… 三〇
紫参 …………… 三一

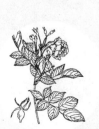
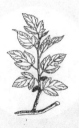

紫草 …………… 三二
白及 …………… 三三
三七 …………… 三四
黄连 …………… 三五
黄芩 …………… 三六
秦艽 …………… 三七
柴胡 …………… 三八
防风 …………… 三九
独活 …………… 四〇
升麻 …………… 四〇
苦参 …………… 四一
白鲜 …………… 四三
延胡索 ………… 四三
白茅 …………… 四四
龙胆 …………… 四五
细辛 …………… 四六
白薇 …………… 四七
白前 …………… 四八

二、芳草类………… 四九

当归 …………… 四九
川芎 …………… 五〇
蛇床 …………… 五一
白芷 …………… 五二
芍药 …………… 五三
牡丹 …………… 五四
木香 …………… 五五
高良姜 ………… 五六
益智子 ………… 五七

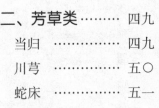

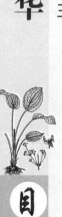

荜茇 ……………	五八
肉豆蔻 …………	五九
补骨脂 …………	六〇
姜黄 ……………	六一
郁金 ……………	六二
荆三棱 …………	六三
藿香 ……………	六四
香薷 ……………	六五
薄荷 ……………	六六
紫苏叶 …………	六七
紫苏子 …………	六八

三、湿草类 …… 六九

菊 ………………	六九
艾 ………………	七〇
茵陈蒿 …………	七一
茺蔚 ……………	七二
夏枯草 …………	七四
鸡冠 ……………	七五
红花 ……………	七六
大蓟 ……………	七七
续断 ……………	七七
青葙 ……………	七八
苍耳 ……………	七九
麻黄 ……………	八一
木贼 ……………	八二
灯芯草 …………	八三
地黄 ……………	八四
牛膝 ……………	八六
败酱 ……………	八七

麦门冬 …………	八八
款冬花 …………	八九
决明 ……………	九〇
地肤 ……………	九一
王不留行 ………	九二
车前子 …………	九三
连翘 ……………	九四
紫花地丁 ………	九五
虎杖 ……………	九五

四、毒草类 …… 九六

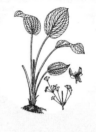

大黄 ……………	九六
甘遂 ……………	九八
半夏 ……………	九九
蓖麻 ……………	一〇〇
附子 ……………	一〇一

五、蔓草类 …… 一〇二

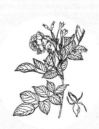

菟丝子 …………	一〇二
覆盆子 …………	一〇三
五味子 …………	一〇四
使君子 …………	一〇五
牵牛子 …………	一〇六
月季花 …………	一〇七
栝楼 ……………	一〇八
葛 ………………	一〇九
天门冬 …………	一一〇
何首乌 …………	一一一
土茯苓 …………	一一二
防己 ……………	一一三

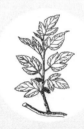

六、水草类 …… 一一四
　泽泻 …… 一一四
　蒲黄 …… 一一五
　昆布 …… 一一六
　菖蒲 …… 一一七
　浮萍 …… 一一七

七、石草类 …… 一一八
　石斛 …… 一一八
　骨碎补 …… 一一九

卷三　木部

一、香木类 …… 一二二
　柏 …… 一二二
　松 …… 一二三
　杉 …… 一二六
　沉香 …… 一二七
　丁香 …… 一二八
　檀香 …… 一二九
　乌药 …… 一三〇
　乳香 …… 一三一
　没药 …… 一三二
　樟脑 …… 一三三
　芦荟 …… 一三四

二、乔木类 …… 一三五
　厚朴 …… 一三五
　杜仲 …… 一三六
　梧桐 …… 一三七
　槐 …… 一三八

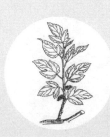

柳 …… 一四〇
白杨 …… 一四二
皂荚 …… 一四三
榆 …… 一四四
合欢 …… 一四六
棕榈 …… 一四七
巴豆 …… 一四八

三、灌木类 …… 一四九
　桑 …… 一四九
　栀子 …… 一五二
　酸枣 …… 一五三
　金樱子 …… 一五三
　女贞 …… 一五四
　五加 …… 一五六
　枸杞、地骨皮 …… 一五七

四、寓木类 …… 一五八
　茯苓 …… 一五八
　琥珀 …… 一六〇

卷四　菜部

一、荤菜类 …… 一六二
　韭 …… 一六二
　葱 …… 一六三
　大蒜 …… 一六五
　生姜 …… 一六七
　干姜 …… 一六八
　白菜 …… 一六九

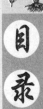

芹菜 ………… 一七〇
芥 ………… 一七〇
香菜 ………… 一七二
油菜 ………… 一七三
萝卜 ………… 一七四
茴香 ………… 一七五

二、柔滑类 ………… 一七六
菠菜 ………… 一七六
马齿苋 ………… 一七七
荠菜 ………… 一七八
莴苣 ………… 一七九
百合 ………… 一八〇
生菜 ………… 一八二
竹笋 ………… 一八二
蒲公英 ………… 一八四
鱼腥草 ………… 一八四
山药 ………… 一八五
甘薯 ………… 一八六

三、瓜菜类 ………… 一八七
冬瓜 ………… 一八七
南瓜 ………… 一八八
黄瓜 ………… 一八九
丝瓜 ………… 一九〇
苦瓜 ………… 一九一
茄 ………… 一九二

四、水菜类 ………… 一九四
紫菜 ………… 一九四
石花菜 ………… 一九五

五、芝耳类 ………… 一九五
木耳 ………… 一九五
芝 ………… 一九七

卷五　果部

一、五果类 ………… 二〇〇
李 ………… 二〇〇
杏 ………… 二〇一
梅 ………… 二〇二
桃 ………… 二〇四
栗 ………… 二〇六
枣 ………… 二〇七

二、山果类 ………… 二〇九
梨 ………… 二〇九
木瓜 ………… 二一一
山楂 ………… 二一二
柿 ………… 二一三
橘 ………… 二一五
柑 ………… 二一七
橙 ………… 二一八
柚 ………… 二一九
安石榴 ………… 二二〇
杨梅 ………… 二二二
枇杷 ………… 二二三
核桃 ………… 二二五
樱桃 ………… 二二六
银杏 ………… 二二七
榛 ………… 二二八

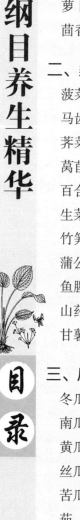
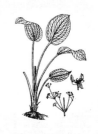
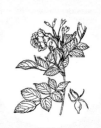
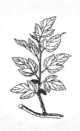

三、夷果类 …… 二二九
  荔枝 ………… 二二九
  龙眼 ………… 二三一
  橄榄 ………… 二三二
  槟榔 ………… 二三三
  椰子 ………… 二三三
  无花果 ……… 二三五

四、瓜果类 …… 二三六
  甜瓜 ………… 二三六
  西瓜 ………… 二三八
  葡萄 ………… 二三九
  猕猴桃 ……… 二四〇
  甘蔗 ………… 二四一

五、水果类 …… 二四二
  莲藕 ………… 二四二
  芡实 ………… 二四五
  荸荠 ………… 二四六

卷六 谷部

一、稻谷 ……… 二四八
  稻 …………… 二四八
  粳 …………… 二四九

二、麦类 ……… 二五一
  荞麦 ………… 二五一
  燕麦 ………… 二五二
  大麦 ………… 二五三
  小麦 ………… 二五四

三、麻类 ……… 二五六
  芝麻 ………… 二五六
  大麻 ………… 二五八

四、稷粟类 …… 二五九
  稷 …………… 二五九
  黍 …………… 二六〇
  小米 ………… 二六一
  粱 …………… 二六三
  薏苡 ………… 二六四

五、菽豆类 …… 二六五
  大豆 ………… 二六五
  赤豆 ………… 二六八
  绿豆 ………… 二六九
  扁豆 ………… 二七〇
  豌豆 ………… 二七一
  刀豆 ………… 二七二

卷七 虫部

一、卵生类 …… 二七四
  蜜蜂 ………… 二七四
  大黄蜂 ……… 二七五
  土蜂 ………… 二七五
  五倍子 ……… 二七六
  蚕 …………… 二七七
  蝎 …………… 二八〇

二、化生类 …… 二八一
  蚱蝉 ………… 二八一

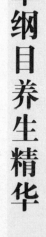
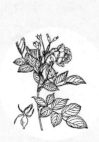

蝉蜕	二八二

三、湿生类 二八三
　蟾蜍 二八三
　蛙 二八四
　蜈蚣 二八五
　蚯蚓 二八六

卷八 鳞部

一、龙类 二八八
　穿山甲 二八八
　壁虎 二八九

二、蛇类 二九〇
　蛇蜕 二九〇
　乌梢蛇 二九一
　水蛇 二九二
　白花蛇 二九三

三、鱼类 二九四
　鲤鱼 二九四
　青鱼 二九六
　黄花鱼 二九七
　鲫鱼 二九八

四、无鳞鱼 三〇〇
　黄鳝 三〇〇
　泥鳅 三〇一
　比目鱼 三〇二
　乌贼鱼 三〇二
　虾 三〇四

　海马 三〇五
　鲍鱼 三〇五

卷九 介部

一、鱼鳖类 三〇八
　水龟 三〇八
　鳖 三一〇
　蟹 三一一

二、蚧蚌类 三一二
　牡蛎 三一二
　蚌 三一三
　真珠 三一四
　石决明 三一五
　蛤蜊 三一六
　贝子 三一八
　海螺 三一八
　甲香 三一九
　田螺 三二〇
　蜗螺 三二一

卷十 禽部

一、水禽类 三二四
　鹅 三二四
　鸭 三二六

二、原禽类 三二八
　鸡 三二八
　鸽 三三三

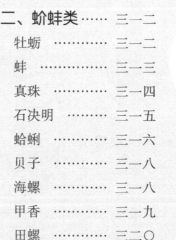
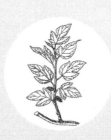

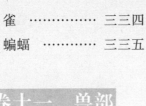
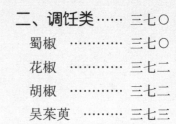

雀 ………… 三三四
蝙蝠 ………… 三三五

卷十一 兽部

一、畜类 ………… 三三八
　猪 ………… 三三八
　狗 ………… 三四二
　羊 ………… 三四五
　牛 ………… 三四九
　驴 ………… 三五二
　阿胶 ………… 三五四
　牛黄 ………… 三五六
　黄明胶 ………… 三五六

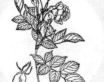

二、兽类 ………… 三五七
　鹿 ………… 三五七
　兔 ………… 三六〇
　麝香 ………… 三六二

卷十二 味部

一、造酿类 ………… 三六四
　酒 ………… 三六四
　酒糟 ………… 三六六
　醋 ………… 三六六
　淡豆豉 ………… 三六七
　神曲 ………… 三六八
　饴糖 ………… 三六九
　酱 ………… 三七〇

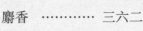

二、调饪类 ………… 三七〇
　蜀椒 ………… 三七〇
　花椒 ………… 三七二
　胡椒 ………… 三七二
　吴茱萸 ………… 三七三

三、杂类 ………… 三七四
　食盐 ………… 三七四
　蜂蜜 ………… 三七五
　蜜蜡 ………… 三七七

卷十三 水部

一、天水类 ………… 三八〇
　雨水 ………… 三八〇
　冬霜 ………… 三八〇
　夏冰 ………… 三八一
　甘露 ………… 三八一
　雪 ………… 三八一
　露水 ………… 三八二

二、地水类 ………… 三八二
　井泉水 ………… 三八二
　浆水 ………… 三八三
　甘泉 ………… 三八三
　温汤 ………… 三八四
　热汤 ………… 三八四

卷十四 金石部

一、金类 ………… 三八六
　赤铜 ………… 三八六

铜青	三八六	滑石	三九三
铅	三八七	石灰	三九四
铅丹	三八八	石炭	三九五
锡	三八九		
铁	三八九	三、卤石类	三九六
二、石类	三九〇	硝石	三九六
丹砂	三九〇	蓬砂	三九七
雄黄	三九一	石硫黄	三九七
石膏	三九二	绿矾	三九八

附录 …… 三九九

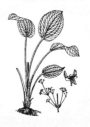
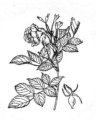
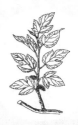

卷一
序列

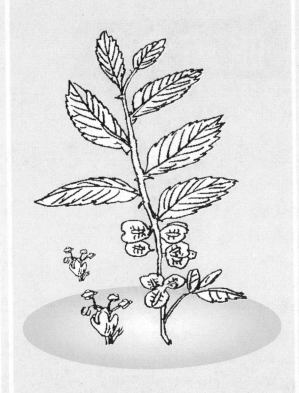

一、相反诸药

甘草 反大戟、芫花、甘遂、海藻。
大戟 反芫花、海藻。
乌头 反贝母、栝楼、半夏、白蔹、白及。
藜芦 反人参、沙参、丹参、玄参、苦参、细辛、芍药、狸肉。
河豚 反煤炱、荆芥、防风、菊花、桔梗、甘草、乌头、附子。
蜜 反生葱。
柿 反蟹。

二、服药食忌

甘草 忌猪肉、菘菜、海菜。
黄连、胡黄连 忌猪肉、冷水。
苍耳 忌猪肉、马肉、米泔。
桔梗、乌梅 忌猪肉。
仙茅 忌牛肉、牛乳。
半夏、菖蒲 忌羊肉、羊血、饴糖。
牛膝 忌牛肉。
阳起石、云母、钟乳、硇砂 忌羊血。
商陆 忌狗肉。
丹砂、空青、轻粉 忌一切血。
吴茱萸 忌猪心、猪肉。
地黄、何首乌 忌一切血、葱、蒜、萝卜。

补骨脂　忌猪血、芸薹。

细辛、藜芦　忌狸肉、生菜。

荆芥　忌驴肉。反河豚、一切无鳞鱼、蟹。

紫苏、天门冬、丹砂、龙骨　忌鲤鱼。

巴豆　忌野猪肉、菰笋、芦笋、酱豉、冷水。

苍术、白术　忌雀肉、青鱼、菘菜、桃、李。

薄荷　忌鳖肉。

麦门冬　忌鲫鱼。

常山　忌生葱、生菜。

附子、乌头、天雄　忌豉汁、稷米。

牡丹　忌蒜、胡荽。

厚朴、蓖麻　忌炒豆。

鳖甲　忌苋菜。

威灵仙、土茯苓　忌面汤、茶。

当归　忌湿面。

丹参、茯苓、茯神　忌醋及一切酸。

凡服药，不可杂食肥猪肉、狗肉、油腻羹鲐、腥臊陈臭诸物。亦不可多食生蒜、胡荽、生葱、诸果、诸滑滞之物。

三、饮食禁忌

猪肉　忌生姜、荞麦、胡荽、梅干、炒豆、牛肉、马肉、羊肝、麋鹿、龟、鳖、鹌鹑等。

猪肝　忌鹌鹑、鲤鱼肠子等。

猪心肺　忌饴糖、白花菜、吴茱萸等。

羊肉　忌梅子、小豆、豆酱、荞麦、鱼干、猪肉、醋、酪等。

羊心肝　忌梅、小豆、生椒、苦笋等。

白狗血　忌羊、鸡等。

狗肉　忌菱角、蒜、牛肠、鲤鱼、鳝鱼等。

驴肉　忌凫茈、芥末、猪肉等。

牛肉　忌黍米、韭薤、生姜、猪肉、狗肉、栗子等。

牛肝　忌鲇鱼。

牛乳　忌生鱼、酸物。

马肉　忌仓米、生姜、苍耳、粳米、猪肉、鹿肉等。

兔肉　忌生姜、橘皮、芥末、鸡肉、鹿肉、獭肉等。

獐肉　忌梅、李、生菜、鹄、虾等。

麋鹿　忌生菜、蒲白、鲍鱼、雉鸡、虾等。

鸡肉　忌胡蒜、芥末、生葱、糯米、李子、鱼汁、狗肉、鲤鱼、兔肉、獭肉、鳖肉、野鸡等。

野鸭　忌胡桃、木耳。

鸭子　忌李子、鳖肉。

鹌鹑　忌菌子、木耳。

雀肉　忌李子、酱及各种动物的肝。

鲤鱼　忌猪肝、葵菜、狗肉、鸡肉等。

鲫鱼　忌芥末、蒜、糖、猪肝、雉鸡、鹿肉等。

青鱼　忌豆藿。

黄鱼　忌荞麦。

鲈鱼　忌乳酪。

鲟鱼　忌干笋。

鳅、鳝　忌狗肉以及桑柴煮。

鳖肉　忌苋菜、薄荷、芥菜、桃子、鸡子、鸭肉、猪肉、兔肉等。

螃蟹　忌荆芥、柿子、橘子、软枣等。

虾子　忌猪肉、鸡肉。

李子　忌蜜、鸡、鸡蛋、鸭、鸭蛋、雀肉、鸡、獐肉等。

橙橘　忌槟榔、獭肉。

桃子　忌鳖肉。

枣子　忌葱、鱼。

枇杷　忌热面。

杨梅　忌生葱。

银杏　忌鳗鲡。

诸菇　忌茱萸。

诸瓜　忌油饼。

沙糖　忌鲫鱼、笋、葵菜。

荞麦　忌猪肉、羊肉、黄鱼、野鸡肉。

黍米　忌葵菜、蜜、牛肉。

绿豆　忌榧子、鲤鱼。

炒豆　忌猪肉。

生葱　忌蜜、鸡、枣、狗肉、杨梅等。

韭薤　忌蜜、牛肉。

胡荽　忌猪肉。

胡蒜　忌腌鱼、鲫鱼、狗肉、鸡等。

苋菜　忌蕨、鳖。

白花菜　忌猪心肺。

梅子　忌猪肉、羊肉、獐肉。

生姜　忌猪肉、牛肉、马肉、兔肉等。

芥末　忌鲤鱼、兔肉、鸡肉、鳖等。

干笋　忌沙糖、鲟鱼、羊心肝。

木耳　忌野鸭、野鸡、鹌鹑。

胡桃　忌野鸭、野鸡、韭。

栗子　忌牛肉。

四、妊娠禁忌

乌头、附子、天雄、乌喙、侧子、野葛、羊踯躅、肉桂、南星、半夏、巴豆、大戟、芫花、藜芦、薏苡仁、薇衔、牛膝、皂荚、牵牛、厚朴、槐子、桃仁、牡丹皮、茜根、茅根、干漆、瞿麦、赤箭、草三棱、鬼箭、通草、红花、苏木、麦蘖、葵子、代赭石、常山、水银、锡粉、硇砂、砒石、芒硝、硫黄、石蚕、雄黄、水蛭、虻虫、芫青、斑蝥、地胆、蜘蛛、蝼蛄、葛上亭长、蜈蚣、衣鱼、蛇蜕、蜥蝎、飞生、蚱蝉、蛴螬、猬皮、牛黄、麝香、雌黄、兔肉、蟹爪甲、狗肉、马肉、驴肉、羊肝、鲤鱼、蛤蟆、鳅鳝、龟鳖、蟹、生姜、小蒜、雀肉。

卷二 草部

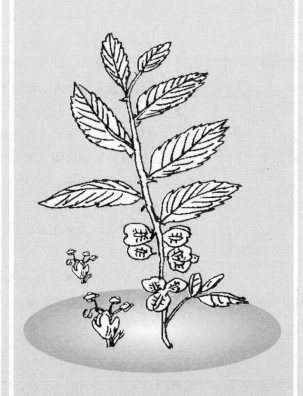

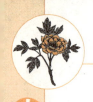

一、山草类

甘草

别名 蜜甘,粉甘草,美草,灵通,国老。

性味 甘,平,无毒。

根

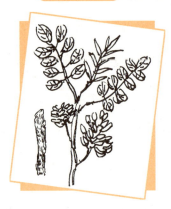

功能主治 治五脏六腑寒热邪气,强筋骨,补气,生肌,解毒,疗痈肿。久服可轻身延年益寿。有温中下气作用,用于烦满短气,咳嗽,并能止渴,调气血,通经脉,解白药毒,可调和七十二种矿石药及一千二百种草药。有补五脏之功,可治疗肾气不足的阳痿,及脘腹胀满、冷痛、惊痫、妇人血淋腰痛。体虚有热者均宜加用本品。能补各种劳伤、虚损,可强筋健骨,安神定志,通九窍,利血脉,治疗惊悸烦闷及健忘等证。甘草生用泻火热,炙用散表寒,除热邪,养阴血,扶正气,补脾胃,润肺及疗咽痛。用于肺痿咳吐脓血及各种疮肿痈疽。能解小儿胎毒,降火止痛,并治惊痫。

头

功能主治 生用能行足厥阴、阳明二经污浊之血,消肿导毒。主痈肿，宜入吐药。

用法用量 内服：煎汤，取1~4钱，饮用。

外用：适量，煎水洗、浸泡，或研末敷。

用药禁忌 肾病、高血压、水肿、充血性心力衰竭患者慎用；痢疾初作，醛固酮增多症，低钾血症患者禁用。

选购贮存 以外皮细紧、色红棕、质坚实、断面黄白色、粉性足、味甜者为佳。置于通风干燥处保存。

本草验方

● **伤寒咽痛（少阴症）**：用甘草二两，蜜水炙过，加水三升，煮至一半，每服七合，一天服两次。此方名"甘草汤"。

● **肺热喉痛**：炒甘草二两，桔梗（淘米水浸一夜）一两，加入阿胶半斤每服五钱，水煎服。

● **肺痿便频**：用炙甘草四两、炮干姜二两，水三升，煮至一半，分几次服。此方名"甘草干姜汤"。

● **肺痿久嗽**：草三两，研细。每日取一钱，童便三合调下。

● **小儿热嗽**：用甘草二两，在猪胆汁中浸五天，取出炙后研细，和蜜做成丸子，如绿豆大，每服十丸，饭后服，薄荷汤送下。此方名"凉膈丸"。

● **小儿遗尿**：用大甘草头煎汤，每夜临睡前服之。

● **小儿羸瘦**：用甘草三两，炙焦，研细，和蜜成丸，如绿豆大，每服五丸，温水送下，一天服二次。

● **舌肿塞口**：用甘草煎成浓汤，热嗽，随时吐出涎汁。

● **口疮**：用甘草二寸，白矾一块（如粟米大），同放口中细嚼，汁咽下。

● **阴部湿痒**：用甘草煎汤，一天洗三五次。

● **冻疮发裂**：先用甘草汤洗过，然后用黄连、黄芩共研为末，加水银粉、麻油调敷。

● **背疽**：用甘草三两，捣碎，加大麦粉九两，共研细滴入好醋少许和开水少许，做成饼子，热敷疽上冷后再换。未成脓者可内消，已成脓者早熟破。体虚的人可加服黄芪粥。又方：甘草一两，微炙，捣碎，浸入一升水中，经过一夜，搅水使起泡，把泡撇掉，只饮甘草水。

● **各种痈疽**：用甘草三两，微炙，切细，浸入一瓶酒中；另取黑铅一片，溶汁投酒中，不久取出，反复九次。令病人饮此酒至醉，痈疽自渐愈。又方:甘草二斤,捶碎,水浸一夜,揉取浓汁,慢火熬成膏,收存罐中。每服一两匙。此方名"国老膏"。

黄芪

别名 黄耆,绵黄耆,绵耆,绵黄芪,绵芪,箭芪,独根,二人抬。

性味 甘,微温。

功能主治 痈疽、烂疮、排脓止痛、麻风病、内外及混合痔、瘘管,补虚,小儿百病。治妇人子宫邪气,逐五脏间恶血,补男人虚损,五劳瘦弱,止渴,腹痛泻痢,益气,利阴气。治虚喘、肾衰耳聋,疗寒热,治发背。助气,壮筋骨,长肉补血,破腹内积块、淋巴结核、大脖子病,非经期间阴道大量出血,湿热痢,产前后一切病,月经不调,痰咳,头痛,热毒赤目,治虚劳自汗,补肺气,泻肺火心火,益胃气,去肌热及诸经痛。黄耆的茎、叶,主治口渴及筋脉痉挛,痈肿疽疮。

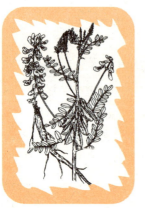

用法用量 煎服,9~30克。

用药禁忌 阳盛阴虚、食积腹胀、肝气不和者忌服。

选购贮存 以条粗长、皱纹少、质坚而绵、断面黄白色、粉性足、味甜者为佳。置于通风干燥处。

本草验方

- **小便不通**:绵黄芪二钱,水二盏,煎到一盏,温服,小儿减半。
- **小便尿血,痛不可忍**:黄芪、人参等分制成末,用大萝卜三个,切如指厚,蜂蜜二两拌炙令干,勿使焦糊,蘸末吃,再用盐水送下。

● 饮酒过多面色发黄，上腹痛，足胫胀，小便黄，或发赤，黑黄斑，因大醉吹风淋雨所致：黄芪二两，木兰一两，制成末，用酒送服1方寸匕，每日3次。

● 因气虚而致白浊：黄芪盐炒半两，茯苓一两制成末，每次一钱，白汤送下。

● 老人秘塞：绵黄芪、陈皮去白各半两，为末，每服三钱，用大麻子一合，研烂，以水滤发，煎到有白乳时，加入白蜜一匙，再煎至沸腾，调药空腹服，严重者二服即愈，此药不冷不热，常服无秘塞之患，效果神奇。

● 吐血不止：黄芪二钱半，紫背浮萍五钱制成末，每次一钱，用姜、蜜水送下。

● 咳血：黄芪四两，甘草一两，制成末，服二钱。

人参

别名 黄参，血参，神草，土精，皱面还丹。

性味 甘，微寒，无毒。

功能主治 补五脏，安精神，定魂魄，止惊悸，除邪气，能明目开心益智，久服可轻身延年，主七劳五伤，虚损瘦弱，止呕哕，补五脏六腑，保中守神，消胸中痰，治肺痿及痫疾，冷气逆上，伤寒不下食，凡虚而多梦者加之。

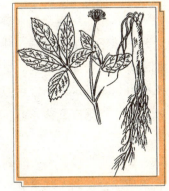

用法用量 煎汤，3～10克，大剂量10～30克，宜另煎兑入；或研末1～2克。

用药禁忌 实证、热证引起的喘嗽痰盛、胸膈痛闷、噎膈便秘者，以及体质健壮、阳虚阳亢、儿童和孕妇等应忌服。反藜芦，畏五灵脂，恶皂荚，不宜配伍。不宜与茶服。

选购贮存 红参类中以体长、色棕红或棕黄半透明、皮纹细密有光泽、无黄皮、无破疤者为佳。边条红参优于普通红参，红直须质量优于红弯须。

山参是各种人参中品质最佳的一种,当中又以纯野山参为上品,其补气固脱的功效尤佳。各类山参中均以五形俱佳为优。生晒参类性味偏寒,且加工中不损失成分,以体重,无杂质,无破皮者为佳。置于阴凉干燥处密封保存,防蛀、防霉。

本草验方

- **阴亏阳绝之证**:用人参十两切细,加水二十碗浸透,以桑柴火缓煎成膏。每服一至三碗。持续服至病愈。
- **胸中痞坚,胁下逆气抢心**:用人参、白术、干姜、甘草各三两,加水八升,煎至三升。每服一升,日服三次。
- **脾胃气虚,不思饮食**:用人参一钱,白术二钱,茯苓一钱,炙甘草五分,姜三片,枣一枚,加水一杯,煎至一杯,饭前温服。
- **开胃化痰**:用焙干的人参二两、姜汁浸后焙干的半夏五钱,共研末,和面揉成丸子,如绿豆大。每服三十至五十丸,姜汤送下。饭后服。日服三次。药中加陈皮五钱亦可。
- **胃寒气满,饥不能食**:用人参二钱、生附子半钱,生姜二钱,加水七合煎成二合,调入鸡蛋清一个,空心服下。
- **胃虚恶心,或呕吐有痰**:用人参一两,加水二碗,煎成一碗,再加竹沥一杯、姜汁三匙。温服。此方最适合老人。
- **反胃**:用人参三两,切片,加水一升,煮成四合,热服。同时用人参汁加鸡蛋白、薤白煮粟米粥吃。
- **妊妇腹痛吐酸,不能饮食**:用人参、炮干姜,等份为末。加生地黄汁,做成丸子,如梧子大。每服五十丸,米汤送下。
- **阳虚气喘,自汗盗汗,气短头晕**:用人参五钱、熟附子一两,分为四帖。每帖以生姜十片,加水二碗,煎成一碗,温服。
- **喘急欲绝**:用人参末煎汤,每服一茶匙。日服五至六次。
- **产后发喘**:用人参末一两,另有苏木二两,加水二碗,煎成一碗后,调参末内服。有特效。产后诸虚、发热、自汗,用人参、当归,等份为末,另以水三升,加猪腰子一个,糯米半合,葱白二个,煮米至熟。取汁一碗,将人参、当归药末调入煎汤,饭前温服。
- **产后大便不能,出血很多**:用人参、麻子仁、枳壳,共研细,加蜜成丸,如梧子大。每服五十丸,米汤送下。
- **横生倒产**:用人参末、乳香末各一钱，丹砂五分，共研细，加鸡蛋白一个，生姜汁三匙，搅匀后冷服。效果明显。

● 肺虚久咳：用人参二两、鹿角胶一两，共研末，每服三钱。薄荷豉汤加葱送下。

● 喘嗽咳血，脉弱无力：用人参末三钱、鸡蛋白调匀，清晨服下，服后即去枕仰卧。病不久者，一服可愈。久病者两服效果显著。以乌鸡蛋的蛋白调药，效果更佳。

● 咳嗽吐血：用人参、黄芪、面粉各一两，百合五钱，共研末，滴水做成丸子，如梧子大。每服五十丸。饭前服，茅根汤送下。又一方：人参、乳香、丹砂，等份为末，加乌梅肉和成丸子，如弹子大，每天服一丸，开水送下。

● 吐血下血，血如泉涌：用焙后的人参五钱，先蒸后焙的侧柏叶，烧过荆芥穗各五钱，共研末。每取二钱加入面粉二钱中，以水调成稀糊吃下。

● 鼻血不止：用人参、嫩柳枝，等份为末。每服一钱，日服三次。无柳枝可用莲子心代。

● 阴虚尿血：用人参、黄芪，等份为末，另用红皮萝卜一枚，切成四片蜜炙，炙过再炙，以用尽二两蜂蜜为止。每服以萝卜一片蘸药末吃，盐开水送下。

● 口渴：用人参末、蛋白调匀。每服一钱。日服三四次。又一方：人参、栝楼根等份，生研末，炼蜜和丸，如梧子大。每服百丸，饭前以麦门冬煎汤送下。日服两次。又一方：人参一两，雄猪胆汁浸后加炙的甘草二两，脑子半钱，共研末，调蜜做成丸子，如芡子大。每次嚼一丸，冷开水送下。又一方：人参一两，葛粉二两，共研末。同时，在猪汤升中，加药三钱，蜜二两，慢火熬成膏。每夜含咽一匙。三次见效。

● 痢久晕厥，六脉沉香：用人参、附子各一两半，每次取半两，加生姜十片、丁香十五粒，粳米一撮，在水二碗中煎至一碗半，空心温服。

● 噤口痢：用人参、莲肉各三钱，水煎成浓汤，一口一口细吞之。或加姜汁炒过黄连三钱同煎亦可。

● 老人虚痢不止，不能饮食：用人参一两，鹿角一两，去皮，炒过的鹿角五钱，共研末，每服一茶匙，米汤调下。日服三次。

● 伤寒坏症：用人参一两，加水二杯，煎至一杯，以井水浸冷后服下。不久，鼻梁出汗，即药效果显著。

● 身体微热，烦躁，六脉沉细：用人参半两，水煮，牛胆南星末二钱，热服。

● 小儿抽筋：用人参、蛤粉、丹砂，等份为末，加母猪血和成丸子，如绿豆大。每服五十丸，金银汤送下。日服两次。

● **虚疟寒热**：人参二钱二分，雄黄五钱，研末，端午节时用粽子尖捣成丸药如梧子大，发作那天的清晨用开水吞服七丸，发作前再服，忌各种热物，马上见效。另一方：加神曲等份，研末，以水送服。

● **筋骨疼痛**：人参、四两酒，浸三天，晒干，加土茯苓一斤，山慈姑一两，共研末炼蜜做丸如梧子大，每次饭前用米汤送服一百丸。

● **惊后瞳斜**：人参、阿胶、糯米炒成珠，各一钱，水一盏，煎取七分，温服，每日二次，治好为止。

沙 参

别名 白参，知母，羊乳，羊婆奶，铃儿草，虎须，苦心，文希，识美，志取。

性味 苦，微寒，无毒。

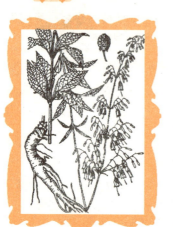

功能主治 治惊风及血瘀证，并能补中益肺，除寒热。疗胸痹腹痛、热邪头痛、肌肤发热，又安五脏，久服对人体有利。主治头痛眩晕，兼能益气、生肌。用于疝气、嗜睡，又可祛风邪，补肝气。有补虚、除惊烦、益心肺、排脓、消肿毒之功，能治一切恶疮疥癣、皮肤瘙痒。清肺火，善治久咳肺痿。

用法用量 煎服，3～5钱（鲜者为1～3两）。

用药禁忌 沙参性微寒，所以风寒咳嗽、脾胃虚寒以及寒饮喘咳者应忌服。

选购贮存 以根条细长、均匀、色白、质坚实者为佳。山东产的较为出名。

▶▶ 本草验方

- **白带增多**：沙参研末，每次米汤送服二钱。
- **肺热咳嗽**：取沙参半两，水煎温服。
- **治慢性胃炎**：沙参、麦冬、生地各半两，玉竹一钱，冰糖一钱，水煎服。
- **治产后无乳**：沙参半两，猪瘦肉半斤，共炖至猪肉熟烂，调味即可，每日1剂。
- **疝痛**：沙参捣筛研末，酒送服方寸匕，立即痊愈。

桔 梗

别名 梗草，白药，苦桔梗，大药。

性味 味辛，性温，有小毒。

功能主治 主治胸胁如刀刺般疼痛，腹满肠鸣，惊恐悸气。利五脏肠胃，补血气，除寒热风痹，温中消谷，疗咽喉痛，除蛊毒，治下痢，祛瘀积气，消聚痰涎，祛肺热气，促嗽逆，除腹中冷痛，治小儿惊气衰弱及惊风，下一切气，止霍乱抽筋，胸膛胀痛。补五劳，养气，能除邪气，辟瘟，破腹内积块和肺脓疡，养血排脓，补内漏及喉痹，利窍，除肺部风热，清咽嗌，胸脯滞气及痛。除鼻塞，治寒呕，口舌生疮，赤目肿痛。

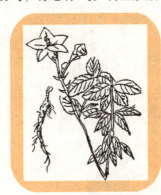

用法用量 煎汤，用量在3~10克。

用药禁忌 怒气上升、阴虚久嗽、咳血者忌服；此外，脾胃虚弱者也应慎服；忌猪肉，畏白及、龙眼、龙胆。

选购贮存 表面为白色或者淡黄白色，去皮后表面为棕色的为佳。置通风干燥处。

本草验方

● 肺脓疡咳嗽，胸满振寒，脉象滑数，咽干不渴，时出浊唾腥臭，久久吐脓如粳米粥：用桔梗一两，甘草二两，水三升，煮成一升，分服。

● 喉痹：桔梗二两，甘草二两，水三升，煮成一升，分服；亦治口舌生疮。

● 小儿受惊，口不能言：桔梗烧研三钱，米汤送服，再吞麝香少许。

● 中蛊毒下血，昼夜出血无度，四脏皆损或鼻破将死：苦桔梗制成末，以酒送服，每日服三次。不能下药的患者，用物拗口灌。七日内，适当吃些猪肝肺来补养。

● 伤寒腹胀：用桔梗、半夏、陈皮各三钱，生姜五片，煎水二杯，成一杯服。

● 咽痛，口舌生疮：先服甘草汤，如不愈，再服桔梗汤。

● 牙龈肿痛：用桔梗研细，与枣肉调成丸子，如皂角子大。裹棉内，上下牙咬住。常用荆芥煎汤漱口。

● 眼睛痛，眼发黑：用桔梗一斤，黑牵牛头三两，共研细，加蜜成丸，如梧子大。每服四十丸，温水送下。日服二次。

● 打伤瘀血：用桔梗末，每服少许，米汤送下。

黄 精

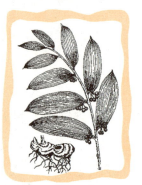

别名 薰芝，戊巳芝，菟草，鹿竹，救穷草，重楼，鸡格，米铺，龙衔。

性味 味甘，性平，无毒。

功能主治 补中益气，除风湿，安五脏。久服轻身延年，不感到饥饿。补五劳七伤，助筋骨，耐寒暑，益脾胃，润心肺。单单只吃九蒸九晒的黄精，便可驻颜。补各种气虚，止寒热，填精髓，打下三种尸虫。

用法用量 煎服，9~15克。

用药禁忌 脾虚有湿，中寒便溏者忌用。

选购贮存 以块大、肥润、色黄、断面透明的为佳，味苦的不能药用。置通风干燥处，防霉、防蛀。

本草验方

● 补肝明目，益寿延年：用黄精二斤，蔓菁子一斤，淘洗后一同反复蒸晒，研末，每次空腹米汤送下二钱，每天二次。

● 补益精气：用黄精、枸杞子等份，捣成饼状晒干研末，炼蜜做丸如梧子大，每次米汤送服五十丸。

● 大风癞疮：用黄精去皮，洗净，取二斤晒干，放在米饭上蒸到饭熟时，保存好经常服食。

● 脾胃虚弱，体倦乏力：用黄精、枸杞子等份，捣碎做饼，晒干研细，炼蜜调药成丸，如梧子大。每服五十丸，开水送下。

知 母

别名 连母，货母，地参，水参，水浚，苦心，儿草，女雷，女理，鹿列，韭逢，东根，野蓼，昌支。

性味 苦，寒，无毒。

功能主治 清热泻火，滋阴润燥，主治气分实热，肺热咳嗽，阴虚咳嗽，阴虚火旺，消渴。本品苦寒质润，能上清肺热而泻火，下润肾燥而滋阴，中泻胃火而除烦渴。既能清热泻火以治实热，又能滋阴润燥以治虚热。所以可用于热病烦渴、肺热咳嗽、阴虚咳嗽、骨蒸潮热及消渴等证。可用它滋阴降火，润燥滑肠，只可用于阴虚二便不利之证。

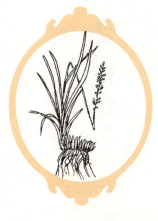

用法用量 煎服，6～12克。

🍀**用药禁忌** 本品性寒质润，能滑肠，故脾虚便溏者不宜使用。

🍀**选购贮存** 条粗、质硬、断面色黄白者为优；一般认为河北、山西产品质佳。置通风干燥处。

➡️ **本草验方**

● **阴虚肠燥的便秘**：知母与生首乌、火麻仁各等份，水煎服。

● **久近痰嗽**：知母、贝母各一两，研细。巴豆二十枚，去油，研匀。每夜，切生姜三片，两面蘸上药末，放在口里细嚼咽下，随即睡觉。次日必泻，痰嗽渐止，体弱者，不用巴豆。

● **紫癜风疾**：用醋磨知母涂搽。

● **甲疽**：用知母，烧存性，研末敷患处。

肉苁蓉

🍀**别名** 肉松蓉，黑司命。

🍀**性味** 甘，微温，无毒。

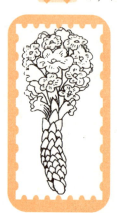

🍀**功能主治** 治五劳七伤，补中，除阴茎寒热痛，养五脏，强阴益精气，增强生育力，妇女腹内积块。久服则轻身益髓，容颜光彩，益寿延年。大补壮阳，日御过倍。治女人非经期阴内大量出血，男子脱阳不举，女子脱阴不孕，润五脏，长肌肉，暖腰膝，治男人泄精带血，女子带下阴痛。

🍀**用法用量** 煎服，10～15克。

🍀**用药禁忌** 阴虚火旺及大便泄泻者忌服。

🍀**选购贮存** 均以肉质、条粗长、棕褐色、柔嫩滋润者为佳。置通风干燥处，防蛀。

本草验方

- **劳伤**：用肉苁蓉四两,水煮烂后切薄片研末,分成四份,下五味,与米煮粥空腹食用。
- **肾虚,小便混浊**：肉从蓉、鹿茸、山药、茯苓等份研末,米糊调和做丸如梧子大,每次枣汤送服三十丸。
- **汗多便秘**：肉苁蓉二两,酒浸焙干,沉香一两,研末,麻仁汁打糊做丸如梧子大,每次白开水送服七十丸。年老体虚者皆宜。
- **消渴善饥**：肉苁蓉、山茱萸、五味子研末,蜜调做丸如梧子大,每次盐酒汤送服二十丸。

锁阳

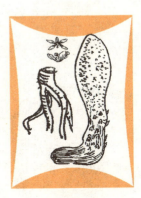

别名 不老药,毛球,锈铁棒,锁严子,锁燕。

性味 甘,温,无毒。

功能主治 大补阴气,益精血,利大便。虚人大便燥结者,啖之可代苁蓉,煮粥弥佳。不燥结者勿用。润燥养筋,治痿弱。

用法用量 煎服,9~15克。

用药禁忌 阴虚阳亢、脾虚泄泻、实热便秘均忌用。

选购贮存 以体肥条长,体重,疙瘩,质坚,色紫红或粉红,断面肉脂粉性不显筋脉者为佳。放石灰缸内,防霉蛀。

本草验方

- **阳痿腰酸**：取锁阳、肉苁蓉各等量。将两药加水煎后取浓汁,加等量炼蜜,混匀,一同煎沸,收膏。每次吃1~2匙。
- **肾虚阳痿**：锁阳、胡桃仁各15克,粳米100克。锁阳煎水取汁,胡桃仁捣烂，与粳米一同煮粥食。

● **老年人阳虚便溏**：取锁阳10克，精羊肉100克，大米100克，将精羊肉洗净细切，再煎锁阳，去渣，后入精羊肉与大米同煮为粥。

● **遗精**：将锁阳择净，放入锅中，加清水适量，浸泡5~10分钟后，水煎取汁，加大米煮粥服食，每日1剂，连续3~5天。

● **子宫脱垂**：取锁阳15克，木通9克，车前子9克，甘草9克，五味子9克，大枣3个，水煎服，每日1剂。

● **心肾阳虚型冠心病**：锁阳60克，猪油50克。将猪油加热，油炸锁阳，再把锁阳轧为末。每次10克，用沸水冲，代茶饮。

● **遗精，肾虚**：锁阳、巴戟天、肉苁蓉、补骨脂、菟丝子、韭菜子、芡实、莲子、莲须、牡蛎、龙骨、山药、熟地黄、黄柏、大茴香、茯苓各适量，水煎服。

天 麻

别名 赤箭芝，定风草，离母，鬼督邮，独摇芝，合离草，神草。

性味 辛，温，无毒。

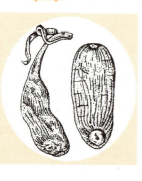

功能主治 杀鬼精物，除蛊毒恶气。久服益气力，滋阴壮阳轻身增年，消痈肿，下肢肿胀，寒疝下血。主治各种风湿麻痹，四肢拘挛，小儿风癫惊气，利腰膝，强筋力。治寒痹，瘫痪不遂，语多恍惚，善惊失志。助阳气，补阴气，补五劳七伤，环境不适引起的病症，通血脉，开窍，服食无忌。治风虚眩晕头痛。

用法用量 煎服，3~9克。研末冲服，每次1~1.5克。

用药禁忌 食用御风草根后，勿食天麻，若同用，即令人有肠结之患。

选购贮存 以色黄白、半透明、肥大坚实者为佳。色灰褐，外皮未去净，体轻，断面中空者为次。

本草验方

- **偏正头痛**：天麻75克，附子（炮制，去皮、脐）、半夏（汤洗7遍，去滑）各50克，荆芥穗、木香、川芎各25克，桂枝（去粗皮）0.5克。上7味，捣罗为末，入乳香和匀，滴水为丸，如梧桐子大。每服5丸，渐加至10丸，清茶下，每日3次。

- **妇人见癖**：天麻、牛膝、附子、杜仲各三两，锉细浸酒七日，每服温饮一小盏。

- **心忪烦闷，头晕欲倒，项急，肩背拘倦，神昏多睡，肢节烦痛，皮肤瘙痒，偏正头痛，鼻齆，面目虚浮**：并宜服之。天麻半两，川芎二两，为末，炼蜜丸如芡子大。每食后嚼一丸，茶酒任下。

苍 术

别名 赤术，山精，仙术，山蓟。

性味 苦，温，无毒。

功能主治 治风寒湿痹及死肌等，久服可轻身延年。能消痰涎，除肌肤水湿，消心下痞满及助消化，并治头痛、霍乱吐泻之证。治麻风顽痹、胸腹胀满或水肿，又能除寒热，止呕逆泻痢，疗筋骨无力，癥瘕痞块、瘴疟。明目，助阳。除湿发汗，健胃安神，为治痿证要药。散风益气，解各种郁证。治湿痰留饮及脾湿下注的淋浊带下、肠风便溏及泄泻。

用法用量 煎服，3～9克。

用药禁忌 气虚多汗者应谨慎服用，阴虚内热，出血者则须禁服。

选购贮存 南苍术以个大、坚实、无毛须、内有朱砂点，切开后断面起白霜者佳；北苍术以个肥大、坚实、无毛须、气芳香者为佳。置阴凉干燥处，防虫蛀。

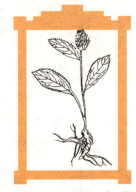

本草验方

- **面黄食少**：苍术一斤，熟地黄半斤，干姜（炮）五钱至一两（夏天五钱，冬天一两），共研细，加入米汤制成绿豆大小的丸。每次用温水吃下五十丸即可。

- **腹中虚冷，食不消化**：苍术二斤、曲一斤，共炒研为细末，加蜂蜜做成绿豆大小的丸。每服三十丸，日三服，米汤送下。自感怕冷者，可加干姜三两；腹痛者，可加当归三两；身体虚弱者，加甘草二两。

- **脾湿水泻（四肢无力，食不消化，腹痛严重）**：苍术二两，芍药一两，黄芩半两，淡桂二钱，每取一两，水一盏半，煎成一盏后，温服。患者有脉跳无力，头痛者，可减去芍药，换成防风二两。

- **夏天腹泻不止**：神曲（炒）、苍术（用淘米水浸一夜焙干），二者取等份，研为细末，加适量米糊制成绿豆大小的丸。每服三五十丸，米汤送下。

- **久痢**：苍术二两，川椒一两，共研为末，加醋、米糊做成绿豆大小的丸。每服二十丸，饭前温水送下。

- **膏盲、雀目**：苍术二两，淘米水浸过，焙干，捣成细末，每服一钱，选优质羊肝一斤，切破后，将药末塞入，扎好，用小米泔煮熟，待凉后吃下。效果很好。

- **风牙肿痛**：苍术适量，用盐水浸后，烧存性，研末塞在痛牙处。

- **腹泻**：苍术适量，研末后以温水调为糊状，敷于脐部。

- **风寒表湿证**：苍术、苏叶、生姜、茶叶各六克，冰糖二十五克。将前四味同煎，二次取汁一升，去渣。将冰糖纳入五十毫升水中，加温溶化，将溶化后的糖汁兑入药液。分三次温服。

- **荨麻疹**：苍术二十克，白皮豇豆三十克，加水煎二次，将二次煎液混合，分早、中、晚三次温服，连服七日为一疗程。

- **痛风性关节炎**：苍术、黄柏各三钱，虎杖半两，汉防己、紫丹参、臭梧桐、晚蚕砂、冰球子各四钱，土茯苓一两，丝瓜络二钱，独活三钱，桑寄生四钱，赤小豆半两，生甘草二钱，水煎服，每日一剂。

- **佝偻病**：苍术、熟地黄、枸杞子各半两，炖猪肝或羊肝，服肝饮汤，每日一剂。

- **湿温多汗**：知母十两，甘草（炙）三两三钱、石膏一斤、苍术五两、粳米五两，上药锉如麻豆大，每服八钱，水一盏半，煎至八九分，取六分清汁温服。

贯众

别名 贯节，贯渠，黑狗脊，凤尾草。

性味 苦，微寒，无毒。

功能主治 治腹中邪热气，诸毒，杀三虫。祛寸白，破癥瘕，除头风，止金疮。为末，水服一钱，止鼻血有效。治下血崩中带下，产后血气胀痛，斑疹毒，漆毒，骨鲠。

用药禁忌 阴虚内热及脾胃虚寒者不宜用，孕妇慎用。

选购贮存 以个大，质坚实，叶柄断面棕绿色者为佳。置干燥处保存。

本草验方

● **诸般下血痔，下血、漏下血及肠风酒痢等**：用贯众去掉皮毛，焙干，研细。每服二钱，空心服，米汤送下。或加醋、糊和药为丸，如梧子大。每服三四十丸，米汤送下。或将药烧存性，研细，加麝香少许。每服二钱，米汤送下。

● **产后流血过多，心腹彻痛**：用状如刺猬的大贯众一个，全用不锉，只去毛，以好醋蘸湿，慢火炙令香熟，冷后研细。每服三钱，空心服，米汤送下。

● **长期咳嗽，痰带脓血**：用贯众、苏方木等份，每服三钱，以水一碗，生姜三片，煎服。日服二次。

● **白秃头疮**：用贯众、白芷，共研末，调油涂搽。

● **痘疮不快**：用贯众、赤芍药各一钱，升麻、甘草各五分，入淡竹叶三片，水一盏，煎七分。温服。

● **漆疮作痒**：油调贯众涂之，千金方。

● **鸡鱼骨鲠**：贯众、缩砂、甘草各等份，为粗末，棉包少许，含之咽汁，久则随痰自出。

● **蛔虫攻心，吐如醋水，痛不能止**：贯众二两，鹤虱二两（纸上微炒），狼牙二两，麝香一钱（细研），芜荑仁二两，龙胆二两（去芦头）。上药捣罗为散，每于食前以淡醋汤调下三钱。

巴戟天

别名 巴戟，巴吉天，戟天，巴戟肉，鸡肠风，猫肠筋。

性味 辛、甘、微温。

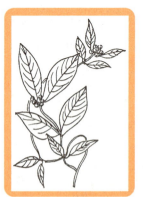

功能主治 主治麻风病、阳痿，并能补中益气，强筋骨，安五脏及增志。治头面游风，少腹、阴部疼痛，且有补五劳、益精、助阳作用。有壮阳之功，用于梦遗滑精，并疗麻风。治一切风证及水肿。本品疗脚气，又祛风邪，补肝。

用法用量 煎汤，10～15克。

用药禁忌 适宜身体虚弱，精力差、免疫力低下、易生病者。但凡火旺泄精、阴虚水乏、小便不利、口舌干燥者皆禁用。

选购贮存 以干燥、条大肥壮、呈连珠状、肉厚、紫黑色、细润、木心小、无泥沙者为佳。装入木箱内，置于通风，干燥处保存，注意防霉、防蛀。

本草验方

● **酗酒，脚气：** 嗜酒，日须五至七杯，后患脚气甚危。以巴戟半两，糯米同炒，米微转色，去米不用，大黄一两，炒，同为末，熟蜜丸，温水服五十至七十丸，乃禁酒，遂愈。

● **小便不禁：** 益智、巴戟天（去心，二味以青盐、酒煮）、桑螵蛸、菟丝子（酒蒸）各等份。上述各药研为细末，用酒、米糊制成梧桐子大小的丸。每服二十丸，饭前用盐酒或盐汤送下。

● **白浊：** 菟丝子（酒煮一日，焙干）、巴戟天（去心，酒浸煮）、补骨脂（破故纸）（炒）、鹿茸、山药、赤石脂、五味子各一两。上述各药均研为细末，用酒、米糊制成梧桐子大小的丸。每服二十丸，空腹盐水送下。

远 志

别名 远志肉，炙远志。

性味 辛，温，无毒。

功能主治 安神益智，惊悸失眠，迷惑善忘；散郁祛痰，寒痰咳嗽；消散痈肿痛疽肿痛。本品辛散、苦泄、温通。既能助心阳，益心气，使肾气上交于心，交心肾而安神益智，惊悸失眠、迷惑善忘，又能散郁祛痰，治寒痰阻肺的咳嗽。此外，又能消散痈肿而止痛，治痈疽肿毒，证属寒凝气滞、痰湿入络者。内服外用均可。

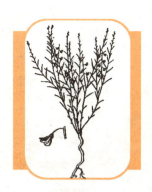

用法用量 煎服，3~9克。外用适量。

用药禁忌 消化道溃疡及胃炎慎用。

选购贮存 以条粗、皮厚、去净木心者为佳。置通风干燥处。

本草验方

● **喉痹作痛**：远志肉为末，吹之，涎出为度。

● **脑风头痛**：头疼不能忍受者，可用远志搐鼻。

● **吹乳肿痛**：远志焙研，酒服二钱，以滓敷之。

● **一切痈疽**：用远志不论多少，米泔浸洗，捶去心，为末。每服三钱，温酒一盏调，澄少顷，饮其清，以滓敷患处。

● **心气不足，甚者忧愁悲伤不乐**：远志（去心）、石菖蒲各60克，茯苓、人参各90克。上4味，捣下筛，服方寸匙，蜜和丸如梧桐子，每次服六七丸，每日3次，饭后食。

● **神经衰弱，健忘心悸，失眠多梦**：远志研粉，每次服3克，每日2次，米汤冲服。

淫羊藿

别名 仙灵脾，放杖草，弃杖草，千两金，干鸡筋，黄连祖、三枝九叶草、刚前。

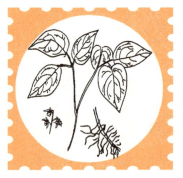

性味 辛，寒，无毒。

功能主治 能补气力，利小便，主治阳痿、阴茎疼痛。可强筋骨，消瘰疬、痈肿，外洗杀虫疗阴部溃烂，久服会让男人有子。治男子亡阳不育，女子亡阴不孕，老人昏乱，中年健忘及一切风寒湿气的筋骨挛急、四肢麻木，并能补心，强腰膝。

用法用量 煎汤，3~9克。

用药禁忌 凡阴虚火旺、五心烦热、性欲亢进者应忌服。

选购贮存 以梗少、叶多、色黄绿、不破碎者为佳。习惯认为淫羊藿、箭叶淫羊藿质量更佳。置通风干燥处。

▶▶ 本草验方

- **咳嗽，气逆，无食欲**：淫羊藿、覆盆子、五味子，炒后各一两，共研为末，炼蜜做成梧桐子大小的丸。每服二十丸，姜茶送服。

- **眼中长痣**：淫羊藿、威灵仙各等份，研为细末。每服五分，米汤送服。

- **虚火牙痛**：淫羊藿，水煎，用汤漱口，不拘时，效果明显。

- **阳痿，腰膝冷**：用淫羊藿一斤，酒一斗浸泡三天后，常饮服。此方名"仙灵脾酒"。

- **偏风不遂**：服仙灵脾酒。

- **目昏生翳**：用淫羊藿、生王瓜（即红色的小栝楼），等份为末。每服一钱，茶送下。一天服二次。

- **病后青盲（病不久者）**：用淫羊藿一两，淡豆豉一百粒，水一碗半煎成一碗，一次服完。

仙茅

别名 独茅，茅爪子，婆罗门参。

性味 辛，温，有毒。

功能主治 主治心腹冷气不能食、腰脚风冷挛痹不能行、丈夫虚劳、老人失溺无子，益阳道。久服通神强记，助筋骨，益肌肤，长精神。治一切风气，补暖腰脚，清安五脏。久服轻身，益颜色。明耳目，填骨髓，开胃消食下气，益房事。

用法用量 煎服，5～15克。

用药禁忌 本品药性燥热，有伤阴之弊，故阴虚火旺者忌服。

选购贮存 以根条粗长、质坚脆、表面黑褐色者为佳。置干燥处，防霉，防蛀。

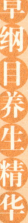

▶ 本草验方

● **壮筋骨，益精神，明目，黑髭须**：仙茅二斤，糯米泔浸五日，去赤水，夏月浸三日，铜刀刮锉阴干，取一斤；苍术二斤，米泔浸五日，刮皮焙干，取一斤；枸杞子一斤；车前子十二两；白茯苓（去皮）、茴香（炒）、柏仁（去壳）各八两；生地黄（焙）、熟地黄（焙）各四两，为末，酒煮糊丸如梧子大。每服五十丸，食前温酒下，日二服。

● **定喘下气**：用白仙茅半两，米泔浸三宿，晒炒；团参二钱半；阿胶一两半（炒），鸡膆胫一两（烧），为末，每服二钱，糯米饮空心下，日二服。

● **阳痿**：仙茅、淫羊藿各二钱，枸杞子三钱，韭菜子二钱，甘草一钱，水煎服，每日一剂。

● **风湿冷痛**：仙茅、桂枝各二钱，薏苡仁二两，木瓜一两，水煎取汁，冲鸡蛋两个，一次服下。

● **老人小便不禁**：仙茅二钱，金樱子一两，桑螵蛸、枸杞子各半两，水煎服，每日一剂。

玄参

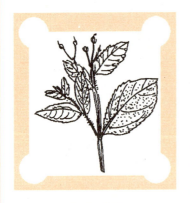

别名 黑参，玄台，重台，鹿肠。

性味 苦，微寒，无毒。

功能主治 主腹中寒热积聚，女子产乳余疾，补肾气，令人明目。热风头痛，伤寒劳复，治暴结热，散瘤瘘瘰疬。治游风，补劳损，心惊烦躁，骨蒸传尸邪气，止健忘，消肿毒。滋阴降火，解斑毒，利咽喉，通小便血滞。

用法用量 煎服，9~15克。

用药禁忌 本品性寒而滞，脾胃虚寒、食少便溏者不宜服用。反藜芦。

选购贮存 以枝条肥大、皮细、质坚、芦头修净、肉色乌黑者为佳；枝条小、皮粗糙、带芦头者次之。置干燥处，防霉，防蛀。

本草验方

- **诸毒鼠瘘（颈部淋巴结核）**：用玄参泡酒，每天饮食少许。
- **年久瘰疬**：用生玄参捣烂敷患处。一天换药二次，用玄参研为末，取淘米水煮的猪肝，每日蘸药末吃。
- **发斑咽痛**：用玄参、升麻、甘草各半两，加水三碗，煎成一碗半，温服。
- **急喉痹风**：用玄参、鼠粘子（半生半炒）各一两，共研为末，新汲水一碗调服，立愈。
- **鼻中生疮**：用玄参末涂搽，或把玄参在水中泡软后塞入鼻中。
- **小肠疝气**：用玄参炒过，做成丸子，每服一钱半，空心服，酒送下。出汗即为有效。
- **便秘**：玄参十二克，泡水喝。
- **咽喉肿痛**：玄参、麦冬六十至九十克，冰糖适量，将两味药一次性煎好（冰糖在中药煎得快透时加入），每日分次服用。

地榆

别名 玉豉，酸赭。

性味 苦，寒，无毒。

功能主治 主治妇人乳产，带下五漏，止痛，止汗，除恶肉，疗金疮，止脓血，诸瘘恶疮热疮，补绝伤，产后内塞，可做金疮膏，消酒，除渴，聪耳明目，轻身，使人肌肤润泽，精力旺盛，不易衰老，止冷热痢、疳积有良效。止吐血、鼻出血，肠风，月经不止，非经期阴内大量出血，产前后各种血疾水泻。治胆虚气怯。地榆汁酿的酒，可治风痹，补脑。地榆捣成汁，可涂虎犬蛇虫咬伤。

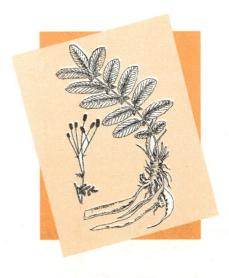

用法用量 煎汤，6～15克。

用药禁忌 虚寒性出血证禁服，血虚有瘀者慎服。

选购贮存 以条粗、质坚、断面粉红色者为佳。

本草验方

● **血痢不止**：地榆晒干研末，每次二钱掺在羊血上，炙熟服食，用捻头汤送下。另一方：地榆煮汁饮服，每次服三合。

● **久病肠风下血，痛痒不止**：地榆五钱，苍术一两，水二盅，煎取一盅，空腹服，每日一次。

● **长期便血不止**：地榆、鼠尾草各二两，水二升，顿服。

● **小儿湿疮**：地榆浓煎，每天外洗二次。

丹 参

别名 郄蝉草，赤参，山参，木羊乳。

性味 苦，微寒，无毒。

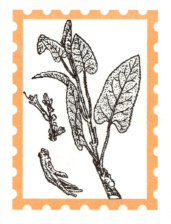

功能主治 主治心腹邪气，肠鸣幽幽如走水，寒热积聚，破癥除瘕，止烦满，益气。养血，祛心腹痼疾结气，腰脊强脚痹，除风邪留热。久服利人。渍酒饮，疗风痹足软。主中恶及百邪鬼魅，腹痛气作，声音鸣吼，能定精。养神定志，通利关脉。治冷热劳，骨节疼痛，四肢不遂，头痛赤眼，热温狂闷，破宿血，生新血，安生胎，落死胎，止血崩带下，调妇人经脉不匀，血邪心烦，恶疮疥癣，瘿赘肿毒丹毒，排脓止痛，生肌长肉。活血，通心包络，治疝痛。

用法用量 煎服，9~15克。

用药禁忌 反藜芦。孕妇慎用。

选购贮存 以条粗、内紫黑色、有菊花状白点者为佳。置于干燥处。

本草验方

- **高脂血症**：丹参三钱，山楂、延胡索各二钱，水煎服。
- **早期肝硬化**：丹参、鳖甲各四钱，生地黄、制大黄、党参、黄芪各三钱，土鳖虫、桃仁各二钱，水煎服。能缓解症状，改善肝功能。
- **寒疝腹痛、小腹阴中相引痛**：用丹参一两，研细。每服二钱，热酒调下。
- **惊痫发热**：用丹参、雷丸各半两，与猪油二两，同煎几次，去渣，取汁收存。用时，摩汁在身体表面。
- **妇人乳痈**：用丹参、白芷、芍药各二两，口咬细，醋腌一夜，加猪油半斤，微火煎成膏。去渣，取浓汁敷乳上。

- **热油火灼，除痛生肌**：丹参八两，锉碎，加水稍稍调拌，放入羊油二斤中煎过。取以涂伤处。
- **月经不调**：丹参洗净，切片，晒干，研细。每服二钱，温酒调下。
- **神经衰弱，失眠**：丹参一两，水煎服，每日1剂，早、晚分服，一个月为一疗程。
- **黄褐斑**：丹参、当归、白芍、特丹皮各半两，生地黄一两，川芎、柴胡、茯苓、郁金各三钱，水煎服。

紫参

别名 牡蒙，童肠，马行，众戎，五鸟花。

性味 苦，辛，寒，无毒。

功能主治 主心腹积聚，寒热邪气，通窍利便。疗肠胃大热，吐血鼻出血，肠中聚血，痈肿诸疮，止渴益精。心腹满胀散瘀血，治妇人血闭不能，主狂疟瘟疟，皮肤出血出汗。治血痢，毒疮，破血肌肉，止痛，止白痢，补虚益气，除脚肿，滋阴阳。

用法用量 内服，煎汤，每次9~15克；或入丸，散。

用药禁忌 孕妇慎用。

选购贮存 紫参有三色，选以青色赤色最好。注意防潮，防蛀。

本草验方

- **下痢**：取紫参半斤，加水五升，煎成二升；再加入甘草二两，煎至半升，分三次服。
- **吐血不止**：取紫参、人参、阿胶（炒）等，分研为细末，用乌梅汤送服一钱。另一个方子是，把人参换成甘草，用糯米汤送服。
- **面部痤疮**：取紫参、丹参、人参、苦参、沙参各一两，研为细末，加胡桃仁，杵成梧子大丸。每服三十丸，茶水送服。

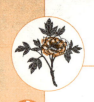

紫草

别名 紫丹，紫芙，藐，地血，鸦衔草。

性味 苦，寒，无毒。

功能主治 主心腹邪气，五疸，补中益气，利九窍，通水道，疗腹肿胀满。以合膏，疗小儿疮及面部的痘疹。治恶疮体癣，斑疹痘毒，活血凉血，利大肠。

用法用量 煎服，5~9克。

用药禁忌 本品有缓泻作用，故脾虚便溏者忌服。

选购贮存 表面紫红色或暗紫色，皮部略薄，常数层相叠，易剥离。置干燥处，防潮，防蛀。

本草验方

- **消解痘毒**：紫草一钱，陈皮五分，葱白三寸，新汲水煎服。
- **痘毒黑疔**：紫草三钱，雄黄一钱，为末，以胭脂汁调，银簪挑破，点之。
- **小儿白秃**：紫草煎汁涂之。
- **小便卒淋**：紫草一两，为散，每食前用井华水服二钱。
- **恶虫咬人**：紫草煎油涂之。
- **婴童疹痘**：三四日，隐隐将出未出，色赤便闭者。紫草二两半，以百沸汤一盏泡，封勿泄气，待温时服半合，则疮虽出亦轻。大便利者勿用。煎服亦可。
- **火黄身热，午后却凉，身有赤点，或黑点者，不可治**：宜烙手足心、背心、百会、下廉。内服紫草汤：紫草、吴蓝各一两，木香、黄连各一半，水煎服。
- **水火烫伤**：紫草、黄连各一两，大黄二两，水煎，过滤取汁，香油五合，摇匀，涂搽患处。
- **下肢溃疡**：紫草、黄蜡各一两，黄丹二钱，香油二两，冰片一钱，共加热熬膏，外用。

白 及

别名 连及草，甘根，白给。

性味 苦，平，无毒。

功能主治 治痈疽疮肿等证，能除疥癣，疗瘀热不退、阴唇萎缩，并有美容作用，可治面部痤疮；治血热出血、血痢痔疮、痢证风痹、疟疾瘰疬等，又止惊悸。还能生肌止痛，用于跌打损伤、刀箭创伤及烫火伤，止肺部出血。

用法用量 煎服，3～10克；研粉吞服1.5～3克。大量剂用至30克。

用药禁忌 反乌头。

选购贮存 选白及的时候适宜选择表面为灰白色或黄白色，质硬，有韧性，断面类白色，无臭，味苦的。置干燥处。

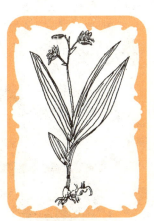

本草验方

- **鼻血不止**：用口水调白及末涂鼻梁上低处（名"山根"）；另取白及末一钱，水冲服。
- **跌打骨折**：用白及末二钱，酒调服。
- **刀伤**：用白及、煅石膏，等份为末，洒伤口上。
- **冬季手足皲裂**：用白及粉加水调匀，填入裂口。患处不能沾水。
- **烫火伤**：用白及粉调油涂搽。
- **重伤呕血，肺、胃出血**：每日服白及末，米汤送下。
- **心气疼痛**：白及、石榴皮各二钱，为末，炼蜜丸黄豆大。每服三丸，艾醋汤下。
- **重舌鹅口**：白及末，乳汁调涂足心。
- **疔疮肿毒**：白及末半钱，以水澄之，去水，摊于厚纸上贴之。
- **子宫脱垂**：白及、川乌等份研末，用绢裹药末一钱放入阴道，每日一次。

三七

别名 山漆,金不换。

性味 甘、苦,温,无毒。

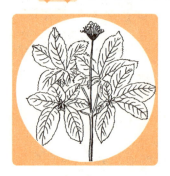

功能主治 止血、散血、定痛,金刃、箭伤、跌扑、杖疮血出不止者,嚼烂涂,或为末掺,血即止。主吐血衄血,下血血痢,崩中经水不止,产后恶血不下,血运血痛,赤目痈肿,虎咬蛇伤诸病。

用法用量 内服:煎汤,3~9克;研末,每次1~3克;或入丸剂。
外用:适量,磨汁涂;或研末调敷。

用药禁忌 孕妇忌用本品。此外,三七不宜与萝卜、豆制品同食。

选购贮存 以个大坚实、体重皮红、断面棕黑色、无裂痕者为佳。置阴凉干燥处,防蛀。

▶▶ 本草验方

● **肝癌**:三七、白英、山豆根、牡丹皮各一两,儿茶、蜈蚣各二钱,蟾蜍一只,上药分别焙干,共研为细末,每次三钱,每日三次,温开水送服。

● **男妇赤眼,十分重者**:以山漆根磨汁涂四围,甚妙。

● **无名痈肿,疼痛不止**:山漆磨米醋调涂即散。已破者,研末干涂。

● **汉赤痢血痢**:三七研末,米泔水调服。

● **便血,崩漏**:三七研末,同低度白酒调一二钱服,服三次可愈,或加本品五分入四物汤中。

● **胃脘痛**:三七二钱,没药(去油)半两,青木香三钱,钱贼骨七钱,共研为末,每服一钱,温开水下。

● **产后血晕**:三七一钱,黑荆芥穗一两,米醋二钱,将三七研为细末,用荆芥水煎液加米醋冲服。

黄 连

别名 王连，支连。

性味 苦，寒，无毒。

功能主治 清热燥湿，泻火解毒。主中焦湿热，湿热泻痢，湿热黄疸；热病烦躁，心火亢盛，胃热呕吐，血热妄行，痈肿疮毒。

用法用量 煎服，2~5克。外用适量。

用药禁忌 本品性苦寒，久服可伤胃。

选购贮存 以条肥壮、连珠形、质坚实、断面红黄色、无残茎及须根、味极苦的为佳。置通风干燥处。

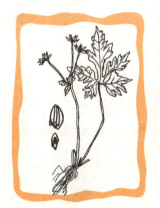

本草验方

● **热毒血痢**：黄连一两，水二升，煮取半升，露一宿，空腹热服，少卧将息，一二日即止。

● **赤痢久下，累治不瘥**：黄连一两，鸡子白和为饼，炙紫为末，以浆水三升，慢火煎成膏。每服半合，温米饮下。一方：只以鸡子白和丸服。

● **热毒赤痢**：黄连二两切，瓦焙令焦，当归一两焙，为末，入麝香少许。每服二钱，陈米饮下。佛智和尚在闽，以此济人。

● **赤白久痢，并无寒热，只日久不止**：用黄连四十九个，盐梅七个，入新瓶内，烧烟尽，热研。每服二钱，盐米汤下。

● **赤白暴痢**：如鹅鸭肝者，痛不可忍。用黄连、黄芩各一两，水二升，煎一升，分三次热服。

● **心经实热**：黄连七钱，水一盏半，煎一盏，食远温服。小儿减之。

● **肝火为痛**：黄连、姜汁炒为末，粥糊梧子大。每服三十丸，白汤下。左金丸：用黄连六两，茱萸一两，同炒为末，神曲糊丸梧子大。每服三十丸，白汤下。

● **消渴尿多**：用黄连末，蜜丸梧子大。每服三十丸，白汤下。

● 鸡冠痔疾：黄连末敷之。加赤小豆末尤良。

● 牙痛恶热：黄连末掺之，立止。

● 口舌生疮：用黄连煎酒，时含呷之。赴筵散：用黄连、干姜等份，为末掺之。

黄 芩

别名 腐肠，空肠，印头，条芩，枯芩，酒黄芩，黄芩炭，子芩。

性味 苦，寒，无毒。

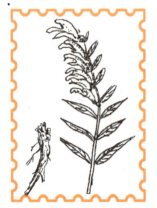

功能主治 治诸热黄疸，肠澼泄痢，逐水，下血闭，治恶疮疽蚀火疡。疗痰热胃中热，小腹绞痛，消谷，利小肠，女子血闭淋露下血，小儿腹痛。治热毒骨蒸，寒热往来，肠胃不利，破痈气，治五淋，令人宣畅，祛关节烦闷，解热渴。

用法用量 煎服，3~10克。

用药禁忌 本品苦寒败胃，脾胃虚寒，食少便溏者忌用。

选购贮存 以条粗长、质坚实、色黄、除净外皮者为佳。

本草验方

● 胸部积热：用黄芩、黄连、黄檗，等份为末。加蒸饼做成丸子，如梧子大。每服二三十丸，开水送下。此方名"三补丸"。

● 妇女绝经期的年龄已过，仍有月经或月经过多：用黄芩心二两，浸淘米水中七天，取出炙干再浸，如此七次，研细，加醋加糊做成丸子，如梧子大。每服七十丸，空心服，温酒送下。一天服二次。

● 产后血渴，饮水不止：用黄芩、麦门冬等份，为末，水煎，温服。

● 肺中有火：用片芩炒为末，水丸梧子大。每服二三十丸，白汤下。

- **小儿惊啼**：黄芩、人参各等份，为末。每服一次，水饮下。
- **少阳头痛，亦治太阳头痛，不拘偏正**：用片黄芩酒浸透，晒干为末。每服一盏，茶酒任下。
- **眉眶作痛，风热有痰**：黄芩（酒浸）、白芷各等份，为末。每服二钱，茶下。

秦艽

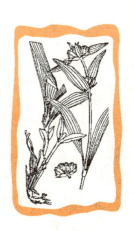

别名 秦瓜。

性味 苦、辛，微寒，无毒。

功能主治 祛风湿、利湿退黄、舒筋络风，主治温痹痛，筋脉拘挛；虚劳发热、骨蒸潮热、小儿疳热、湿热黄疸。

用法用量 内服：煎汤，3～10克；或入丸、散。

外用：适量，煎水洗或研末调敷。

用药禁忌 脾胃虚寒，食少便溏者忌服。

选购贮存 以粗大、肉厚、色棕黄者为佳。置于通风干燥处保存。

本草验方

- **各种黄疸**：用秦艽一两，浸酒半升中，空腹饮酒。有酒量的人服后易见效。又一方：秦艽三两，牛乳一升，煮成七合，作两次服下。
- **暴泻、大渴、大饮**：用秦艽二两、炙甘草半两，每服三钱，水煎服。
- **伤寒烦渴**：用秦艽一两，在牛乳一碗中煎到六分，作两次服。
- **小便困难**：用秦艽一两，水一碗，煎至六分，分两次服。又一方：秦艽、冬葵子，等份为末，每服一小匙，酒送下。
- **一切疮口不合**：用秦艽研末敷上。效果显著。

柴 胡

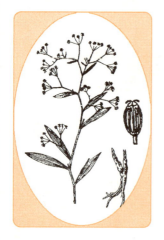

别名 茈胡,地薰,芸蒿,山菜,茹草。

性味 苦,平,无毒。

功能主治 主治腹部胃肠结气,饮食积聚,寒热邪气,推陈致新。久服可以轻身、聪耳明目,使人肌肤润泽,精力旺盛,不易衰老,益精,除伤寒,胃中烦热,各种痰热结实,胸中邪气,五脏间游气,大肠停积水胀及湿痹的拘挛。治虚劳发热,骨节烦疼热气,肩背疼痛,劳之羸瘦,下气消食,宜畅气血。补五劳七伤,除烦止惊益气力,消痰止嗽,润心肺,添精髓,健忘,除虚劳,散肌热,去早晚潮热,寒热往来,胜热。妇人胎前产后各种热,腹部包块,胸胁痛。治阳气下陷,平肝胆热气,及头痛眩晕,目昏赤痛障翳,耳鸣耳聋,各种疟疾及痞块寒热,妇人热入血室,月经不调,小儿痘疹余热,面黄肌瘦,腹部膨大。

用法用量 煎汤,3~10克。

用药禁忌 真阴亏损、肝阳上亢或者阴虚火旺者应禁服。

选购贮存 选根条粗长、无茎苗、须根少者为佳。置干燥处。

本草验方

- **伤寒余热(伤寒之后,体瘦肌热)**:用柴胡四两,甘草一两,每用三钱,煎服。
- **虚劳发热**:用柴胡、人参等份,每服三钱,加姜枣同水煎服。
- **眼睛昏暗**:用柴胡二钱半、决明子七钱半,共研为末,人乳调匀,敷眼上。
- **积热下痢**:用柴胡、黄芩等份,半酒半水煎至七成,待冷定后空心服下。

防风

别名 铜芸，茴芸，茴草，屏风，百枝，百蜚。

性味 甘，温，无毒。

功能主治 主治风证眩痛，能除风邪，目盲不能看物，风行周身，骨节疼痛，久服可使身体轻盈。烦满胁风，偏头风来，四肢挛急，虚风内动。可治三十六种风证，男子一切劳伤，补中益神，风赤眼，止因冷引起的流泪不止及瘫痪，通利五脏关脉，治五劳七伤，羸损盗汗，心烦体重。能安神定志，匀脉气。治上焦风邪，泻肺火，散头目中滞气，经络中留湿。

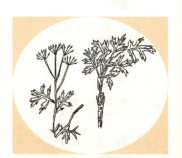

用法用量 煎服，4.5~9克；或入丸、散剂。

用药禁忌 阴虚火旺，血虚发痉者慎用。

选购贮存 以条粗壮、皮细而紧、无毛头、断面有棕色环、中心色淡黄者为佳。置于阴凉干燥处保存，防潮。

▶▶ 本草验方

● **自汗不止**：防风用麸炒，猪皮煎汤下。

● **睡中盗汗**：防风二两，芎䓖一两，人参半两，为末。每服三钱，临卧饮下。

● **消风顺气（老人大肠秘涩）**：防风、枳壳（麸炒）各一两，甘草半两，为末，每食前白汤服二钱。

● **破伤中风（牙关紧急）**：天南星、防风等份，为末。每服二三匙，童子小便五升，煎至四升，分二服，即止也。

● **偏正头痛**：防风、白芷等份研末，蜜调做丸如弹子大，每次嚼服一丸，用清茶送服。

独活

别名 羌活,羌青,扩羌使者,独将草,胡王使者,长生草。

性味 辛、苦,微温,无毒。

功能主治 祛风湿,止痛,风湿痹痛;解表,风寒表证兼有湿邪者。本品辛散苦燥,主散在里之伏风,且可祛湿而止疼痛。善治风寒湿痹,尤宜腰膝酸痛。又治少阴经伏风头痛及风寒兼有湿邪的表证。

用法用量 煎服,3~9克。

用药禁忌 独活性较温,盛夏时要慎用。此外,高热而不恶寒,阴虚血燥者慎服。

选购贮存 以根头部膨大,表面灰褐色,质硬,断面灰白色,有特异香气及味苦、辛、微麻舌的为佳。置干燥处,防霉,防蛀。

本草验方

- **中风口噤（通身冷,不知人）**:独活四两,酒　升,煎半升服。
- **风牙肿痛**:用独活煮酒热漱之。
- **关节痛**:用独活、羌活、松节等份,酒煮过。每天一杯,空腹饮。
- **慢性支气管炎**:独活、川贝母二钱,红糖适量,水煎加红糖溶化服。
- **感冒头痛**:独活、川芎、防风各三钱,细辛二钱,水煎服。
- **风湿性关节炎**:防风二钱,桑寄生三钱,秦艽二钱,独活三钱,水煎服。

升麻

别名 周麻,龙眼根,窟窿牙根。

🍂 **性味** 辛、甘，寒，无毒。

🍂 **功能主治** 发表透，疹风热头痛，麻疹透发不畅；清热解毒疮疡肿毒等多种热毒证；升举阳气脱肛、子宫下垂。

🍂 **用法用量** 煎汤，3~9克。

🍂 **用药禁忌** 升麻有发表透疹、清热解毒、升举阳气的功能，故麻疹已透，阳虚阳升气逆者均应忌用。

🍂 **选购贮存** 选体轻、质坚硬、不易折断、断面不平坦、有裂隙、黄绿色或淡黄白色、气微、味微苦而涩者为佳。置干燥处。

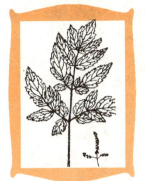

▶▶ 本草验方

- **豌豆斑疮**：遍布头面及全身，形状像火烧疮，皆有白浆，随破随生，不进行治疗数日即死去。可以蜜煎升麻，时时食之，并以水煮升麻，棉沾拭洗之。
- **胃热齿痛**：升麻煎汤，热漱咽之，解毒，或加生地黄。
- **口舌生疮**：升麻一两，黄连三分，为末，棉裹含咽。
- **痱子热痒**：用升麻煎汤服并洗痱子。
- **产后恶血不尽**：用升麻三两，加清酒五升煮成二升，分两次服下。
- **解莨菪、野葛等毒**：用升麻煮汁，多服。

苦参

🍂 **别名** 地槐，水槐，菟槐，骄槐，野槐，白茎，芩茎，禄白，陵郎，虎麻。

🍂 **性味** 苦，寒，无毒。

🍀**功能主治** 治胸腹气滞、癥瘕积聚、黄疸、淋证,并能逐水,补中,消痈及明目止泪。有补肝胆、调五脏、降胃气、利九窍、开胃轻身、清利湿热及醒酒止渴、安神之功。疗恶疮、阴部瘙痒。本品放酒中泡饮,可杀虫治疥疮。治热毒痈肿或麻风病等。能杀疳虫,炒灰存性用米汤送服治疗便血及热痢。

🍀**用法用量** 煎服,5~10克。

🍀**用药禁忌** 反藜芦;脾胃虚寒,阴虚津伤者忌用。

🍀**选购贮存** 以整齐、色黄白、味苦者为佳。置通风干燥处。

▶▶ 本草验方

● **伤寒结胸**(伤寒流行时,感病四五日,胸满痛,大发烧):用苦参一两,加醋三升,煮成一升二合,服后能吐即愈。

● **毒热足肿**:用苦参煮酒,多擦。

● **齿缝出血**:用苦参一两,枯矾一钱,共研为末。一天擦齿三次,有效。

● **遍身风疹**(痛不可忍,涎痰多,夜难睡):用苦参末一两,皂角二两,在水一升中揉滤取汁,瓦器内熬成膏,和药末做成丸子,如梧子大。每服三十丸,饭后服,温水送下。

● **大风癞**(即麻风):用苦参五两,切片,浸在酒三斗中,过一个月后,每取酒饮一合。一天三次。宜常服不断。又方:苦参末二两,缝在猪肚子中煮熟,把药去掉。病人先饿一天,第二天早晨,饮清水一碗后,即取食猪肚,如吐出,须再吃。过一二时后,以肉汤调"无忧散"五六钱服下。有恶物排出时,即为见效。再服皂角一斤(去皮,去子)煮汁,汁中调入苦参末,另加何首乌末二两,防风末一两半,当归末一两,芍药末五钱,人参末三钱,一起做成丸子,如梧子大。每服三十至五十丸,温酒或茶送下。一天服三次。同时,还用麻黄、苦参、荆芥煎水洗癞。又方:治大风癞及热毒、风疮、疥癣等,用苦参(去皮,晒干)一斤,枳壳(麸炒)六两,共研为末,加蜜为丸,如梧子大。每服三十丸,温酒送下。一天服三次(白天两次,夜间一次)。

● **汤火伤**:用油调苦参末敷伤处。

白鲜

别名 地羊鲜,金雀儿椒,白膻,白羊鲜。

性味 苦,寒,无毒。

功能主治 治头痛黄疸,咳嗽不止,女子阴道肿痛,肌肤麻木,关节肿痛,不能屈伸、走路。疗四肢不安,因腹中大热饮水,引起胃气上逆而喉间呃呃做声的时令病,小儿惊风,妇人产后余痛,一切热毒风,恶风风疮,疥癣赤烂,眉发脱脆,肤冷麻木,解热黄、酒黄、谷黄、劳黄。通关节,利九窍,通小肠水气。天行时疾,头痛眼疼。

用法用量 煎汤,6~15克。

用药禁忌 虚寒证忌服。

选购贮存 选有浓烈香气、根肉质、花大、白色或淡紫色为佳。置通风干燥处。

▶ 本草验方

● 产后中风,人体虚不能服用另外的药:将白鲜皮用新鲜的井水三升,煮取一升,温服。

● 颈淋巴结瘘管,已破出脓血:白鲜皮煮汁,服一升,马上就会吐出秽物。

延胡索

别名 玄胡索。

性味 辛,温,无毒。

本草纲目养生精华

卷二 草部

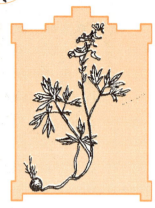

🌼 **功能主治** 破血，妇人月经不调，腹中结块，崩中淋露，产后诸血病，血运，暴血冲上，因损下血。煮酒或酒磨服。除风治气，暖腰膝，止暴腰痛，扑损瘀血，落胎。治心气小腹痛，有神。散气，治肾气，通经络。活血利气，止痛，通小便。

🌼 **用法用量** 煎服，3～10克；研末吞服，一次1～3克。

🌼 **用药禁忌** 孕妇忌服。

🌼 **选购贮存** 以个大、饱满、质坚、色黄、内色黄亮者为佳。个小、色灰黄、中心有白色者质次。置干燥处，防蛀。

▶▶ 本草验方

- **老小咳嗽：** 玄胡索一两，枯矾二钱半，为末。每服二钱，软饧一块和，含之。
- **热厥心痛（或发或止，久不愈，身热足寒者）：** 用玄胡索（去皮）、金铃子肉等份，为末，每温酒或白汤下二钱。
- **偏正头痛（不可忍者）：** 玄胡索七枚，青黛二钱，牙皂二个（去皮、子），为末，水和丸如杏仁大。每以水化一丸，灌入患者鼻内，随左右，口咬铜钱一个，当有涎出成盆而愈。
- **咳嗽：** 用延胡索一两，朴硝七钱半，共研为末。每服二钱，软糖一块和药含咽。
- **疝气：** 用延胡索（盐炒）、全蝎（去毒、生用），等份为末。每服半钱，空心服，盐酒送下。
- **腰体痛：** 用延胡索、当归、桂心等份，为末。服三四钱，温酒送下。

◆ 白 茅 ◆

别名 根名，茹根，兰根，地筋。

性味 （茅根）甘，寒，无毒。

🍀**功能主治** 劳伤虚羸,补中益气,活血,利小便,可治瘀血经闭。治各种淋证、崩漏,并能止渴、除肠胃邪热。久服可补益。李时珍说:能止吐血和各种出血,伤寒气逆上冲,肺热喘急,水肿黄疸,解酒毒。有通利血脉之功效,可用于月经不调及淋证。

🍀**用法用量** 煎服,15~30克;鲜品30~60克。

🍀**用药禁忌** 脾胃虚寒,溲多不渴者忌服。

🍀**选购贮存** 以粗肥、色白、无须根、味甜者为佳。置于通风干燥处保存。

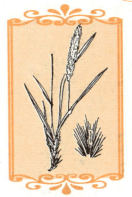

▶▶ 本草验方

● **温病热哕**(胃有伏热,令人胸满,引起气逆,气逆发声称为哕):用茅根、葛根各半斤,加水三升煎成一升半。每服一杯,温水送下,哕止即停服。

● **反胃,食入即吐**:用茅根、芦根各二两,加水四升,煮成二升,一次服下。

● **肺热气喘**:用生茅根一把,口咬细,加水二碗,煮成一碗,饭后温服,三服病愈。此方名"如神汤"。

● **虚后水肿**:用白茅根一大把,小豆三升,水三升,煮干,去茅食豆,水随小便下也。

● **解中酒毒,恐烂五脏**:茅根捣汁,饮一升。

● **吐血不止**:白茅根一握,煎服。或用本品洗净捣汁服。

◆ 龙 胆 ◆

🍀**别 名** 陵游,草龙胆,龙胆草,苦龙胆草,地胆草,胆草,山龙胆,四叶胆。

🍀**性 味** 苦,寒,无毒。

🍀**功能主治** 清热燥湿,泻肝火。主治湿热黄疸,白带淋浊,阴肿阴

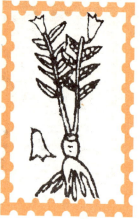

痒，湿疹；热盛生风，肝热胁痛，肝火上炎。本品苦寒沉降，清热燥湿而以清肝胆及下焦湿热见长，又以清泻肝经实火功效为著。可用治湿热黄疸，湿疹疮毒，以及淋浊白带、阴肿阴痒之下焦湿热证；又用治目赤头晕、耳聋耳肿、胁痛口苦等肝火上炎证；以及惊痫抽搐之热盛引动肝风证。

用法用量 煎服，3~6克。

用药禁忌 脾胃虚寒、阴虚津伤者慎用。

选购贮存 选质脆，易折断，断面略平坦，皮部黄白色或淡黄棕色，无茎叶、杂质、霉变者为佳。置干燥处。

本草验方

- **伤寒发狂**：草龙胆为末，入鸡子清、白蜜，化凉水服二钱。
- **四肢疼痛**：山龙胆根细切，用生姜自然汁浸一宿，去其性，焙干捣末，水煎一钱匕，温服之。
- **一切盗汗，不论妇女、小儿盗汗，还是伤寒后盗汗不止**：可用龙胆草研末，每服一钱，猪胆汁三两滴，入温酒少许调服。
- **暑行目涩**：生龙胆捣汁一合，黄连二寸切烂浸一匙，和点之。
- **蛔虫攻心**：感到刺痛，吐清水，龙胆一两，去头芦，水二盏，煮一盏，隔夜勿食，清晨顿服之。

细 辛

别名 小辛，少辛。

性味 辛，温，无毒。

功能主治 主咳逆上气，头痛脑动，百节拘挛，风湿痹痛死肌，久服明目利九窍，轻身延年。补中下气，破痰利水道，开胸中滞结，除喉痹不闻香臭，风痫癫疾，下乳结，汁不出，血不行，安五脏，益脏胆，通精气。治风湿痒，风眼泪下，除齿痛，妇人血闭，润肝燥，强筋骨。治口舌生疮，大便干结，目中倒睫。

用法用量 煎汤，0.3~1钱。

用药禁忌 凡是气虚多汗、血虚头痛、阴虚咳嗽等症患者应忌服。忌生菜。反藜芦，不宜配伍。

选购贮存 以色黄、叶绿、干燥、叶辛辣且麻舌者为佳。置于阴凉干燥处保存。

本草验方

- 小儿客忤（口不能言）：细辛、桂心末等份，以少许内口中。
- 小儿口疮：细辛末，醋调，贴脐上。
- 口舌生疮：细辛、黄连等份，为末掺之，漱涎甚效，名兼金散。一方用细辛、黄檗。
- 口臭蠹齿（肿痛）：细辛煮浓汁，热含冷吐，取瘥。
- 鼻中息肉：细辛末，时时吹之。（《圣惠方》）
- 诸般耳聋：细辛末，溶黄蜡丸鼠屎大，棉裹一丸塞之，一二次即愈。须戒怒气，名聪耳丸。

白薇

别名 薇草，白幕，春草，骨美。

性味 （根）苦、咸，平，无毒。

功能主治 治中风身热腹满，精神恍惚，寒热酸疼，温疟。疗伤中淋露，下水气，利阴气，益精，久服利人。治风温灼热多眠，及热淋遗尿，金疮出血。

用法用量 内服：煎汤，1.5~3钱；或入丸、散。

用药禁忌 凡伤寒及出汗多损阳过甚者，或内虚食欲差，或食下泄泻不止者，均应忌服。

🍀 **选购贮存** 以根色黄棕、粗壮、条匀、断面白色、实心者为佳。储于干燥容器内。

▶▶ 本草验方

● **肺实鼻塞，不知香臭**：白薇、贝母、款冬花各一两，百部二两，为末。每服一钱，米饮下。

● **妇人遗尿，不拘胎前产后**：白薇、芍药各一两，为末。酒服方寸匕，日三服。

● **金疮血出**：白薇为末，贴之。

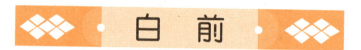

白 前

🍀 **别　名** 石蓝，嗽药。

🍀 **性　味** 甘，微温，无毒。

🍀 **功能主治** 治胸胁逆气，咳嗽上气，呼吸欲绝。肺气烦闷，降气下痰。

🍀 **用法用量** 煎服，3～10克。

🍀 **选购贮存** 以质坚脆、易折断、断面类圆形、中空或有膜质的髓者为佳品，置通风干燥处贮藏。

▶▶ 本草验方

● **久嗽唾血**：炒白前、炒桔梗、炒桑白皮各三两，炙甘草一两，水六升，煮至一升，分三次服。忌猪肉、菘菜。

● **久咳短气不能平卧**：白前二两，紫菀、半夏各三两，大戟七合，水一斗，浸渍一夜，煮取三升，分三次服。忌羊肉、饴糖。

● **久咳喉中有声**：白前焙干捣末，每次温酒送服二钱。

二、芳草类

当归

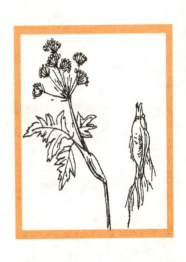

别名 秦归，云归，山蕲，白蕲，文无。

性味 苦，温，无毒。

功能主治 主治咳逆上气、温疟及女性月经不调导致的不孕，诸恶疮疡金疮，煮汁饮。有祛一切风寒，补一切血虚，补一切劳损的功能。能破恶血，滋生新血。可治诸多疮疡、痈疽，排脓止痛。

用法用量 煎汤，每次6～12克，每天2次。炖肉，每次13～30克。

用药禁忌 凡热盛出血，湿盛中满，及大便溏泄、月经过多、阴虚内热者应忌服。

选购贮存 表面棕黄或黄褐色，断面黄白或淡黄色，稍有油性，气芳香，味微苦者为佳品，置于阴凉干燥处，防虫蛀。

▶ 本草验方

● **手臂疼痛：** 用当归三两，切细，酒浸三天后饮之。饮尽，再配药照饮，病好为止。

● **久痢不止：** 用当归二两、吴茱萸一两，同炒香。去掉茱萸，单以当归研末，加蜜做成丸子，如梧子大。每服三十丸,米汤送下。此方名"胜金丸"。

● **大便不通**:用当归、白芷,等份为末。每服二钱,米汤送下。

● **妇女百病**:用当归四两、地黄二两,共研细,加蜜做成丸子,如梧子大。每服十五丸,饭前服,米汤送下。

● **产后自汗、大热、气短、腰脚剧痛**:用当归三钱,黄芪、白芍药(酒炒)各二钱,生姜五片,加水一碗半,煎至七成,温服。

● **产后中风(口吐涎沫,手脚抽筋,不省人事)**:用当归、荆芥穗,等份为末。每服三钱,加水一碗半,酒和童便各少许,共煎至七成灌服。如能吞下,即可救。

● **小儿脐湿(或红肿,或出水,不早治,成脐风)**:用当归末敷搽,加一点麝香更好。又方:当归末、胡粉等份,和匀搽患处。

● **汤火伤溃烂成疮**:用麻油四两,煎当归一两至焦黄。去渣留油,加入黄蜡一两,搅成膏。等冷定后,取膏摊贴患处。

川芎

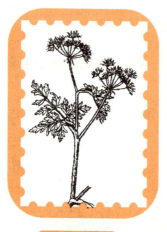

别名 芎䓖,胡䓖,香果,山鞠䓖。

性味 (根)辛,温,无毒。

功能主治 主治中风后头痛,寒痹痉挛缓急,金属外伤及妇女月经不调导致的不孕。另可除体内寒气,主温中补劳,壮筋骨,通调血脉。治受寒后面部冷、流泪流涕、胸胁腹胀痛、半身不遂等病证。

用法用量 煎服,3~9克。

用药禁忌 本品辛温升散,故阴虚火旺及阳亢头痛者慎用。月经过多及出血性疾病也不宜使用。

选购贮存 以块大、色白、不油、嚼着微辛、甘者为佳。置干燥处保存。

▶ 本草验方

- **气虚头痛**：用川芎研细，每取二钱，茶汤调服。
- **风热头痛**：用川芎一钱，茶叶二钱，加水一盏煎至五成，饭前热服。
- **头晕目眩**：用川芎、槐子各一两，共研为末。每服三钱，茶汤送下。又方：川芎一斤，天麻四两，共研为末，加炼蜜做成丸子，如弹子大，每嚼服一丸，茶汤送下。
- **牙烂口臭**：用川芎煎水，随时含嗽。
- **牙痛**：用大川芎一个，焙干，加入细辛，共研为末，每日擦牙。
- **各种疮肿**：用川芎煅后研细，加入适量水银粉，滴麻油调匀搽患处。
- **一切心痛**：用大川芎一个研末，烧酒送服。
- **崩漏下血**：用川芎一两，清酒一大盏，煎取五分，缓慢饮服。
- **气厥头痛，产后头痛**：可用川芎、乌药等份为末，每次服二钱，葱茶送下，或加白术水煎服。

蛇床

别名 蛇粟，墙蘼。

性味 苦，平，无毒。

功能主治 治妇人阴中肿痛，男子阴痿湿痒，除痹气，利关节，癫痫恶疮。久服轻身。暖丈夫阳气，助女人阴气，治腰胯酸疼，四肢顽痹，缩小便，祛阴汗湿癣齿痛，赤白带下，小儿惊痫，扑损瘀血，煎汤浴大风身痒。

用法用量 内服：煎汤，3～9克，或入丸剂；外用：煎水洗或作坐药（栓剂），或研末调敷。

用药禁忌 阴虚火旺或下焦有湿热者不宜内服。

选购贮存 选根粗、茎长、花白者为宜。置干燥处保存。

本草验方

- **阳事不起**：用蛇床子、五味子、菟丝子，等份为末，加炼蜜做成丸子，如梧子大。每服三十丸，温酒送下。一天服三次。
- **赤白带下，月经延迟**：用蛇床子、枯白矾，等份为末，加醋、面和成丸子，如弹子大，胭脂为衣，棉裹后纳入阴道中。一天换药一次。
- **妇女阴部奇痒**：用蛇床子一两，白矾二钱，煎汤常洗。
- **男子阴肿、胀痛**：用蛇床子研为末，加鸡蛋黄调匀敷患处。
- **痔疮**：用蛇床子煎汤熏洗。
- **牙痛**：用蛇床子煎汤，乘热漱口。

白 芷

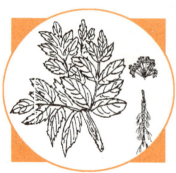

别名 香白芷，川白芷。

性味 辛，温，无毒。

功能主治 散风除湿通窍止痛，治风邪头痛，肩棱骨痛，牙痛，鼻渊，鼻塞，皮肤风湿瘙痒或风湿痹痛；消肿排脓，妇女寒湿腹痛，白带过多。本品辛可散风，温燥除湿，芳香上达，所以可通窍，能散胃、大肠、肺三经之邪，而以胃经为主。胃经之脉，上行头面，所以善治外感风邪，头目昏痛、眉棱骨痛、牙痛、鼻渊、鼻塞流涕等症。因能散风湿，又治风湿瘙痒及风湿痹痛。且能活血消肿排脓，可治痈疽疮疡等外症。此外还能燥湿散寒，治妇女寒湿腹痛，白带过多。

用法用量 煎服，3～9克；或入丸、散剂。外用，适量研末撒或调敷。

用药禁忌 阴虚血热者忌服。

选购贮存 以独枝、根条粗壮、质硬、体重、色白、粉性强、气香味浓者为佳。

本草验方

- **一切伤寒风邪**：可用神白散，治时行一切伤寒风邪，无论男女老少，均可服。用白芷一两，生甘草半两，姜三片，葱白三寸，枣一枚，豉五十粒，水二碗，煎服取汗。不汗再服，病至十余日未得汗者，皆可服之。
- **小儿流涎**：白芷末，葱白，捣丸小豆大，每茶下二十丸。
- **偏正头风**：香白芷（炒）二两五钱，川芎（炒）、甘草（炒）、川乌头半生半熟各一两，为末，每服一钱，细茶薄荷汤调下。
- **风热牙痛**：香白芷一钱，朱砂五分，为末，蜜丸芡子大，频用擦牙。
- **风热牙痛**：用白芷一钱，丹砂五分，共研末，加蜜做成丸子，如芡子大。常取以擦牙，效果显著。又一方：白芷、吴茱萸等份，泡水漱口，吐去涎水。
- **一切眼疾**：用白芷、雄黄，共研末，加炼蜜做成丸子，如龙眼大，丹砂为衣。每服一丸，茶送下。饭后服，日服二次。
- **口齿气臭**：用白芷七钱，研细。每服一钱，饭后服，清水送下。

芍药

别名 将离，犁食，白术，余容。

性味 苦，平，无毒。

功能主治 本品苦寒，主入肝经，善走血分，功效主治与丹皮相似，它的清热凉血之功较丹皮为弱，而活血散瘀则甚之，且能清肝泄火。所以可用治热入营血，斑疹吐衄，经闭痛经，跌打损伤，痈肿疮疡，以及肝郁化火，目赤胁痛。总之，凡血热、血瘀、肝火所致诸证，均可用之。

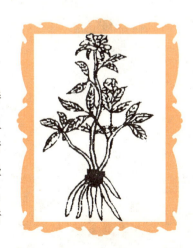

🍀**用法用量** 内服：煎汤，取9～12克服用；或入丸、散。

🍀**用药禁忌** 凡阳衰虚寒者均不宜单独服用本品。反藜芦，不宜配伍。

🍀**选购贮存** 选根粗长、均匀挺直、质地坚实、皮色整洁、没有白心或者裂痕的。置干燥处保存。

▶▶ 本草验方

● **骨痛**：用芍药二分，虎骨一两，炙后研细，装入布袋放在酒三升中泡五天。每次饮酒三合，一天三次。

● **脚气肿痛**：用芍药六两，甘草一两，共研为末，白开水送下。

● **消渴**：用白芍药、甘草，等份为末。每用一钱，水煎服。一日服三次。有特效。

● **刀伤**：用白芍药一两，熬黄，研细。每服二钱，酒或米汤送下。同时可用药末敷伤处。

● **木舌肿满**：用赤芍药、甘草煎水热漱。

◆◆ 牡 丹 ◆◆

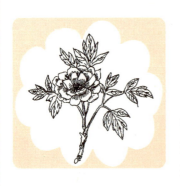

别名 鼠姑，鹿韭，白两金，木芍药，花王。

性味 苦，辛，微寒。

🍀**功能主治** 治寒热中风惊痫，除肠胃滞留的瘀血，安五脏，疗痈疮，除气头痛，客热五劳，劳气头腰痛。治冷气，散诸痛，女子经脉不通，血沥腰痛。通关膝血脉，排脓，消扑损瘀血，强筋骨，除风痹，落胞下胎。治一切冷热气血，无汗骨蒸，吐血鼻出血。和血治血凉血，治血中伏火，除面热。

🍀**用法用量** 煎服，6～12克。

🍀**用药禁忌** 血虚有寒，孕妇及月经过多者不宜服用。

选购贮存 以条粗长、皮厚、粉性足、香气浓、结晶状物多者为佳。

本草验方

- 癥疝偏坠：牡丹皮、防风等份，为末，酒服二钱，甚效。
- 金疮内漏：牡丹皮为末，水服三指撮，立尿出血也。
- 下部生疮：牡丹末，汤服方寸匕，日三服。

木 香

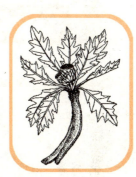

别名 蜜香，云木香，南木香，广木香。

性味 辛，苦，温。

功能主治 主邪气，辟毒疫温毒，强志，主淋露。本药消毒，温疟蛊毒，治劣气不足，肌中偏寒，引药之精。治心腹一切气，膀胱冷痛，呕逆反胃，霍乱泄泻痢疾，健脾消食，安胎。九种心痛，积年冷气，痃癖癥块胀痛，壅气痛不可忍，研末酒服之。散滞气，调诸气，和胃气，泄肺气，行肝经气。煨熟同，实大肠治冲脉为病，逆气里急，主脬渗，小便秘。

用法用量 煎服，1.5～6克。

用药禁忌 本品辛温香燥，凡阴虚火旺者慎用。

选购贮存 以身干、质坚实、香气浓、油多者为佳。按等级分袋于袋内或箱内，置阴凉、干燥、通风处，防潮、防霉变、防虫蛀。

本草验方

- 胃气闷胀，不思饮食：用木香、诃子各二十两，捣烂筛过，加糖和成丸子，如梧子大。每服三十丸，空心服，酒送下。此方名"青木香丸"。
- 气滞腰痛：用木香、乳香各二钱，酒浸，饭上蒸，均以酒调服。

- **突然耳聋**：用木香一两，切小，放苦酒中浸一夜，取出，加麻油一合，微火煎过，滤去药渣，以油滴耳。一天三四次。
- **霍乱转筋（腹痛）**：用木香末一钱，放入木瓜汁一杯中，加热酒调服。
- **痢疾（包括久痢）**：用木香一块（方圆一寸）、黄连半两，同在半升水中煎干。单取木香，焙干研细，分三次服。第一次，橘皮汤送下；第二次，米汤送下；第三次，甘草汤送下。
- **各种痈疽、疮疖**：用木香、黄连、槟榔，等份为末，油调搽患处。
- **牙痛**：用木香末加少许麝香揩牙，同时以盐汤漱口。

高良姜

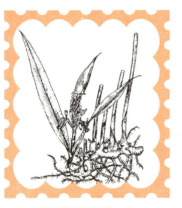

别名 蛮姜，红豆蔻。

性味 辛，大温，无毒。

功能主治 主积冷气，止呕吐反胃，帮助消化，能宽膈进食。祛白睛翳膜，补肺气，益脾胃，理元气，润皮肤，解酒毒。

用法用量 内服：煎汤，5～9克；或入丸、散。

用药禁忌 阴虚有热者忌服。

选购贮存 以粗壮、坚实、红褐色、叶香辣者为佳。

本草验方

- **胃痛**：用高良姜四两，切片，分成四份：一两以陈米半合炒黄，去米；一两以陈壁土半两炒黄，去土；一两以巴豆三十四个炒黄，去豆；一两以斑蝥三十四个炒黄，去蝥。另取吴茱萸一两，酒浸一夜后，同高良姜一起再炒，共研末，以浸吴茱萸的酒调药做成丸子，如梧子大。每服五十丸，空心服，姜汤送下。又一方：高良姜三钱，五灵脂六钱，共研末。每服三钱，醋汤调下。

● **养脾温胃，祛冷消痰，宽胸下气**：用高良姜、干姜等份，炮过，研细，加面糊做成丸子，如梧子大。每服十五丸，饭后服，橘皮汤送下。孕妇忌服。

● **脾虚寒疟**：用高良姜（麻油炒）、干姜（炮）各一两，共研末。每服五钱，以猪胆汁调成膏子，临发病前，热酒调服。又一方：上方所制的药末，加胆汁和丸，每服四十丸，酒送下。又一方：高良姜、干姜，半生半炮各半两，穿山甲（炮）三钱，共研末。每服二钱，猪肾煮酒送下。

● **风牙痛肿**：用高良姜二寸，全蝎（焙）一枚，共研末，擦痛处，吐出涎水，以盐汤漱口即可。

● **霍乱呕吐不止**：高良姜二钱研末，加大枣一枚，水煎冷服可马上止呕。

● **心腹冷痛**：用高良姜三钱，五灵脂六钱，研末，每次三钱醋汤送服。

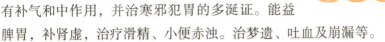

益智子

 益智仁。

性味 辛，温，无毒。

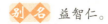 能补虚调气，益气安神，通利三焦，治疗肾虚遗精，小便淋沥及崩漏。若夜尿多，可用本品二十四枚研碎，加盐煎服效果好。有补气和中作用，并治寒邪犯胃的多涎证。能益脾胃，补肾虚，治疗滑精、小便赤浊。治梦遗、吐血及崩漏等。

用法用量 煎汤，取3~9克服用。

用药禁忌 阴虚火旺者忌服。

选购贮存 选个大、饱满、气味浓郁者为佳。置干燥处保存。

本草验方

- **小便频数**：益智子（盐炒，去盐）、乌药，等份为末；另用酒煮山药粉为糊，和药成丸，如梧子大。每服七十丸，空心盐汤送下。此方名"缩泉丸"。
- **白浊腹满**：益智仁（盐水浸、炒）、厚朴（姜汁炒）等份，加姜三片，枣一枚，水煎服。
- **腹胀痛，泻不止**：益智子仁二两，浓煎饮下。
- **口臭**：益智子仁一两、甘草二钱，共碾成粉，常舐含口中。

荜茇

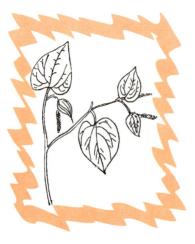

- **别名** 荜拔。
- **性味** 辛，大温，无毒。
- **功能主治** 主温中下气，补腰脚，杀腥气，消食，除胃冷、阴疝和胸腹胀痛。治霍乱冷气、心痛血气、水泻虚痢、呕吐反酸、产后泄痢，与阿魏合用更好。和诃子、人参、桂心、干姜，治脏腑虚冷肠鸣，又治头痛、鼻塞、牙痛。
- **用法用量** 煎汤，2~5克。
- **用药禁忌** 阴虚火旺者禁服。
- **选购贮存** 选肥大、饱满、坚实、色黑褐、气味浓者为佳。

本草验方

- **冷痰恶心**：用荜茇一两研细，每服半钱，饭前服，米汤送下。
- **暴泄身冷**：用荜茇、肉桂各二钱半，高良姜、干姜各三钱半，共研末，加糊做成丸子，如梧子大。每服三十丸，姜汤送下。

● **胃冷口酸**：用荜茇半两，厚朴姜汁浸、炙一两，共研末，加热鲫鱼肉，捣和成丸，如绿豆大。每服二十丸，米汤送下。

● **癖气成块，在腹不散**：用荜茇一两，大黄一两，生用，共研末。加麝香少许，以炼蜜和丸，如梧子大。每服三十丸，冷酒送下。

● **妇女月经不调，下血无定时**：用荜茇（盐炒）、蒲黄（炒），等份为末，加炼蜜和成丸子，如梧子大。每服三十丸，空心服，温酒送下。

● **偏头风痛**：令患者口含温水，在头痛的一侧。用鼻孔吸入少许荜茇末，效果明显。

● **风虫，牙痛**：用荜茇末擦牙，煎苍耳汤漱口，去涎。又一方：荜茇、胡椒，等份为末，化蜡调末成丸子，如麻子大。用时取一丸，塞孔中。立止。

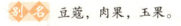

肉豆蔻

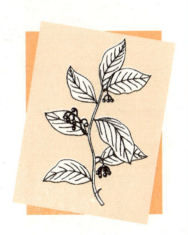

别名 豆蔻，肉果，玉果。

性味 辛，温，无毒。

功能主治 能温中消食，止泻，治疗寒凝所致心腹胀痛、霍乱吐逆及小儿食乳吐泻。可调中开胃，降气，解酒毒。治宿食痰饮、腹痛及乳汁不通等。治心腹虫痛、赤白泻痢，宜研末后用粥送服。能暖脾胃，固大肠。

用法用量 煎服，3~9克。入丸、散，每次0.5~1克。

用药禁忌 温热泻痢者不宜使用。

选购贮存 肉豆蔻以个大、体重、坚实、表面光滑、油足、破开后香气强烈者为佳。反之，个小、体轻、瘦瘪、表面多皱、香气淡者为次。置通风干燥处，防蛀。

本草验方

- **暖胃除痰**：肉豆蔻二个，半夏（姜汁炒）五钱，木香二钱半，研末，蒸饼，制丸芥子大，每次饭后以津液送下五丸。
- **霍乱，吐痢**：肉豆蔻研末，姜汤送服一钱。
- **久泻不止**：肉豆蔻煨一两，木香二钱半，研末，和枣肉制丸，米汤送服四五十丸。
- **老人虚泻**：肉豆蔻三钱。面裹，煨熟，去面，研末，陈米粉糊丸梧子大。每服五六十丸，米汤下。
- **小儿泻泄**：肉豆肉蔻五钱，乳香二钱半，生姜五片，同炒成黑色，去姜，研为膏，制丸绿豆大。适量，米汤送服。
- **脾泻气痢**：豆蔻一颗，米醋调面裹，煨至焦黄，和面研末，又以陈米炒焦黄，研末和匀，煎服，每次三钱。早、晚各一次。
- **冷痢腹痛，不能饮食**：肉豆蔻一两，去皮，醋和面裹，煨黄，捣末。每服一钱。粥饮调下。

 # 补骨脂

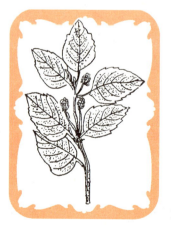

- **别名** 破故纸，婆固脂，胡韭子。
- **性味** 辛，大温，无毒。
- **功能主治** 治五劳七伤，风虚冷，骨髓伤败，肾冷精疏，及妇人血气堕胎。男子腰疼，膝冷囊湿；逐诸冷顽痹，止小便，利腹中冷。兴阳事，明耳目，治肾泻，通命门，暖丹田，敛精神。
- **用法用量** 煎服，5～15克，外用20%～30%酊剂涂患处。
- **用药禁忌** 阴虚火旺者忌服。
- **选购贮存** 以粒大、饱满、色黑的为佳。置于干燥处。

本草验方

● **元阳衰损**：脚手沉重，夜多盗汗。补骨脂四两（炒香），菟丝子四两（酒蒸），胡桃肉一两（去皮），乳香、没药、沉香各二钱半（研细），加炼蜜和成丸子，如梧子大。每服二三十丸，空心服，盐汤或温酒送下。自夏至起，到冬至止，每天服一次。

● **五劳七伤，下元久冷，一切风病，四肢疼痛**：补骨脂一斤，酒浸一夜，晒干，加乌油麻（黑芝麻）一升炒，等麻子炸声绝后，簸去麻子，只取补骨脂研为末，以醋煮面糊成丸子，如梧子大。每服二三十丸，空心服，温酒盐汤送下。

● **肾虚腰痛**：破故纸一两，炒为末。每服三钱，温酒送下。或加木香一钱亦佳。又方：破故纸（酒浸，炒）一斤，杜仲（去皮，姜汁浸，炒）一斤，胡桃肉（去皮）二十个，共研为末，以蒜捣膏一两，和各药成丸，如梧子大。每服二十丸，空心服下，温酒送下。妇女用淡醋汤送下。常服本方可壮筋骨，和血脉，乌须发，益颜色。此方名"青娥丸"。

● **定心补肾**：破故纸（炒）二两，白茯苓一两，共研为末；另取没药五钱，酒浸后煮化，和药末捏成丸子，如梧子大。每服三十丸，开水送下。故纸补肾，茯苓补心，没药养血，三者既壮，自然身安。

● **精气不固**：破故纸、青盐等份，同炒为末。每服二钱，米汤送下。

● **脾肾虚泻**：破故纸（炒）半斤，肉豆蔻（生用）四两，共研为末，加枣肉膏做成丸子，如梧子大。每服五十至七十丸，空心服，米汤送下。此方名"二神丸"。又方：照上方，加木蛎二两，名"三神丸"。

● **牙齿久痛**：补骨脂二两，青卤半两，炒过研细擦痛处。

● **跌坠腰痛，瘀血凝滞**：破故纸（炒）、茴香（炒）、辣桂，等份为末。每服二钱，热酒送下。

姜黄

别名 宝鼎香，黄姜，毛姜黄，川姜黄，广姜黄。

性味 辛、苦，温，无毒。

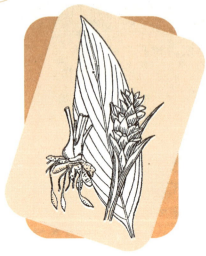

🍀 **功能主治** 心腹结积，下气破血，除风热，消肿痛。治癥瘕血块，通月经，治扑跌瘀血，止暴风痛冷气，下食。祛邪辟恶，治气胀，产后败血攻心。治风痹臂痛。

🍀 **用法用量** 煎服，3～10克；外用适量。

🍀 **用药禁忌** 血虚而无气滞瘀血者忌服。

🍀 **选购贮存** 以圆柱形、外皮有皱纹、断面棕黄色、质坚实者为佳。严密封盖，保存于阴凉干燥处，防潮，防晒，防高温。

▶ 本草验方

● **心痛难忍**：用姜黄一两，肉桂三两，共研为末，每服一钱，醋汤送下。

● **胎寒腹痛**（婴儿啼哭吐乳，大便泻青，状如惊风，出冷汗）：用姜黄一钱，没药、木香、乳香各二钱，共研为末，加蜜调成丸，如芡子大。每服一丸，钩藤煎汤化下。

● **产后血痛**（腹内有血块）：用姜黄、桂心，等份为末，酒冲服一匙，血下尽后即愈。

● **疮癣初发**：用姜黄研末擦上，甚效。

郁 金

别名 玉金，姜黄，毛姜黄，马述。

性味 辛、苦，凉。

🍀 **功能主治** 治血积下气，生津止血，破恶血，血淋血尿，去毒疮。单用治女人瘀血心痛,冷气结聚,温醋研服之,也治马胀,凉心。治阳毒入胃,下血频痛,血气心腹痛,产后败血心痛欲死,失志癫狂。

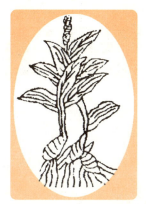

🍀**用法用量** 内服:煎汤,6~12克;或入丸、散;外用:适量,研末调搽。

🍀**用药禁忌** 阴虚失血及无气滞瘀血者忌服,孕妇慎服。

🍀**选购贮存** 黄郁金以个大、肥满、外皮皱纹细、断面橙黄色者为佳;黑郁金以个大、外皮少皱缩、断面灰黑色者为佳;白丝郁金以个大、皮细、断面结实者为佳。置于通风干燥处保存。

▶▶ 本草验方

● **癫狂症:** 用郁金七两,明矾三两,共研末,加薄糊同做成丸子,如梧子大。每服五十丸,开水送下。

● **厥心气痛:** 和郁金、附子、干姜,等份为末,加醋、糊做成丸子,如梧子大。朱砂为衣。每服三十丸。男用酒,女用醋送下。

● **阳毒下血,热气入骨,痛不可忍:** 用郁金五个,牛黄一个、如皂荚子大,做成散剂,每服用醋浆水一碗煎三沸后,待温把药送下。

● **痔疮肿痛:** 用郁金研细,加水调匀搽患处。

荆三棱

🍀**别名** 京三棱,草三棱,鸡爪三棱,黑三棱,石三棱。

🍀**性味** 苦,平,无毒。

🍀**功能主治** 老癖癥瘕,积聚结块,产后恶血血结,通月水,堕胎,止痛利气。治气胀,破积气,消扑损瘀血,妇人血脉不调,心腹痛,产后腹痛血运。心膈痛,饮食不消。通肝经积血,治疮肿坚硬。下乳汁。

▶▶ 本草验方

● **小儿气癖**:三棱煮汁作羹粥,与奶母食,日亦以枣许与儿食,小儿新生百日及十岁以下,无问痫热痃癖等皆理之。秘妙不可具言,大效。

● **痞气胸满口干**:石三棱、京三棱、鸡爪三棱并炮,蓬莪术三枚,槟榔一枚,青橘皮五十片醋浸去白,陈仓米一合醋浸淘过,巴豆五十个去皮,同青皮、仓米炒干,去豆为末,糊丸绿豆大。每米饮下三丸,日一服。

● **反胃恶心,药食不下**:京三棱(炮)一两半,丁香三分,为末。每服一钱,沸汤点服。

● **乳汁不下**:京三棱三个,水二碗,煎汁一碗洗奶,取汁出为度,疗效显著。

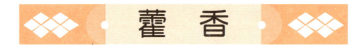

藿香

别名 兜娄婆香。

性味 (枝叶)辛,微温,无毒。

功能主治 治风水毒肿,祛恶气,止霍乱心腹痛。脾胃吐逆为要药。助胃气,开胃口,进饮食。温中下气,肺虚有寒,上焦壅热,饮酒口臭,煎汤漱之。

用法用量 煎汤,6~10克(鲜者加倍),不宜久煎;或入丸、散。

用药禁忌 阴虚火旺、邪实便秘者禁服。

选购贮存 选叶多、香气浓者为佳。置阴凉干燥处,防潮。

▶▶ 本草验方

● **升降诸气**:藿香一两,香附炒五两,为末,每以白汤点服一钱。

● **霍乱吐泻,垂死者,服之回生**:用藿香叶、陈皮各半两,水二盏,煎一盏，温服。

● 暑月吐泻：滑石炒二两，藿香二钱半，丁香五分，为末。每服一二钱，淅米泔调服。

● 胎气不安，气不升降，呕吐酸水：香附、藿香、甘草各二钱，为末。每服二钱，入盐少许，沸汤服之。

● 香口去臭：藿香洗净，煎汤，时时噙漱。

● 冷露疮烂：藿香叶、细茶等份，烧灰，油调涂叶上贴之。

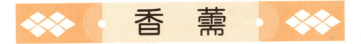

香薷

别名 香茅，香草，香菜。

性味 辛，微温，无毒。

功能主治 祛热风。卒转筋者，煮汁顿服半升，即止。为末水服，止鼻衄。下气，除烦热，疗呕逆冷气。主脚气寒热。

用法用量 煎服，3～9克。用于水肿脚气，量稍大且须浓煎。

用药禁忌 表虚自汗、阴虚有热者应忌服。此外，内服时最好凉饮。

选购贮存 选枝嫩、穗多、香气浓者为佳。置干燥处保存。

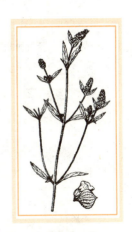

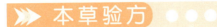

本草验方

● 一切伤暑，头痛发热，转筋，干呕，四肢发冷等：用香薷一斤，厚朴姜汁炙过、白扁豆微炒各半斤，锉散。每服五钱，加水二碗，酒半碗，煎成一碗，放水中等冷定后服下。连进二服，效果显著。

● 通身水肿：用干香薷五十斤，锉入锅中，加水久煮，去渣再浓煎，浓到可以捏丸时，即做成丸子，如梧子大。每服五丸，日服三次，药量可以逐日加一点，以小便能畅为愈。又一方：香薷叶一斤，水一斗，熬烂，去渣,再熬成膏,加白术末七两做成丸子,如梧子大。每服十丸,米汤送下。

● 心烦胁痛:用香薷捣汁一二升服。
● 鼻血不止:用香薷研末,水冲服一钱。

薄 荷

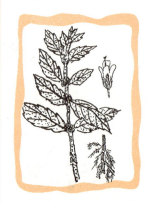

别名 蕃荷菜,南薄荷,猫儿薄荷,野薄荷等。

性味 辛,温,无毒。

功能主治 有通利关节,发毒汗,除体内毒气,散瘀血,祛风热的作用。治诸多风邪导致的伤寒发汗,胸腹部胀满,腹泻,消化不良。祛邪毒,除劳气,解劳乏,使人口气香洁。另可治因中风而失语、吐痰及各种伤风头脑风,可祛心脏风热及口齿诸病。治淋巴结核疮疥,瘾疹。捣成汁含漱去舌胎语涩。用叶塞鼻,止衄血。涂蜂螫蛇伤。

用法用量 以水煎服,3~6克,最好后下。

用药禁忌 肺虚咳嗽,阴虚发热不宜用,哺乳妇女一般不宜多用,因本品具有退乳的副作用。

选购贮存 以身干、无根、叶多、色绿、气味浓者为佳。置于阴凉干燥处,密闭保存。温度在28℃以下。

▶▶ 本草验方

● 清上化痰,利咽膈,治风热:以薄荷末,炼蜜丸芡子大,每噙一丸。白砂糖和之亦可。
● 风气瘙痒:用大薄荷、蝉蜕各等份,为末,每温酒调服一钱。
● 眼弦赤烂:薄荷,以生姜汁浸一宿,晒干为末。每用一钱,沸汤泡洗。
● 衄血不止:薄荷汁滴之。或以干者水煮,棉裹塞鼻。

- 血痢不止：薄荷叶煎汤常服。
- 水入耳中：薄荷汁滴入立效。
- 蜂虿螫伤：薄荷叶敷贴之。
- 火毒生疮：灸火久，火气入内，两股生疮，汁水淋漓者。用薄荷煎汁频涂，立愈。

紫苏叶

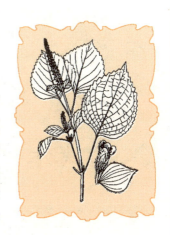

别名 苏叶。

性味 辛，温，无毒。

功能主治 主解肌发表，散风寒，下气除寒，补中益气，通畅心经，益脾胃，其子功效更好。主治一切寒气造成的病症，如心腹胀满，开胃下食，止脚气和腹泻，通顺大小肠。另有消痰利肺，和血温中止痛，定喘安胎，解鱼蟹毒的作用。治蛇、犬咬伤。用叶子作汤来吃，可解一切鱼肉毒。

用法用量 煎服，5~9克。不宜久煎。

用药禁忌 温热病患者忌服。

选购贮存 以叶大、色紫、不碎、香气浓、无枝梗者为佳。置于干燥容器内。

▶▶ 本草验方

- 疯狗咬伤：紫苏叶嚼烂后敷涂在伤口上。
- 刀疮出血不止：将嫩紫苏叶、桑叶同时捣烂后贴伤口。
- 蛇咬人：紫苏叶捣汁后敷于伤口。
- 外感寒邪咳喘：用苏叶三两，陈皮四两，酒四升，煮至一升半，分二次服。
- 伤寒喘气：用紫苏一把，水三升，煮至一升，缓慢饮服。

紫苏子

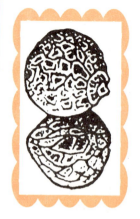

别名 苏子,铁苏子,香苏子。

性味 辛,温,无毒。

功能主治 主下气,除寒温中。调中,益五脏,止霍乱呕吐反胃,补虚劳,研成汁煮粥长期吃,能使身体强壮。治上气咳逆,冷气及腰脚中湿气,风结气。研汁煮粥长食,令人肥白身香。顺气治风邪,利膈宽肠,解鱼蟹毒。

用法用量 煎服,5~10克。

用药禁忌 阴虚喘咳及脾虚便溏者慎用。

选购贮存 紫苏子以外表灰棕色或褐色,有网状纹理者为佳。置干燥处。

本草验方

- **顺气利肠**:用苏子,火麻仁等份研烂,水滤后取汁,与米粥吃。
- **风寒湿痹,四肢挛急**:用苏子二两,砸碎,以水三升研末取汁,煮粳米二合成粥,与葱、椒、姜、豉调和食用。
- **消渴水肿**:用炒苏子、炒萝卜子各三两,研末,每次用桑根白皮煎汤送服二钱,每日三次。服此药后可使水液从小便排出。
- **遗精**:用苏子一升,熬膏后研末,以酒送服方寸匕,每日二次。
- **食鱼蟹中毒**:取苏子煮汁饮服。
- **咳喘**:用苏子加水研磨滤其汁与粳米同煮粥食。
- **寒痰咳嗽**:苍术、白术、莱菔子各三两,紫苏子二两,附片、甘草、白芥子各一两半,肉桂、干姜各一两,共为细末,水泛为丸,每服二钱,每日二服。

三、湿草类

菊

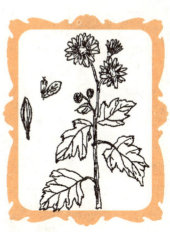

别名 节华，女节，女华，女茎，日精，更生等。

性味 苦、辛、甘，平。

功能主治 治各种风证及头眩肿痛，流泪，死肌，恶风及风湿性关节炎。长期服用利血气，轻身延年益寿。治腰痛，除胸中烦热，安肠胃，利五脉，调四肢。还可治头目风热、晕眩倒地、脑颅疼痛、全身浮肿。用菊作枕头可聪耳明目、轻身，使人肌肤润泽，精力旺盛，不易衰老。生熟都可食。能养目血祛翳膜，主用于肝气不足。

白菊：治风眩，能使头发不白。可用来染胡须和头发。同巨胜、茯苓制成蜜丸服用，祛风眩。

用法用量 煎服，5~9克；或泡菜。

用药禁忌 气虚胃寒、食少泄泻患者，宜少用之。

选购贮存 以滁菊和贡菊为药菊中佳品，杭白菊最适于泡茶用。各种菊花均以身干、色白（黄）、花朵完整而不散瓣、香气浓郁、无杂质者为佳。储于干燥的容器中。

本草验方

● **白发，早衰，牙齿不固**：《玉函方》载王子乔养颜延寿方。用甘菊，在三月的前五天采它的苗，叫玉英；六月的前五天采它的叶，叫容成；九月的前五天采它的花，叫金精；十二月的前五天采它的根茎，叫长生。将上述四物一起阴干一百天后，各取等份，捣杵千次后成末，每次用酒送服一钱。或者将末炼熟后做成梧子大的蜜丸，用酒送服七丸，每日三次；服百日后会身轻而润，服一年，白发变黑。服二年，齿落更生。服五年，八十岁的可返老还童。

● **体虚，衰老**：《太清灵宝方》引，九月九日采白菊花二斤，茯苓一斤，一同捣碎后筛出末。每次服二钱，温酒调下，一日三次。或者用炼过的松脂，和末做成鸡蛋大的丸，每次服一丸。久服令人延年益寿。

● **痘疮入目生翳**：用白菊花、谷精草、绿豆皮各等份捣成末，每次取一钱，用干柿饼一个，淘粟米水一盏一起煮，待水煮干时吃柿饼，每日三个。少则五七日，多则半月见效。

● **饮酒过量，大醉不醒**：将九月九日采的真菊研末，饮服。

● **妇女阴肿**：用甘菊苗捣烂熬汤，先熏后洗。

● **肿恶疮垂死之症**：用菊花一把，捣汁一升，入口中即活。这是神验方。冬月采根用。

● **膝关节肿大疼痛**：用菊花、陈艾作护膝，长期使用则自愈。

● **风热头痛**：用菊花、石膏、川芎各三钱为末，每次服一钱半，用茶调下。

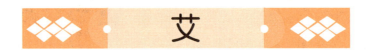

艾

别名 艾蒿，灸草，蕲艾。

性味 辛、苦，温，有小毒。

功能主治 用于灸百病。也可煎服；主治吐血腹泻，阴部生疮，妇女阴道出血，利阴气，生肌肉，辟风寒，使人生育，煎时勿要见风。捣汁服用，可以止血杀蛔虫。主衄血下血，脓血，痢，水煮及丸、散任用。止崩血，肠痔血，把金疮，止腹痛，安胎，苦酒做煎，治癣甚良。治带霍乱转筋，痢后寒热，腹满胀，腰无力。温中除湿。

用法用量 煎服，3~10克。外用适量，供灸治或熏洗用。

用药禁忌 阴虚血热者慎服。

选购贮存 选叶厚、色青、背面灰白色、绒毛多、香气浓郁者为佳。置干燥处保存。

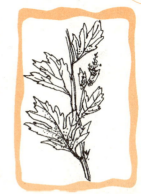

本草验方

- **流行伤寒**：用干艾叶三升，加水一斗，煮一升，一次服完。出汗为好。
- **妊中作寒，大烧，发斑，由红变黑溺血**：用艾叶一团，如鸡蛋大，加酒三升，煮成二升半，分两次服。
- **中风，口歪眼斜**：用五寸左右的小竹筒一根，一头插入耳内，四面以面密封，一头以艾灸之七壮。患右灸左，患左灸右。
- **中风口噤**：用熟艾灸承浆穴与颊车穴，各五壮。
- **咽喉肿痛**：用嫩艾捣汁，细细咽下。又一方：用艾叶一把，同醋捣烂，敷喉部。
- **癫痫诸风**：用熟艾灸前后阴之间。灸数随年岁增减。
- **痔疮**：先用槐柳汤洗过，再以艾灸七壮。血秽泻后即愈。
- **盗汗不止**：用熟艾二钱，白茯神三钱，乌梅三个，加水一杯煎至八分，温服。
- **脸上黑痣**：用艾灰、桑灰各三升，淋水循环几次取汁，浓煎成膏。常取少许敷痣上，能使痣烂脱。
- **虫蛇咬伤**：用艾灸几次，效果显著。

茵陈蒿

别名 茵陈，山茵陈，绵茵陈。

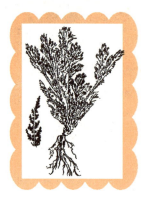

性味 苦，平、微寒，无毒。

功能主治 风湿寒热邪气，热结黄疸。久服轻身益气耐老。面白悦长年。白兔食之仙。治通身发黄，小便不利，除头热，祛伏瘕。通关节，祛滞热，伤寒用之。

石茵陈：治天行时疾热狂，头痛头旋，风眼疼，瘴疟。女人癥瘕，并闪损乏绝。

用法用量 煎服，6~15克，外用适量，煎汤熏洗。

用药禁忌 非因湿热引起的发黄忌服。

选购贮存 以质嫩、绵软、灰绿色、香气浓者为佳。置于阴凉干燥处，防潮。

▶▶ 本草验方

- **遍身风痒**：生疮疥。用茵陈煮浓汁洗之，立瘥。
- **风疾挛急**：茵陈蒿一斤，秫米一石，曲三斤，和匀，如常法酿酒服之。
- **遍身黄疸**：茵陈蒿一把，同生姜一块，捣烂，于胸前四肢，日日擦之。
- **男子酒疸**：用茵陈蒿四根，栀子七个，大田螺一个，连壳捣烂，以百沸白酒一大盏，冲汁饮之，秘方也。
- **眼热赤肿**：山茵陈、车前子各等份。煎汤调"茶调散"服数服。

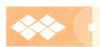 茺 蔚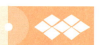

别名 益母，坤草，益母蒿，月母草，地母草。

性味 苦、甘，寒，无毒。

茎（苗、叶根）

功能主治 主治荨麻疹，可作汤洗浴。捣汁服用，主治浮肿下水。消恶毒疔肿、乳痈及丹毒等，都可用益母草茎叶涂拭。另外，服汁，可下死胎，治产后血胀闷。将汁滴入耳内，主治耳聋。捣碎可敷蛇虫毒。用来作驻颜的药，可令人容颜光泽，除粉刺。活血破血，调经解毒。治流产及难产，胎盘不下，产后大出血、血分湿热、复感风邪，血痛，非经期大出血或出血不断，尿血、泄血，泻血痢疾痔疮，跌打后内伤及瘀血，大小便不通。

子

性味 甘，温，无毒。

功能主治 聪耳明目、轻身，使人肌肤润泽，精力旺盛，不易衰老，益精，除水肿。长期服用可以轻身。治血逆高烧、头痛心烦，产后血胀。春内仁生食，补中益气，通血脉，增精髓，止渴润肺。治风解热，顺气活血，养肝益心，安魂定魄，调妇女经脉，治非经期大出血或出血不断、产后胎前各种病。长期服用令妇女有孕。

用法用量 煎服，10～30克，鲜品15～40克。

用药禁忌 孕妇忌服，血虚无瘀者慎用。

选购贮存 选质嫩、叶多、颜色灰绿色者为上品。

本草验方

● **妇女产后各种疾病**：用连根采的正在开花的益母草，阴干后，取叶及花、子，碾为细末，加炼蜜和丸，如弹子大。每服不限丸数，以病愈为度。如做成梧子大的丸子，则每服为五十至七十丸。服药时，随不同的病证，用不同的汤汁送下。

● **痛经**：益母草八钱，元胡索三钱，水煎服。

● **闭经**：益母草、乌豆、红糖、老酒各二两，炖服，连服一周。

● **瘀血块结**：益母草50克，水、酒各半煎服。

● **难产**：益母草捣烂，煎减半，顿服，若无新鲜益母草，可取干者一大握，水七合煎服。

● **肾炎水肿**：益母草二两，水煎服。

● **产后恶露不下**：益母草捣烂，绞取汁,每服一小盏,入酒一合,暖过搅匀服之。

● **各种疔疮**:用益母草捣烂封疮,另取益母草绞汁内服。又方:益母草,烧存性。先用刀划破疔根,挤出血,然后挑药入疔内,疔深者,用捻子把药送入底部。过一会,有污血流出,拭净,再次上药,直到看见红血乃止。一二日后,根烂出,以针挑去,再敷上药,不久,合口自愈。

● **喉闭肿痛**:用益母草捣烂,加新汲水一碗,绞出浓汁一次饮下。冬月用益母草根。

● **作洗婴汤**:婴儿将生,先取益母草五两煎汤,儿生下后,即用此汤洗浴,可预防生疮生疥。

夏枯草

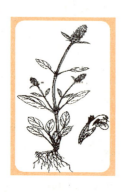

别名 夕句,乃东,燕面,铁色草。

性味 苦、辛,寒,无毒。

功能主治 (茎叶)具有清肝泻火、解郁散结、降血压、消肿解毒等功能。主治头痛眩晕、烦热耳鸣、目赤羞明、胁肋胀痛、乳痈、疖肿、肝炎等证。

用法用量 煎汤,2~5钱。

用药禁忌 脾胃虚弱者慎服。

选购贮存 以色紫褐、穗大者为佳。置通风干燥处。

▶▶ 本草验方

● **肝虚目睛痛,冷泪不止,筋脉痛,羞明怕日**:夏枯草半两,香附子一两,为末。每服一钱,腊茶汤调下。

● **产后血运,心气欲绝者**:夏枯草捣绞汁服一盏,大妙。

● **赤白带下**:夏枯草,花开时采,阴干为末。每服二钱,米饮下,食前服。

● **扑伤金疮**:夏枯草口嚼烂,敷上即愈。

- **汗斑白点**：夏枯草煎浓汁，日日洗之。
- **痈疔肿痛**：夏枯草、黄花地丁、紫花地丁各六钱，水煎，分三次服；连服一周，即见疗效。
- **颈淋巴结核**：夏枯草、银花、蒲公英各六钱，浙贝母三钱，水、酒各半煎服。

鸡冠

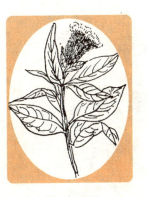

别名 鸡冠花，鸡公花。

苗

性味 甘，凉，无毒。

功能主治 治痔漏及血病。

子

性味 甘，凉，无毒。

功能主治 止肠风泻血，赤白痢。崩中带下，入药炒用。

花

性味 甘，凉，无毒。

功能主治 痔疮出血，痢脓血，赤白相杂，非经期阴道出血。将红花和白花分开用。

用法用量 煎服，6~15克。

用药禁忌 无禁忌。

选购贮存 以朵大而扁、色泽鲜艳的白鸡冠花较佳，色红者次之。置于通风干燥处保存。

本草验方

- **月经不止**：红鸡冠花一味，晒干为末，每次服二钱，空腹用酒服下。同时，忌鱼腥猪肉。

- **妇人白带**：白鸡冠花晒干为末，每天早晨空腹酒服二钱。治赤带则用红鸡冠花。
- **痔瘘下血**：鸡冠花、凤发草各50克。研末，水煎，热洗患处。
- **青光眼**：鸡冠花、艾根、牡荆根各15克，水煎服。

红 花

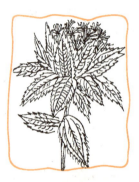

别名 红花，黄蓝，红蓝花。

性味 辛，温，无毒。

功能主治 产后失血过多饮食不进，腹内血不尽，绞痛，胎死腹中，红蓝花和酒煮服，也主治蛊毒腹大毒，多用破积血，少用养血，活血润燥，止痛，散肿，通经。

用法用量 煎汤，3～10克，还可入丸、散。

用药禁忌 孕妇、月经过多者应慎用或禁用。

选购贮存 以黄色或红色、鲜艳、干燥、质柔软、气微香、味微苦的为佳。置干燥处保存。

本草验方

- **风疾兼腹内血气痛**：用红花一两，分为四份。先取一份以酒一升，煎成一杯半，一次服下。不止，再服。
- **一切肿疾**：用红花熟捣取汁服。
- **喉痹壅塞**：用红花捣烂，取汁一小升服下，病愈为止。冬月无花，可用干花浸湿压汁煎服。
- **产后血晕**：用红花一两研细，分作二服，每服以酒二碗煎成一碗送下。
- **耳出水**：用红花三钱半，枯矾五钱，共研为末，先用棉花把耳擦净，然后把药末吹入耳内。无花则用枝叶为末亦可。有的处方只用红花一味，不用枯矾。

大 蓟

别名 刺蓟，山牛蒡，鸡顶草，野红花，牛触嘴。

性味 甘，温，无毒。

功能主治 主女子赤白带，安胎，止吐血鼻出血，可令人肥健。捣根绞汁服半升，治崩中下血，立愈。叶能治肠痈、腹脏瘀血，则生研，用酒和小便随意服。另外，对恶疮疥癣，则同盐研敷。

用法用量 煎服，9~15克。

用药禁忌 腹部冷痛，得暖则舒，脾胃虚寒者，不宜服用大蓟。

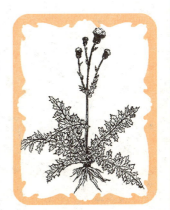

选购贮存 以质硬脆、气微、味甘而微苦的为佳。置通风干燥处。

本草验方

● **崩中下血**：用大、小蓟根一升，泡在酒一斗中，经过五天，取酒常饮适量。亦可用酒煎蓟根或用生蓟捣汁温服。又方：小蓟茎、叶，洗净，切细，研汁一碗，加生地黄汁一碗，白术半两，共煎到五成，温服。

● **疔疮恶肿**：用大蓟四两，乳香一两，明矾五钱，共研为末。每服二钱，酒送下。以出汗为见效。

续 断

别名 属折，接骨，龙豆，南草。

性味 （根）苦，微温，无毒。

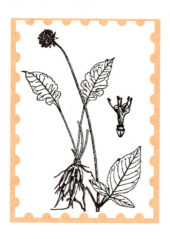

功能主治 伤寒，补不足，金疮痈伤折跌，续筋骨，妇人下乳难。妇人崩中漏血，金疮血内漏，止痛生肌肉，及腕伤恶血腰痛，关节缓急。祛诸温毒，通宣血脉。助气，补五劳七伤，破癥结瘀血，消肿毒，肠风痔瘘，乳卜长疮。妇女产后一切的病证。治漏子宫冷，止泄精血尿。

用法用量 煎服，9～15克。

用药禁忌 初痢勿用，怒气郁者禁用。

选购贮存 以粗肥、质坚、易折断、外色黄褐、内色灰绿者为佳。置干燥处，防蛀。

本草验方

● **血晕、心闷、烦热、气接不上、心头硬、乍寒乍热等**：用续断皮一把，加水三升煎成二升，分三次服。

● **妊娠胎动**：用川续断（酒浸）、杜仲（姜汁炒，去丝）各二两，等份为末，加煮烂了的枣肉，和成丸子，如梧子大。每服三十丸，米汤送下。

● **打伤**：闪了骨节。加续断叶捣烂敷伤处。

青葙

别名 草蒿，姜蒿，昆仑草，野鸡冠，鸡冠苋，草决明。

性味 （茎、叶、子）苦，微寒，无毒。

功能主治 （茎、叶）除皮肤中热，治恶疮，止金疮血。（子）镇肝，明目，祛风寒湿痹。治眼病有验。

用法用量 煎汤或捣汁，鲜用1～2两。

🍂 **用药禁忌** 肝虚目疾不宜单用；瞳孔散大、青光眼患者忌服。

🍂 **选购贮存** 以种子扁圆形，少数圆肾形；表面黑色或红黑色，光亮，中间微隆起，侧边微凹处有种脐，种皮薄而脆，无臭，无味者为佳。置通风干燥处。

▶▶ 本草验方

- **鼻血不止**：青葙子汁三合，灌入鼻中。
- **急性结膜炎，目赤涩痛**：青葙、黄芩、龙胆草各9克，菊花12克，生地15克，水煎服。
- **高血压**：青葙子、决明子、菊花、夏枯草各9克，石决明12克，水煎服。

苍耳

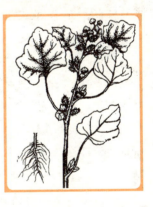

🍂 **别名** 常思，卷耳，爵耳，猪耳，耳珰，地葵，羊负来，道人头，进贤菜，喝起草，野茄，缣丝草。

茎叶

🍂 **性味** 苦，辛，寒，有小毒。

🍂 **功能主治** 主治中风伤寒头痛，麻风癫痛，头痛湿痹，毒在骨髓，腰膝风毒。六七月采来晒干研末，用水送服一二勺，十一二月用酒送服。或者做成丸子，每次服二三十丸，每日服三次。服满一百天，症状如疥疮，先发痒，流脓汁，有的皮肤会斑驳错起，死皮脱完后则肌如凝脂。使人减少睡意，除各种毒症，杀寄生虫毒。久服可耳聪目明，轻身强志。把叶子揉搓后放在舌下，出涎，去目黄，好睡。烧灰，和腊月、猪脂敷贴在疔肿处，可出脓头。煮酒服用，主治狂犬咬毒。

- **用法用量** 煎汤，2~4钱。
- **用药禁忌** 忌米泔，不能与猪肉同食。
- **选购贮存** 以果实饱满、完整、干燥者为佳。置于通风干燥处保存。

实

- **性味** 甘，温，有小毒。
- **功能主治** 主治风寒头痛，风湿麻痹，四肢拘挛痛，恶肉死肌疼痛。久服益气。治肝热，聪耳明目，轻身，使人肌肤润泽，精力旺盛，不易衰老，治一切风气，填髓，暖脚，治瘰疬疥疮。炒香浸酒服，祛风补益。
- **用法用量** 煎服，3~9克；或入丸、散剂。
- **用药禁忌** 不可同猪肉食。不可过服，否则易致中毒，中毒症状为恶心、呕吐、低血压、腹痛。
- **选购贮存** 以果实饱满、完整、干燥者为佳。置于通风干燥处保存。

▶▶ 本草验方

- **急性咽喉感染**：苍耳根一把，老姜一块，研汁入酒服，立刻见效。
- **麻风风毒，杀三虫**：五月五日午时，割取附着地面的苍耳叶，洗净晒干后捣烂筛滤，每次服方寸匕，用酒下，白天二次晚上服三次（若恶心，制成桐子大的蜜丸，服50丸），病轻的人每日服二次。若肌体颜栗，或出麻豆，这是风毒被挤出来的缘故，可用针刺破，除去黄汁便好。七夕重九的时候，都可采用。
- **背上毒疮，无名恶疔，臁疮杖疮，牙疼喉痹**：在五月五日采苍耳根、叶数担，洗净晒干，细切，用五口大锅，加水煮烂，用筛滤去滓，用丝布再滤一次。然后倒入干净锅里，用武火煎滚，文火熬稠搅成膏，用新罐贮封，常常敷贴即愈。牙疼敷牙上，喉痹敷在舌上或噙化，两三次即有效。每日用酒服一匙，非常有效。
- **严重疔疮，恶疮**：用苍耳草根、叶，捣烂和小儿尿绞汁，冷服一升，每日服三次，除疮根非常灵验。又方，用苍耳根、苗烧灰，和醋汁涂搽，干后再涂，不超出十次，即拔出疮根。又方，用苍耳根三两半，乌梅肉五个，连须葱三根，酒二盏，煎到一盏，热服取汗。

麻黄

别名 龙沙,卑相,卑盐。

茎

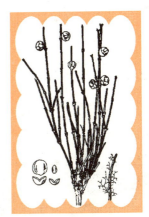

性味 苦,温,无毒。

功能主治 治中风伤寒头痛,温疟,发表出汗,祛邪热气,止咳逆上气,除寒热,破坚积聚。五脏邪气缓急,风胁痛,字乳余疾,止好唾,通腠理,解肌,泄邪恶气,消赤黑斑毒。不可多服,令人虚。治身上毒风,皮肉不仁,主壮热瘟疫,山岚瘴气。通九窍,调血脉,开毛孔皮肤。祛营中寒邪,泄卫中风热。散赤目肿痛,水肿风肿,产后血滞。

根、节

性味 甘,平,无毒。

功能主治 止汗,夏月杂粉扑之。

用法用量 煎汤,1.5~10克。

用药禁忌 凡素体虚弱、自汗、盗汗、气喘者,均忌服。

选购贮存 麻黄以干货、茎枝粗壮、圆柱形、淡绿色、内心充实、味苦涩、不带根、无杂草、不变霉者为佳。置通风干燥处,防潮,防晒,防变色,不宜久储。

本草验方

● **盗汗不止**:麻黄根、椒目等份,为末。每服一钱,无灰酒下。外以麻黄根、旧蒲扇为末,扑之。

● **虚汗无度**:麻黄根、黄芪等份,为末,飞面糊做丸梧子大。每用浮麦汤下百丸,以止为度。

- 小儿盗汗：麻黄根三分，旧蒲扇灰一分，为末，以乳汁服三分，日三服。仍以干姜三分同为末，三分扑之。
- 伤寒黄疸，表热：麻黄一把，去节棉裹，美酒五升，煮取半升，顿服取小汗，春月用水煮。
- 水肿脉沉，属少阴。其脉浮者为风虚胀者为气，皆非水也：麻黄三两，水七升，煮去沫，入甘草二两，附子（炮）一枚，煮取二升半。每服八分，日三服，取汗。
- 风痹冷痛：麻黄去根五两，桂心二两，为末，酒二升，慢火熬如饧。每服一匙，热酒调下，至汗出为度。避风。
- 声咽痛痹，语声不出：麻黄以青布裹，烧烟筒中熏之。
- 产后腹痛，血下不尽：麻黄去节，为末，酒服方寸匕，一日二三服，血下尽即止。
- 心下悸病：用半夏、麻黄各等份，末之，炼蜜丸小豆大。每饮服三丸，日三服。
- 产后虚汗：用黄芪、当归各一两，麻黄根二两，煎汤服。
- 阴囊湿疹：用麻黄根、硫黄各一两，米粉一合，共研末，外扑湿。

木贼

别名 木贼草。

性味 （茎）甘，苦，无毒。

功能主治 主治目疾，退翳膜，消积块，益肝胆，疗肠风，止痢，及妇人月水不断，崩中赤白。解肌，止泪止血，祛风湿，疝痛，大肠脱肛。

用法用量 煎汤，1～3钱。

用药禁忌 气血虚弱者慎服。

选购贮存 茎粗长、色绿、质厚、不脱节者为佳。置于通风干燥处保存。

本草验方

- **目昏多泪**：用木贼（去节）、苍术（淘米水泡过）各一两，共研为末。每服二钱，茶调下。或加蜜做成丸子吞服亦可。
- **急喉痹塞**：用木贼在牛粪火上烧存性，每服一钱，冷水送下，血出即安。
- **大肠脱肛**：用木贼（烧存性）研为末，敷肛部，并把它托入体内。药中加龙骨亦可。
- **月经不净**：用木贼（炒）三钱，加水一碗煎至七成，温服，每天服一次。
- **小肠疝气**：用木贼锉细，微炒为末。沸汤送服二钱，有效。以热酒送下亦可。

灯芯草

别名 灯芯，灯草。

性味 甘、淡，寒，无毒。

功能主治 主五淋，生煮服。败席煮服，更良。泻肺，治阴窍涩不利，行水，除水肿癃闭。治急喉痹，烧灰吹之甚捷。烧灰涂乳上，饲小儿，止夜啼。降心火，止血通气，散肿止渴。烧灰入轻粉、麝香，治阴疳。

用法用量 煎服，1~3克。

用药禁忌 凡上焦虚寒、小便不禁者应忌服。

选购贮存 以条长、色白、有弹性者为佳。置干燥处保存。

本草验方

- **破伤出血**：灯芯草嚼烂敷之，立止。
- **衄血不止**：灯芯一两，为末，入丹砂一钱，米饮每服二钱。
- **痘疮烦喘**：小便不利者。灯芯一把，鳖甲二两，水一升半，煎六合，分二服。
- **夜不合眼，难睡**：灯草煎汤代茶饮，即得睡。

- **湿热黄疸**：灯草根四两，酒、水各半，入瓶内煮半日，露一夜，温服。

地 黄

别名 地髓，芑。

干地黄

性味 苦，寒，无毒。

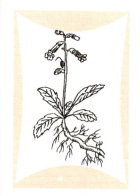

功能主治 主治元气受伤，气血虚弱，闭阻不通，填骨髓，长肌肉，除寒热积聚及风湿麻木。治跌打损伤。长期服用可轻身不老，服用生地黄疗效更好。还治男子五劳七伤，妇女中气不足、子宫大出血，破恶血溺血，利大小肠，补五脏内伤后引起的虚弱，通血脉，益气力，利耳目。助心胆气，强筋壮骨，提神，安魂定魄。治惊悸劳伤、心肺损、吐血、鼻出血、妇女阴道出血、产后血虚腹痛。能凉血生血，润肤，除皮肤疾病，祛除各种湿热。主心脏功能失调引起的手心发热疼痛，脾虚而卧床不起，足下发热疼痛。制法：用生地黄一百斤，选择肥大的六十斤，洗净后晒至微皱。将挑剩的地黄洗净，在木臼中捣烂绞干，然后加酒再捣。取捣出的汁拌前面选出的地黄，晒干，或用火焙干后使用。

生地黄

性味 甘、苦，大寒，无毒。

功能主治 治妇女崩中血不止，及产后血上薄心闷绝。伤身胎动下血，胎不落，跌打损伤，瘀血流血，鼻衄吐血，皆捣饮之。解诸热，通月水，利水道，捣贴心腹，能消除瘀血。

熟地黄

性味 甘，温，无毒。

功能主治 填骨髓，长肌肉，生精补血，滋补五脏。治内伤引起的虚弱，通血脉，利耳目；黑发须，治男子五劳七伤，妇子伤中气、子宫出血、月经不调、产前产后百病。滋肾水，补阴，去脐腹急痛。病后胫股酸痛，不能久坐，双眼模糊。凡服地黄，应忌葱、蒜、萝卜、各种血，否则，使人荣卫枯涩，须发变白。又忌铜铁器，否则损肾。

用法用量 煎汤，10～15克。熬膏，或入丸、散。

用药禁忌 脾虚湿滞、便溏者不宜服用。生地过多服用会影响消化功能，为防其腻滞，可酌加枳壳或砂仁。对少数有胃肠道反应（如腹痛、腹泻、恶心）的患者，要用间歇用药法，以减少副反应。气血虚弱的孕妇或胃肠虚弱、大便稀烂者，不要用生地黄。

选购贮存 鲜地黄：肉质，易断，断面皮部淡黄白色，可见橘红色油点，木部黄白色，导管呈放射状排列。气微，味微甜、微苦。

生地黄：体重，质较软而韧，不易折断，断面棕黑或乌黑色，有光泽，具黏性。味微甜。

熟地黄：表面乌黑色，有光泽，黏性大。质柔软而带韧性，不易折断，断面乌黑色，有光泽。味甜。置通风干燥处。

▶ 本草验方

● **利血生精**：用地黄切二合，与米同煮，熟后以酥二合、蜜一合同炒香放入，再煮熟食下。

● **明目补肾**：用生、熟地黄各二两，川椒红一两，共研末，加蜜和成丸子，如梧桐子大。每服三十丸，空心服，盐汤送下。

● **病后虚汗，口干心躁**：用熟地黄五两，加水三碗煎成一碗半，分三次服，日服完。

● **月经不调，久不受孕**：用熟地黄半斤，当归二两，黄连一两，在酒中泡一夜，取出焙干研细为末，加炼蜜做成丸子，如梧子大。每服七十丸，米汤或温酒送下。

● **产后中风**：用生地黄五两，捣出汁，生姜五两，也捣成汁。以生地黄渣浸姜汁中，生姜渣浸生地黄汁中，过一夜。次日取两药炒黄，焙干，研细。每服一匙，酒送下。

- **跌打损伤，瘀血在腹：** 用生地黄汁三升，加酒一升半，共四升半煮成二升半，分三次服完。
- **耳鸣：** 用生地黄一截塞耳中，一天换几次。生地黄煨熟塞耳更好。

牛膝

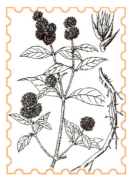

别名 百倍，山苋菜，牛茎，对节菜。

根

性味 苦，酸，平，无毒。

功能主治 主治由寒湿引起的四肢无力、麻木，老年人阵发性寒战、高热、小便涩痛及各种疮、四肢痉挛、膝痛不能屈伸。可逐血气，疗热伤火烂，堕胎。长期服用轻身耐老。疗中气虚伤、男子生殖器萎缩、老年人小便失禁。能补中气不足，益精而利阴气，实骨髓，止头发变白，除头痛和腰脊痛，妇女月经不调。可治阳痿，补肾，助十二经脉，逐恶血。治腰膝无力，破腹部结块，排脓止痛。产后心腹痛及流血不止，落死胎。张好古曰：还可强筋，补肝脏气血不足。将牛膝的茎、叶同苁蓉泡酒，益肾。如竹木刺入肉中，可将它嚼烂敷盖在上面，刺即出。治久疟、恶寒发热、五淋、尿血、阴茎痛，腹泻，咽喉肿痛及舌生疮、牙齿肿痛，恶疮折伤。

茎叶

性味 苦，微涩，平。

功能主治 寒湿痿痹，老疟淋秘，诸疮。功同根，春夏宜用之。

用法用量 6～15克。

用药禁忌 凡中气下陷、脾虚泄泻、下元不固、梦遗失精、月经过多者及孕妇均忌服。

选购贮存 以根粗长、皮细坚实、色淡黄者为佳。置阴凉干燥处，防潮。

本草验方

- **气湿痹痛：** 用牛膝叶一斤（切），以米三合，于豉汁中煮粥。和盐酱空腹食之。

- **老疟不断：** 牛膝茎叶一把（切），以酒三升渍服，令微有酒气。不即断，更作，不过三剂止。

- **消渴不止（下元虚损）：** 用牛膝五两，研细，浸入生地黄汁五升中。日晒夜浸，直到汁尽。加蜜和丸，如梧子大。每服三十丸，空心服，温酒送下。久服于身体有益。

- **口舌疮烂，牙齿疼痛：** 用牛膝浸酒含漱，亦可煎饮。

- **恶疮：** 用牛膝根捣敷。

- **痈疖已溃：** 用牛膝根略刮去皮，插入疮口中，留半寸在外，以嫩橘叶及地锦划各一把，捣烂后涂疮上。

- **咽喉红肿疼痛：** 新鲜牛膝根一把，艾叶七片，同人乳捣和，取汁灌入鼻内，不久痰涎从口鼻流出即愈。

败 酱

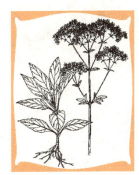

别名 鹿肠，鹿首，马草，苦菜。

性味 苦，平，无毒。

功能主治 主治暴热火疮、赤气疔癞、痔疮、马鞍热气。除痈肿浮肿热结、风湿麻木、产后痛。治毒风所引起的萎缩麻木，破多年凝血。化脓为水，治产后各种病证，止腹痛。又可治血气胸腹痛，除腹内包块，催生落胎，治鼻出血吐血，白带夹血，红眼病和眼内息肉，耳流脓，疮疖疥癣丹毒，排脓补瘘。

用法用量 煎服，6～15克。

用药禁忌 久病胃虚脾弱，泄泻不食之证，一切虚寒下脱三疾均忌用。

🍀**选购贮存** 外表黄棕色或绿色、质脆、易折断、断面中突白色、有陈腐豆酱气者为佳，置于阴凉干燥处保存。

▶▶ 本草验方

● **腹痛有脓：** 用薏苡仁十分，附子二分，败酱五分捣为末。每以方寸匕，水二升，煎一升，顿服。小便当下，即愈。

● **产后恶露：** 七八日不止。败酱、当归各六分，续断、芍药各八分，芎䓖、竹茹各四分，生地黄炒十二分，水二分，煮取八合，空心服。

● **产后腰痛：** 乃血气流入腰腿，痛不可转者。败酱、当归各八分，芎䓖、芍药、桂心各六分，水二升，煮八合，分二服。忌葱。

● **产后腹痛：** 如椎刺者。败酱草五两，水四升，煮二升。每服二合，日三服，效果良好。

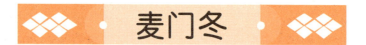

麦门冬

🍀**别名** 忍冬，禹韭，禹余粮，忍凌，不死草，阶前草。

🍀**性味** （根）甘，平，无毒。

🍀**功能主治** 心腹结气，伤中伤饱，胃络脉绝，羸瘦短气。久服轻身不老不饥。疗身重目黄，心下支满，虚劳客热，口干燥渴，止呕吐，愈器官萎缩，强阴益精，消谷调中保神，定肺气，安五脏，令人肥健，美颜色，使人怀孕。祛心热，止烦热，寒热体劳，下痰饮。治五劳七伤，安魂定魄，止嗽，治肺痿吐脓，时疾热狂头痛。治热毒大水，面目肢节浮肿，下水，主泄精。治肺中伏火，补心气不足，主血妄行，及经水枯，乳汁不下。久服轻身明目。和车前、地黄丸服，祛温瘴，变白，夜视有光。促进下食为要药。

🍀**用法用量** 煎服，6～12克。

🍀**用药禁忌** 感冒风寒、寒气犯肺或有痰饮湿浊咳嗽，以及脾胃虚寒泄泻者均忌服本品。此外，麦门冬忌与鲫鱼同食。

🍀**选购贮存** 以表面淡黄白色、完整壮硕、皮细、味甘、半透明、气香、没有发霉者为佳品。置干燥处保存。

▶ 本草验方

- **衄血不止**：麦门冬（去心）、生地黄各五钱，水煎服，立止。
- **齿缝出血**：麦门冬煎汤漱之。
- **咽喉生疮**：脾肺虚热上攻也。麦门冬一两，黄连半两，为末，炼蜜丸梧子大。每服二十丸，麦门冬汤下。
- **乳汁不下**：麦门冬去心，焙为末。每用三钱，酒磨犀角约一钱许，温热调下，不过二服便下。

款冬花

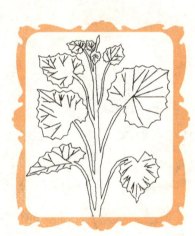

别名 款冻，颗冻，氐冬，菟奚，橐吾，虎须。

性味 辛，温，无毒。

🍀**功能主治** 主咳嗽气喘、哮喘及咽喉肿痛，各种惊痫寒热邪气、消渴；呼吸急促。又治肺气及心跳急促、热劳咳、咳声不断、涕唾稠黏、肺部疼痛、吐脓血。能润心肺，益五脏，除烦消痰，清肝明目，中风等疾病。

🍀**用法用量** 煎服，5～10克。

🍀**用药禁忌** 肺火燔灼、肺气焦满者不可用，阴虚劳嗽者禁用，恶皂荚、硝石、玄参，畏贝母、辛夷、麻黄、黄芩、黄连。

🍀**选购贮存** 以蕾大、身干、色紫红、梗极短、无开放花朵者为佳，置干燥处，防潮防蛀。

本草验方

● **痰嗽带血**：款冬花、百合（蒸焙）等份，为末。蜜丸龙眼大，每卧时嚼一丸，姜汤下。

● **口中疳疮**：款冬花、黄连等份，为细末，用唾津调成饼子。先以蛇床子煎汤漱口，乃以饼子敷之，少顷确住，其疮立消也。

决 明

别名 草决明，石决明，草决明即青葙子，是陶氏所谓的萋蒿。

性味 咸，平，无毒。

功能主治 治青光眼、眼睛混浊、结膜炎、白内障、红眼病流泪，久服令人炯炯有神，轻身。助肝气。用水调末，可涂肿毒。熏太阳穴可治头痛。又可用来贴在胸口上，止鼻涕过多。作枕头，可治阵发性头痛，明目，效果比黑豆好。益肾解蛇毒。每天早晨取一匙，压碎后空腹吞下，百日后夜晚可看见物体。叶当蔬菜食用，利五脏，明目的效果也很好。

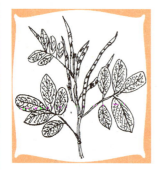

用法用量 煎汤，取 9～15 克。

用药禁忌 脾虚、泄泻及低血压的患者都不宜服用。

选购贮存 以颗粒均匀、饱满、黄褐色者为佳。置通风干燥处。

本草验方

● **多年失明**：决明子二升研末。每食粥以后饮服一匙。

● **青盲雀目**：用决明一升、地肤子五两，共研末，加米汤做成丸子，如梧子大，每服二三十丸，米汤送下。

● **补肝明目**：决明子一升，蔓菁子二升，以酒五升煮，曝干为末。每饮服二钱，温水下。日二服。

地肤

别名 地葵，地麦，落帚，独帚，鸭舌草。

子

性味 苦，寒，无毒。

功能主治 主治膀胱热，利小便，补中益脾胃，益精气，久服使人听力增加，眼睛明亮，减肥，抗衰老。祛除皮肤中热气，使人皮肤润泽，散恶疮、肿物，强壮阴精。治疗阴部子宫脱垂，祛除热邪，可煎汤沐浴，与阳起石同服，治疗男子阳痿不能勃起，补气增加力量。治疗邪热丹毒肿胀。

苗、叶

性味 苦，寒，无毒。

功能主治 捣汁服，主治痢脓血，赤白相杂。煎汤洗眼睛，可除眼热近视，涩痛。治大肠泄泻，顺气，肠胃不通，解恶疮毒，利小便和各种淋证。

用法用量 煎服，9~15克。

用药禁忌 恶螵蛸。

选购贮存 果实灰绿色或浅棕色，气微，味微苦，无杂质者为佳，置于阴凉干燥处保存。

本草验方

- **湿疹**：地肤子、升麻、葛根、白术、防风、赤芍、紫草、荆芥、玄参、蝉衣、生地黄各十克，水煎服，每日一剂。

- **阴囊湿疹**：地肤子、蛇床子各六十克，黄柏、苦参、花椒、大枫子、千里光各三十克，薄荷叶（后下）十五克，冰片一克（分二至三次用，洗前加入），用本方煎至三大碗左右，再加温水适量。外洗患部。

- **湿热，水肿**：地肤子、猪苓、通草各等份，水煎服。

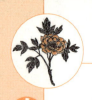

王不留行

别名 禁宫花,剪金花,金盏银台。

性味 (苗、子)苦,平,无毒。

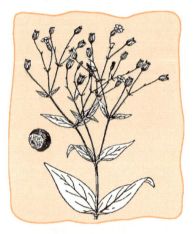

功能主治 止金疮出血,逐疼痛,拔诸刺,除风寒湿痹,久服轻身耐老增寿。除心烦止鼻血,消痈疽恶疮,通经下乳,治妇人难产。治风毒,通血脉。治游风风疹,妇人月经不调,痈疽发背。下乳汁。利小便,出竹木刺。

用药禁忌 孕妇忌服。

选购贮存 以干燥、籽粒均匀、充实饱满、色乌黑、无杂质者为佳。置干燥处。

本草验方

- **头风白屑**:王不留行、香白芷各等份,为末。干掺,一夜篦去。
- **痈疽诸疮,治痈疽妒乳,月蚀白秃,及面上久疮,去虫止痛**:用王不留行、东南桃枝、东引茱根皮各五两,蛇床子、牡荆子、苦竹叶、蒺藜子各三升,大麻子一升。以水二斗半,煮取一斗,频频洗之。
- **误吞铁石**:骨刺不下,危急者。王不留行、黄檗各等份,为末,汤浸蒸饼,丸弹子大,青黛为衣,线穿挂风处。用一丸,冷水化灌之。
- **竹木针刺**:在肉中不出,疼痛。以王不留行为末,热水调服方寸匕,兼以根敷,即出。
- **妇人气郁所致乳少**:王不留行、炮穿山甲、龙骨、瞿麦穗、麦冬各等份,研末,每次服一钱,热酒调下,后食猪蹄羹,用木梳梳乳房,一日三次。
- **鼻衄不止**:王不留行连茎叶阴干,浓煎汁温服,很快见效。

车前子

别名 当道草，牛舌草。

性味 甘，寒，无毒。

功能主治 主治下腹至阴囊胀痛、小便不畅或尿后疼痛，利尿，除湿痹。长期服用轻身耐老。治男子伤中，女子尿急、尿频、尿痛不思饮食，养肺强阴益精，使人有子，耳聪明目、轻身，使人肌肤润泽，精力旺盛，不易衰老，疗目赤肿痛。祛风毒，肝中风热，毒风钻眼，赤痛眼浊，头痛，流泪。压丹石毒，除心胸烦热。治妇人难产，养肝，清小肠热，止夏季因湿气伤脾引起的痢疾。陶弘景说：车前子，性冷利，神仙也食车前草饼，说能令人身轻，可跳越岸谷，长生不老。

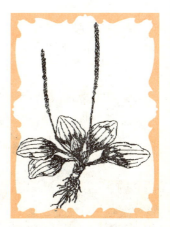

用法用量 煎汤或入丸、散，5～15克。

用药禁忌 凡内伤劳倦、阳气下陷、肾虚精滑及内无湿热者慎服。

选购贮存 以粒大、表面黄棕色、气微、味淡的为佳。置通风干燥处，防潮。

本草验方

- **习惯性流产**：取车前子适量，研为细末，每次服用一茶匙，用酒送下。不喝酒的人，可以用水送服。
- **阴囊冷痛**：取车前子适量，研为细末，每服一匙，水送下，日二服。
- **久患内障**：取车前子、干地黄、麦冬等份，研为细末，加入蜂蜜做成梧子大的丸。常服有效。
- **小便不通**：取车前草一斤，加水三升，煎取一升半，分三次服。
- **鼻血不止**：取车前子叶适量，将其捣成汁饮下即可。

连翘

别名 连,异翘,旱莲子,兰华,三廉。

性味 苦,平,无毒。

功能主治 主治寒热鼠瘘瘰疬、痈肿、恶疮、瘿瘤、结热蛊毒,驱白虫,通利五淋,治小便不通,除心家客热。通小肠,排脓,治疮疖,止痛,通月经。泻心火,除脾胃湿热,治中部血证,以为使。

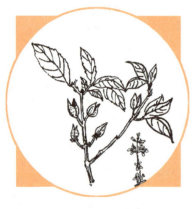

茎、叶

功能主治 治心肺积热。

根

功能主治 下热气、益阴精,使人面色好,明目,久服减肥,抗衰老。治疗伤寒郁热欲发黄疸。

用法用量 煎汤,3~5钱。

用药禁忌 脾胃虚弱、气虚发热、痈疽已溃、脓稀色淡者忌服。

选购贮存 以干燥、色黑绿、不裂口者为佳;老翘(连翘的心)以色棕黄、壳厚、显光泽者为佳。置干燥处保存。

本草验方

- **瘰疬结核:** 用连翘、脂麻等份为末,随时吞服。
- **痔疮肿痛:** 用连翘煎汤熏洗,后以绿矾加麝香少许敷贴。
- **痈疽肿毒:** 用连翘草及根各一升,加水一斗六升,煮成三升服。出汗为见效。
- **急性牙周炎:** 天花粉五钱、当归、牡丹皮、升麻、大黄各三钱,竹叶、黄连各二钱,水煎服,每日一剂。

紫花地丁

别名 地丁菜,地丁,箭头草,独行虎。

性味 苦、辛,寒,无毒。

功能主治 清热解毒疮痈疔毒,毒蛇咬伤。

用法用量 煎服,15~30克。外用鲜品适量。

用药禁忌 体质虚寒者忌服。

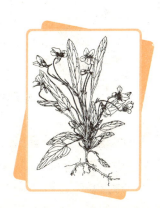

本草验方

- **黄疸内热**:用紫花地丁研末,每服三钱,酒送下。
- **痈疽恶疮**:用紫花地丁(连根)、苍耳叶等份,捣烂,加酒一杯,搅汁服下。
- **痈疽发背**:用三伏天收取的紫花地丁草,捣碎,和白面,放醋中泡一夜,贴疮上,极有效。
- **疔疮肿毒**:用紫花地丁草捣汁服。又方:用紫花地丁草、葱头、生蜜一起捣烂贴患处。又方:用紫花地丁根,去粗皮,同白蒺藜共研为末。加油调匀涂患处。
- **喉痹肿痛**:用紫花地丁叶,加酱少许,研成膏,点入喉部。取吐为效。

虎杖

别名 苦杖,大虫杖,斑杖,酸杖。

性味 甘,平,无毒。

根

🔖 **功能主治** 调经，破瘀血瘀块。浸酒服，治腹痛腹胀。治骨节风痛和血瘀，则煮汁用酒服。治大热烦躁，止渴，利小便，压一切热毒，治产后子宫大量出血，恶心，恶血不下，胸闷腹胀。

🔖 **用法用量** 煎服，9～15克。

🔖 **用药禁忌** 孕妇慎用。

🔖 **选购贮存** 以根条粗壮、内芯不枯朽者为佳。置干燥处，防霉，防蛀。

▶▶ 本草验方

● **腹中暴癥，硬如石，痛如刺**：勿令影临水上，可得石余，洗干捣末，糯米五升软饭，纳入搅之，好酒五斗渍之，封候药消饭浮，可饮一升半，勿食鲑鱼及盐。但取一斗干者，薄酒浸饮，从少起，日三服。

● **消渴饮饮**：虎杖（烧过）、海浮石、乌贼鱼骨、丹砂各等份，为末，渴时以麦门冬汤服二钱，日三次。忌酒色鱼面鲜酱生冷。

● **气奔怪病，人忽遍身皮底混混如波浪声，痒不可忍，抓之血出不能解，谓之气奔**：以苦杖、人参、青盐、细辛各一两，作一服，水煎，细饮尽便愈。

四、毒草类

大 黄

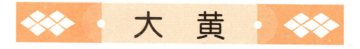

🔖 **别名** 黄良，将军，火参，肤如。

性味 根苦，寒，无毒。

功能主治 能下瘀血，破癥瘕积聚，荡涤肠胃，推陈致新，通利水谷，调中化食，安和五脏。平胃下气，除痰实。肠间结热，心腹胀满，女子寒血闭胀，小腹痛，诸老血留结。能疏通女子经候，利水肿，利大小肠，破留血。小儿寒热时疾，烦热蚀脓。通宣一切气，调血脉，利关节，泄壅滞，利大小便。温瘴热疾。下痢赤白，里急腹痛，小便淋沥，实热燥结，潮热谵语，黄疸及诸火疮。

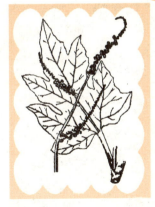

用法用量 研末调服，每次0.5～2克；煎汤，30～12克。

用药禁忌 孕妇忌服；气血虚弱、脾胃虚寒、经期及哺乳期均应谨慎服用。

选购贮存 以干燥、微香，且表皮为红棕色或黄棕色者为佳。置干燥处保存。

本草验方

● **伤寒发黄**：大黄一两，水二升，渍一宿，平旦煎汁一升，入芒硝一两，缓服，须臾当利下。

● **腰脚风气（作痛）**：大黄二两，切如棋子，和少酥炒干，勿令焦，捣筛。每用二钱，空心以水三大合，入姜三片，煎十余沸，取汤调服，当下冷脓恶物，即痛止。

● **食已即吐（胸中有火也）**：大黄一两，甘草二钱半，水一升，煮半升，温服。

● **口疮糜烂**：大黄、枯矾等份，为末，擦之吐涎。

● **冻疮破烂**：大黄末，水调涂之。

● **汤火伤灼**：庄浪大黄生研，蜜调涂之。不惟止痛，又且灭瘢。此乃金山寺神人所传方。

● **心气不足**：大黄二两，黄连、黄芩各一两，水三升，趁热服效果更佳。

● **吐血刺痛**：大黄一两，研末，每次一钱，用生地黄汁一合，小半盏，煎三至五沸，不定时服。

● **腹中痞块**：大黄十两为散，醋三升，蜜两匙一起煎，做丸如梧子大，每服三十丸，生姜汤送服，取大便通畅为度。

● **热病谵狂**：川大黄五两，锉细，微炒赤，研末，用腊雪水五升，煎如膏状，每次服半匙，冷水送下。

甘 遂

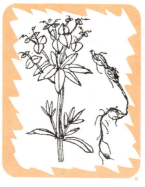

别名 甘藁，陵藁，陵泽，甘泽，重泽，苦泽，白泽，主田，鬼丑。

性味 苦，寒，有毒。

功能主治 主治大腹疝瘕，腹满，面目浮肿，留饮宿食，破肿坚积聚，利水谷道。下五水，散膀胱留热，皮中痞，热气肿满。能泻十二种水疾，去痰水。泻肾经及隧道水湿，脚气，阴囊肿坠，痰迷癫痫，噎膈痞塞。

用法用量 内服醋制用，以减低毒性，多入丸、散服，每次0.5～1.5克。外用适量，生用。

用药禁忌 反甘草。体虚者及孕妇忌用。

选购贮存 以肥大、类白色、粉性足者为佳，置于阴凉干燥处，防蛀。

▶▶ 本草验方

● **水蛊喘胀**：甘遂、大戟各一两，慢火炙研。每服一字，水半盏，煎三五沸服。不过十服。

● **水肿喘急，大小便不通**：用甘遂、大戟、芫花各等份，为末，以枣肉和丸梧子大。每服四十丸，清晨热汤下，利去黄水为度。否则次午再服。

● **二便不通**：甘遂末，以生面糊调敷脐中及丹田内，仍艾灸三壮，饮甘草汤，以通为度。又太山赤皮甘遂末一两，炼蜜和匀，分作四服，日一服取利。

● **小便转脬**：甘遂末一钱，猪苓汤调下，立通。

● **小儿疳水**：珠子甘遂炒、青橘皮等份，研末，三岁用一钱，用麦芽汤送下，以通利为度，忌食酸咸食物三五日。

● **妇女血瘀**：大黄二两，甘遂、阿胶各一两，水一升半，煮半升，一次服下。

半夏

别名 守田，水玉，地文，和姑。

性味 辛，平，有毒。

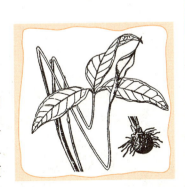

功能主治 治伤寒寒热，心下坚硬，胸腹咳逆，头眩，咽喉肿痛，肠鸣，有下气止汗之功。可消心腹胸膈痰热满结，咳嗽上气，心下急痛坚痞，时气呕逆，消痈肿，悦泽面色，还可堕胎。除腹胀，治失眠及男子梦遗、女子带下之症。

用法用量 煎服，3~10克。

用药禁忌 反乌头。阴虚燥咳、津伤口渴及血证者禁忌用或慎用。

选购贮存 表面白色或黄白色，断面洁白细腻、富粉性者为佳品，置于阴凉干燥处，防潮，防蛀。

本草验方

● **风痰头晕**（喘逆目眩，面色黄，脉弦）：用生半夏、生天南星、寒水石（煅）各一两，天麻半两，雄黄二钱，小麦面三两，共研为末，加水和成饼，水煮浮起，取出捣烂做成丸子，如梧子大。每服五十丸，姜汤送下。极效。亦治风痰咳嗽、二便不通、风痰头痛等病。

● **热痰咳嗽**（烦热面赤，口燥心痛，脉洪数）：用半夏、天南星各一两；黄芩一两半，共研为末，加姜汁浸蒸饼做成丸子，如梧子大。每服五十至七十丸，饭后服，姜汤送下。

● **湿痰咳嗽**（面黄体重，贪睡易惊，消化力弱，脉缓）：用半夏、天南星各一两，白术一两半，共研为末加薄糊做成丸子，如梧子大。每服五十至七十丸姜汤送下。

● **气痰咳嗽**（面白气促，恶寒，忧愁不乐，脉涩）：用半夏、天南星各一两，官桂半两，共研为末，加糊做成丸子，如梧子大。每服五十九，姜汤送下。

蓖麻

别名 大麻子，草麻。

性味 甘、辛，平，有小毒。

功能主治 水肿。水研二十枚服，吐恶沫，加至三十枚，三日一服，又主风虚寒热，身体疮痒浮肿，尸疰恶气，榨取油涂。研敷疮痍疥癞。涂手足心，催生。治瘰疬。取子炒熟去皮，每卧时嚼服二三枚，渐加至十数枚，效果显著。主偏风不遂，口眼歪斜，失音口噤，头风耳聋，舌胀喉痹，鼻喘脚气，毒肿丹瘤，汤火伤，针刺入肉，女人胎衣不下，子肠挺出，开通关窍经络，能止诸痛，消肿追脓拔毒。

用法用量 内服或入丸剂，1~5克。

用药禁忌 孕妇，脾胃薄弱、大肠不固之人，应忌用蓖麻子。此外，蓖麻子在加工的过程中忌铁器。蓖麻子有毒，在没有经过加热处理时，不得内服。蓖麻油不能食用。

选购贮存 以个大、饱满、有软刺、成熟时开裂、种子长圆形、光滑有斑纹者为佳。置干燥处保存。

▶▶ 本草验方

● **半身不遂，失音不语**：取蓖麻子油一升，酒一斗，用铜锅装油，放酒里一日，煮油使蓖麻熟，慢慢服。

● **口眼㖞斜**：蓖麻仁捣成膏状，左㖞贴右边，右㖞贴左边，即恢复正常。或用蓖麻仁四十九粒，研成饼，右眼㖞斜放左手心，左眼㖞斜放右手心，用铜器装热水，置药上，冷就换，五六次即恢复正常。又方：用蓖麻仁四十九粒，巴豆十九粒，麝香五分，制成饼按上面的方法用。

● **风气头痛，不可忍耐**：乳香、蓖麻等份，捣饼贴痛侧太阳穴作用很好。或用蓖麻油纸剪花，贴太阳穴也效。还可用蓖麻仁半两，枣肉十五枚，捣涂纸上，卷筒插入鼻中，下清涕即止。

● **脚气作痛**：蓖麻子七粒，去壳研烂，同苏合香丸贴足心，痛即止。

● **鼻塞不通**：蓖麻子仁去皮二百粒，

大枣去皮核十五枚，捣匀，布包塞鼻，一日一换药，三十余日后能闻香臭。

● **头发黄、不黑**：蓖麻子仁，用香油煎焦，去渣，三日后频刷头发。

● **面上雀斑**：蓖麻子仁、密陀僧、硫黄各一钱，研末，用羊髓和匀，夜夜外敷。

● **一切肿毒，疼痛不可忍**：蓖麻子仁捣敷，即止痛。

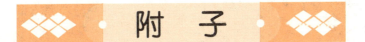

附 子

别名 其母名乌头。

性味 辛，温，有大毒。

功能主治 主风寒咳逆邪风，温中焦，治寒湿金疮，拘挛膝痛，不能行步，破腹内硬块，积聚血液，疗金疮。治腰痛风寒，脚疼冷弱，心腹疼痛，霍乱转筋，下痢赤白，强阴，坚肌骨，又堕胎，是百药之长。温暖脾胃，消除脾湿肾寒，补下焦之阳虚。驱除脏腑沉寒，三阳厥逆，疗湿淫腹痛，胃寒蛔动，治闭经，补虚散堕。治三阴伤寒，阴毒寒疝，中寒中风，痰厥气厥，小儿慢惊，风湿麻痹，肿满脚气，头风，肾厥头痛，暴泻脱阳，久痢脾泄，寒疟瘴气，久病呕哕，反胃噎脱，痈疽不敛。又治耳聋。

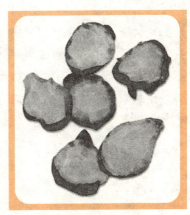

用法用量 煎汤1.5~3克。

用药禁忌 凡患阴虚阳盛，或真热假寒者，以及孕妇都应忌服。内服一般应炮制用，生品内服宜慎。

选购贮存 盐附子以个大、质坚实、灰黑色、表面光泽者为佳。黑顺片以片大、均匀、棕黄色、有光泽者为佳。白附片以片匀、内白色，半透明者为佳。置干燥处保存。

本草验方

- **少阴伤寒**（初得二三日，脉微细，但昏昏欲睡，小便白色）：用麻黄（去节）二两，甘草（炙）二两，附子（炮，去皮）一枚，水七升。先煮麻黄去沫，再加入其余二药，煮汁成三升，分作三次服下。令病人发微汗。

- **阴盛格阳**（病人躁热不饮水、脉沉、手足厥逆）：用大附子一枚，烧存性，研为末，蜜水调服。逼散寒气后使热气上升，汗出乃愈。

- **牙痛**：用附子一两（烧灰），枯矾一分，共研为末，擦牙。又方：川乌头、川附子，生研面糊成丸子，如小豆大。每次以棉包一丸咬口中，又方：用炮附子末纳牙孔中，痛乃止。

- **虚寒腰痛**：用鹿茸（去毛，酥炙微黄）、附子（炮，去皮脐）各二两，盐花三分，共研为末，加枣肉和丸，如梧子大。每服三十丸，空心服，温酒送下。

- **寒热疟疾**：用附子一枚重五钱者，裹在面中火煨，然后去面，加人参、丹砂各一钱，共研为末，加炼蜜做成丸子，如梧子大。每服二十丸，未发病前连进三服。如药有效，则有呕吐现象或身体有麻木感觉，否则次日须再次服药。

- **疔疮肿痛**：用醋和附子末涂患处。药干再涂。

- **疥癣**：用川乌头生切，煎水洗，甚验。

- **手足冻裂**：用附子去皮，研为末，以水、面调涂，有效。

五、蔓草类

菟丝子

别名　菟缕，菟累，菟芦，赤网，玉女，野狐丝，金线草。

性味 辛、甘,平,无毒。

功能主治 续绝伤,补不足,益气力,肥健人。养肌强阴,坚筋骨,主茎中寒,精自出,溺有余沥,口苦燥渴,寒血为积。久服明目轻身延年。治男女虚冷。添精益髓,去腰疼膝冷,消渴热中。久服去面上黑斑。悦颜色。补五劳七伤。治鬼交泄精,尿血,润心肺。补肝脏风虚。

用法用量 煎汤,取9~15克。

用药禁忌 阴虚火旺、便秘、小便短赤、血崩者不宜服用。

选购贮存 以颗粒饱满、无尘土及杂质者为佳。置通风干燥处。

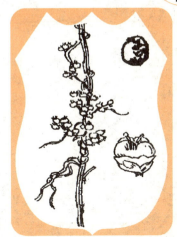

本草验方

- **消渴不止**:菟丝子煎汁,任意饮之,以止为度。
- **阳气虚损**:用菟丝子、熟地黄等份,为末,酒糊丸梧子大。每服五十丸。气虚,人参汤下;气逆,沉香汤下。
- **白浊遗精**:菟丝子五两,白茯苓三两,石莲肉二两,为末,酒糊丸梧子大。每服三五十丸,空心盐汤下。
- **小便淋漓**:菟丝子煮汁饮。
- **腰膝疼痛或顽麻无力**:菟丝子洗一两,牛膝一两,同入银器内,酒浸过一寸,五日,暴干为末,将原酒煮糊丸梧子大。每空心酒服二三十丸。
- **肝伤目暗**:菟丝子三两,酒浸三日,暴干为末,鸡子白和丸梧子大。空心温酒下二十丸。

覆盆子

别名 大麦莓。

性味 甘,平,无毒。

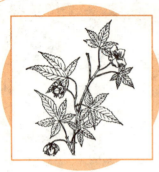

🌿 **功能主治** 益气轻身，令头发不白。补虚，强阴健阳，悦泽肌肤，安和五脏，温中益力。

🌿 **用法用量** 煎汤，1.5～2钱。

🌿 **用药禁忌** 肾虚有火，小便短涩者，妊娠初期妇女应忌服。

🌿 **选购贮存** 以个大、粒整、饱满、结实、色灰绿、无叶梗者为佳。置干燥处保存。

▶▶ 本草验方 ●●●

● **阳事不起**：取覆盆子，用酒浸泡后焙干，再研为末。每天早晨用酒服三钱。

● **臁疮溃烂**：覆盆子叶研为粉末，酸浆草洗净，捣烂，二药混匀，贴敷患处。每日1次。

五味子

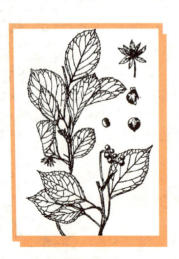

🌿 **别名** 荎蕏，玄及，会及。

🌿 **性味** 酸，温，无毒。

🌿 **功能主治** 可益气，补不足，强阴，益男子精。养五脏，除热。生阴中肌。明目，暖水脏，壮筋骨。治风，消食，反胃霍乱转筋，痃癖奔豚冷气，消水肿心腹气胀，止渴，除烦热，解酒毒。生津止渴，补元气不足，收耗散之气。壮水镇阳。固精，敛汗。收敛肺气，益精，补摄肾脏。敛肺经浮游之火，归肾脏散失之元，治痰定喘。

🌿 **用法用量** 煎服，3～6克。

⚑用药禁忌 外有表邪，内有实热，或咳嗽初起、痧疹初发者忌服；较显著的高血压和动脉硬化患者慎用。

⚑选购贮存 以紫红色、粒大、肉厚、有油性及光泽者为佳。置通风干燥处，防霉。

▶▶ 本草验方 ●●●

● **久咳不止：** 用五味子五钱，甘草一钱半，五倍子、风化消各二钱，为末，十嚼。或用五味子一两，真茶四钱，晒研为末。以甘草五钱煎膏，丸绿豆大。每服三十丸，沸汤下，数日即愈也。

● **痰嗽并喘：** 五味子、白矾等份，为末。每服三钱，以生猪肺炙熟，蘸末细嚼，白汤下。

● **久咳肺胀：** 五味二两，罂粟壳（白饧炒过）半两，为末，白饧丸弹子大。每服一丸，水煎服。

使君子

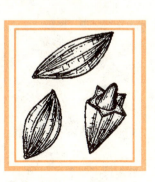

⚑别名 留求子。

⚑性味 甘，温，无毒。

⚑功能主治 治小儿心、肺、肾疳病，小便白浊。杀虫，疗腹泻痢疾，健脾，除虚热，治小儿百病，疮癣。

⚑用法用量 煎服，9～12克，捣碎入煎剂；取仁炒香嚼服6～9克。小儿每岁1～1.5粒，空腹服每日1次，每次不超过20粒，连用3天。

⚑用药禁忌 不宜与热药、热茶同服，否则会引起腹泻。

⚑选购贮存 以个大、颗粒饱满、种仁色黄、味香甜而带油性者为佳。置通风干燥处，防霉，防蛀。

本草验方

- **小儿蛔虫腹痛，口流涎沫**：使君子仁研末，用米汤在五更时调服一钱。
- **小儿痞块，腹大，面黄肌瘦，逐渐发展成疳积**：使君子仁三钱，木鳖子仁五钱，研末，水丸如龙眼大。每次用一丸，将一枚鸡蛋在顶端开一小口将药入蛋内，饭上蒸熟，空心食之。
- **小儿虚肿，头面部、阴囊浮肿**：用使君子一两，去壳，蜂蜜五钱炙尽，研末，每次饭后米汤服。
- **小儿脾疳**：使君子、芦荟等份，研末，用米汤送服，每次一钱。
- **头面疮**：使君子仁，以香油少许，浸三五个，临睡前细嚼，香油送下，久而自愈。

牵牛子

别名 黑丑，草金铃，盆甑草，狗耳草。

性味 苦，寒，有毒。

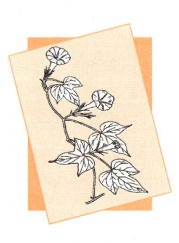

功能主治 下气，疗脚满水肿，除风毒，利小便。治痃癖气块，利大小便，除虚肿，落胎。取腰痛，下冷脓，泻蛊毒药，并一切气壅滞。和山茱萸服，祛水病。除气分湿热，三焦壅结。逐痰消饮，通大肠气秘风秘，杀虫，药效可达命门。

用法用量 煎服，3~9克。入丸、散服。每次1.5~3克。

用药禁忌 体虚者及孕妇忌用。不宜与巴豆、巴豆霜同用。

选购贮存 表面灰黑色（黑丑）或淡黄白色（白丑），背面弓状隆起，两侧面稍平坦，略具皱纹，质坚硬，横切面可见淡黄色或黄绿色皱缩折叠的子叶2片。置干燥处保存。

本草验方

- **水肿尿涩**：牵牛末，每服方寸匕，以小便利为度。
- **湿气中满，足胫微肿，小便不利，气急咳嗽**：黑牵牛一两，厚朴（制）半两，为末。每服二钱，姜汤下。或临时水丸，每枣汤下三十丸。
- **风毒脚气，捻之没指者**：牵牛子捣末，蜜丸小豆大。每服五丸，生姜汤下，取小便利乃止。亦可吞之。
- **小儿肿痛，大小便不利**：黑牵牛、白牵牛各二两，炒取头末，井华水和丸绿豆大。每服二十丸，萝卜子煎汤下。
- **小儿腹胀**：水气流肿，膀胱实热，小便赤涩。牵牛生研一钱，青皮汤空心下。一加木香减半，丸服。

月季花

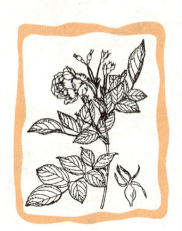

- **别名** 月月红，胜春，瘦客，斗雪红。
- **性味** 甘，温，无毒。
- **功能主治** 活血，消肿，敷毒。
- **用法用量** 煎汤，3~6克。
- **用药禁忌** 本品多服久服能引起大便溏泻，故脾胃虚弱者慎用；孕妇亦慎用。
- **选购贮存** 以紫红色、半开放的开蕾、不散瓣、气味清香者为佳。置于干燥处保存。

本草验方

- **月经不调**：取鲜月季花十钱，放入茶杯，用开水冲泡，代茶频饮。
- **筋骨疼痛**：取月季花五钱，焙干后研为末，每次服用一钱，用黄酒调服。
- **跌打损伤**：鲜月季花五钱，捣烂后涂于患处即可。

栝楼

别名 瓜蒌,天瓜,黄瓜,泽姑,地楼。

性味 苦,寒,无毒。

功能主治 主治胸痹,使人颜面皮肤润泽。润肺燥,降火。治咳嗽,祛除痰结,利咽喉,止消渴,利大肠通便,消痈肿疮毒。栝楼子炒用,补虚劳治口干,润心肺,治吐血,治肠风泻血,赤白痢,手足皮肤皱裂。

根

功能主治 主治消渴身热、烦闷,补虚安中,续筋骨,治跌打损伤。祛肠胃中久热、各种黄疸、身面黄、唇干、口燥、短气,止小便过多,通月经。治热狂、时行疾病,通利小肠,消肿毒、乳痈、发背、痔瘘、疮疖。排脓生肌,长肉,治瘀血。

用法用量 煎汤,每次服3~4钱。

用药禁忌 大便不实,有寒痰、湿痰及脾胃虚寒者不宜服用。

本草验方

● **痰咳不止**:用栝楼仁一两,文蛤七分,共研为末,以浓姜汁调成丸子,如弹子大,噙口中咽汁。又方:熟栝楼十个,明矾二两,共捣成饼,阴干,研为末,加糊做成丸子,如梧子大。每服五十至七十丸,姜汤送下。

● **干咳**:用熟栝楼捣烂,加蜜等份,再加白矾一钱,共熬成膏,随时口含咽汁。

● **痰喘气急**:用栝楼二个,明矾如枣大一块,同烧存性,研细,以熟萝卜蘸食。药尽病除。

● **小便不通,腹胀**:用栝楼焙过,研为末。每服二钱,热酒送下。服至病愈为止。

● **咽喉肿痛,不能发声**:用栝楼皮、白僵蚕(炒)、甘草(炒)各二钱半,共研为末。每服三钱半,姜汤送下。一天服二次。或以棉裹半钱含咽亦可。

● **诸痈发背**:用栝楼捣为末,每服一匙,水送下。

● **消渴**:取大栝楼根(天花粉),去皮,切细,水泡五天,每天换水。五天后取出捣碎，过滤，澄粉，晒干。每服一匙，水化下。一天服三次。亦可将药加入粥中及乳酪中吃下。又方：用栝楼根切薄，炙过，取五两加水五升煮至四升，随意饮服。
- **折伤肿痛**：用栝楼根捣烂涂患处，厚布包住，热除，痛即止。

葛

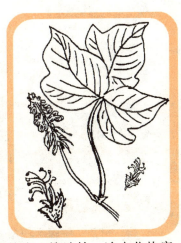

- **别名** 鸡齐，鹿藿，黄斤。
- **性味** （根）甘、辛，平，无毒。
- **功能主治** 主治消渴，身大热，呕吐，诸痹，起阴气，解诸毒。疗伤寒中风头痛，解肌发表出汗，开腠理，疗金疮，止胁风痛。治天行上气呕逆，开胃下食，解酒毒。治胸膈烦热发狂，止血痢，通小肠，排脓破血。治蛇虫咬伤，罢毒箭伤。杀野葛、巴豆、百药毒。生者堕胎。蒸食消酒毒，可断谷不饥。作粉止渴，利大小便，解酒，祛烦热，压丹石，敷小儿热疮。捣汁饮，治小儿热痞。治被狗咬伤，捣汁饮，并把药末敷在患处。散郁火。
- **用法用量** 煎服，9～15克。
- **用药禁忌** 其性凉，易于动呕、胃寒者应当慎用。夏日表虚汗者尤忌。
- **选购贮存** 以块肥大、质坚实、色白、粉性足、纤维性少者为佳；质松、色黄、无粉性、纤维多者次之。储存于干燥容器内，置于通风干燥处。

本草验方

- **数种伤寒**：葛根四两，水二升，入豉一升，煮取半升服。捣生根汁尤佳。
- **时气头痛（壮热）**：生葛根洗净，捣汁一大盏，豉一合，煎六分，去滓分服，汗出即瘥。未汗再服。若心热，加栀子仁十枚。

- **伤寒头痛**（二三日发热者）：葛根五两，香豉一升，以童子小便八升，煎取二升，分三服。食葱豉粥取汗。

天门冬

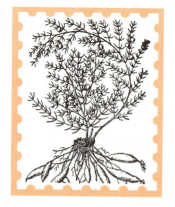

别名 颠勒，颠棘，万岁藤。

性味 苦，平，无毒。

功能主治 主治因风湿盛致风湿痹，强骨髓，杀寄生虫，去伏尸。久服能减脏，益气，延年益寿，不知饥。《名医别录》记载：可保定肺气，祛寒热，养肌肤，利小便，冷而能补。甄权说：治肺气咳逆，喘息促急，肺萎生痈吐脓，除热，通肾气，止消渴，祛热中风，治湿疥，宜久服。煮食之，令人肌体滑泽白净，除身上一切恶气不洁之疾。

用法用量 煎汤，6~15克。

用药禁忌 脾虚便溏者不宜使用天冬。食天冬时，忌食鲤鱼。

选购贮存 以身干、肥壮、黄白色半透明、无须者为佳。置干燥处保存。

本草验方

- **辟谷不饥**：天门冬二斤，熟地黄一斤，炼蜜丸如弹子大小，每次温酒送化三丸，一日服三次。居住在山中及远行的人可用来作为粮食。服用十天，能轻身明目；服用二十天，则百病痊愈，面色红润；服用三十天，白发变黑，齿落重生；服用五十天，行如奔马；服用百日延年不老。

- **咳嗽失血，化痰。润五脏，杀腹虫，除瘟疫**：把天门冬用流水泡过，去皮和心，捣烂取汁，倒在沙锅里用文火煮，不能大沸。以十斤为准，熬至三斤，加入蜜四两，熬至膏糊状，放入瓶里，埋入土中三天，去火毒。每日早晚用白开水调服一匙。如引起大便不适，可用酒送服。

- **肺痿咳嗽，吐涎，咽燥而不渴**：用生天门冬捣汁一斗、酒一斗、饴一升、紫苑四合，浓煎至成丸。每服一丸，如杏仁大。日服三次。
- **风癫发作，耳如蝉鸣，两胁牵痛**：天门冬去心、皮，晒干，捣为末。每服一匙，酒送下。日服三次。
- **肺劳风热**：用天门冬去皮、心煮食，或曝干为末，加蜜做成丸子服下。
- **小肠偏坠**：用天门冬三钱，乌药五钱，水煎服。

何首乌

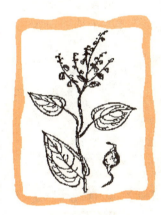

别名 首乌，地精，红内消，马肝石，小独根，交藤，夜合。

性味 （根）苦、涩，微温，无毒。

功能主治 治瘰疬，消痈肿，疗头面风疮，治五痔，止心痛，益血气，黑髭发，悦颜色，久服长筋骨，益精髓；延年不老，亦治妇人产后及带下诸疾。久服令人有子，治腹脏一切宿疾，冷气肠风，泻肝风。

用法用量 水煎服 10~30 克。

用药禁忌 大便溏泄及有湿痰者不宜，何首乌忌与葱、蒜、萝卜同食。

选购贮存 以个大、体重、质坚实、断面无裂隙、显粉性者为佳。置干燥处，防蛀。

本草验方

- **破伤血出**：何首乌末，敷之，立止，效果神奇。
- **大风疠疾**：何首乌（大而有花纹者）一斤（米泔浸一七，九蒸九晒），胡麻四两（九蒸九晒），为末，每酒服二钱，日服二次。
- **骨软风疾，腰膝疼痛**：用大何首乌有花纹的，同牛膝各一升，用好酒一升，浸七昼夜，晒干，捣末，枣肉和丸梧子大，每服二十至五十丸，空腹用酒送下。

● **舒筋治损伤**：何首乌十斤，生黑豆半斤，同煎熟，皂荚一斤烧存性，牵牛子十两炒取头末，薄荷十两，木香、牛膝各五两，制川乌头二两，酒糊丸梧子大，每服二十丸，茶汤送服。

土茯苓

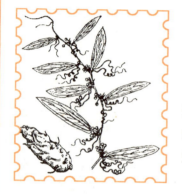

别名 山猪粪，冷饭团，硬饭，山地栗。

性味 （根）甘、淡，平，无毒。

功能主治 食用此药可以断谷不饥，能调中止泄。能健脾胃，强壮筋骨，除祛风湿，通利关节，止泄泻，治拘挛骨痛、恶疮痈肿。解除汞粉、银朱毒。

用法用量 内服，煎汤或入丸、散，或蒸露，酿酒，10～60克。

用药禁忌 如无湿热，或属阴液亏损者，长期使用土茯苓则会造成或加重津亏液耗，出现口干、咽燥等不良反应。忌与茶同服。

选购贮存 以淡棕色、粉性足、纤维少者为佳。置于阴凉通风处保存。

▶▶ 本草验方

● **梅毒**：用土茯苓四两，皂角子七个，煎水代茶饮。

● **小儿杨梅疮**（起于口内，延及全身）：将土茯苓末用乳汁调服，月余自愈。

● **骨挛痈漏**（筋骨疼痛，溃烂成痈，积年轻浮月，终身成为废疾）：用土茯苓一两，有热，加芩连；气虚，加人参、白术、甘草、白茯苓；血少，加当归、生地黄、白芍药、川芎。水煎代茶，月余即愈。又方，用冷饭团四两，加四物汤一两，皂角子七个，川椒四十九粒，灯草七根，煎水每日饮。

● **瘰疬溃烂**：用土茯苓切片，或研为末，水煎服，或加在粥内吃下。多吃为好。

防 己

别名 解离，石解。

性味 辛，平，无毒。

功能主治 主治风寒温疟，热气诸痫，除邪，利大小便。治湿风，口面㖞斜，手足拘痛，散留痰，肺气喘嗽。

用法用量 煎服，4.5～9克。

用药禁忌 本品苦寒较甚，不宜大量使用，以免损伤胃气。

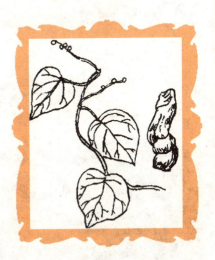

选购贮存 表面灰棕色，有细皱纹，去栓皮的药材表面淡灰黄色。体重，质坚实，断面平坦，灰白色至黄白色，富粉性，有排列稀疏的放射状纹理，纵剖面有筋脉状弯曲纹理。置干燥处保存。

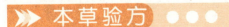

本草验方

● **风湿相遇（关节沉痛，微肿恶风）**：防己一两，黄芪一两二钱半，白术七钱半，炙甘草半两，锉散。每服五钱，生姜四片，枣一枚，水一盏半，煎八分，温服。良久再服。腹痛加芍药。

● **小便淋涩**：木防己、防风、冬葵子各二两，切细，水五升，煮剩二升半，分三次服。

● **伤寒喘急**：防己、人参等份，研末，桑皮煎汤服二钱，不拘老少。

● **肺痿咯血痰多**：汉防己、葶苈子等份研末，糯米饮服，每服一钱。

● **鼻衄不止**：生防己末，新汲水服二钱，仍以少许药搐鼻。

● **解郁黄毒**：防己煎汁服。

● **气喘、胸闷、心下痞满**：木防己三两，人参四两，桂枝二两，石膏鸡蛋大十二个，水六升，煮取二升，分次温服。

六、水草类

泽泻

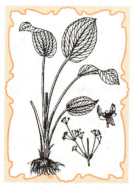

别名 水泻，鹄泻，芒芋，及泻，禹孙。

性味 甘，寒，无毒。

功能主治 主治风寒湿痹，乳难，养五脏，益气力，肥健，消水。久服，耳目聪明，不饥延年，轻身，面有光泽。补虚损五劳，除五脏痞满，起阴气，止泄精消渴淋沥，逐膀胱三焦停水，主肾虚精自出，治五淋，利膀胱热，宣通水道。主头旋耳虚鸣，筋骨挛缩，通小肠，止尿血，主难产，补女人血海，令人有子。入肾经，去旧水，养新水，利小便，消肿胀，渗泄止渴。

用法用量 煎汤，2~4钱。

用药禁忌 肾虚精滑者忌服。

选购贮存 以个大、质坚、色黄白、粉性足者为佳。商品中以福建、江西产者称"建泽泻"，个大、圆形而光滑；四川、云南、贵州产者称"川泽泻"，个较小、皮较粗糙。置干燥处，防蛀。

本草验方

- **水湿肿胀**：白术、泽泻各一两，为末，或为丸。每服三钱，茯苓汤下。
- **胃暑霍乱**：小便不利可用三白散，用泽泻、白术、白茯苓各三钱，水一盏，姜五片，灯芯十茎，煎八分，温服。

- **肾脏风疮**：泽泻、皂荚水煮烂，焙研，炼蜜丸梧子大，空心温酒下十五丸至二十丸。
- **妊娠遍身浮肿，上气喘急，大便不通，小便赤涩**：泽泻、桑白皮（炒）、槟榔、赤茯苓各一钱。姜水煎服。
- **膈上壅热，涎潮**：泽泻一分，蝉衣二十一个，黄明胶（手掌大一片，炙令焦）。上为细末，每服一钱，温米汤调下，日进二服，未愈再服。

蒲黄

别名 香蒲，甘蒲，醮石。

蒲苨

性味 甘，性平，无毒。

功能主治 主治五脏心下邪气，口中烂臭。固齿，明目聪耳，久服轻身耐老。生吃，止消渴，祛热燥，利小便，补中益气，和血脉。捣成汁服，治孕妇劳热烦躁，胎动下血。

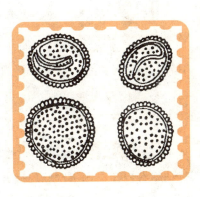

蒲黄

性味 甘，平，无毒。

功能主治 除心腹膀胱寒热，利小便、止血、消瘀血。长期服用能轻身强壮体魄，延年益寿。治便血、鼻血、吐血、尿血等各种血证。又可止女子月经过多、月经不调、血气心腹痛、孕妇流血或流产。排脓，消疮痔游风肿毒，下乳汁，止泄精，凉血活血，止心腹诸痛。

用药禁忌 孕妇慎服。

选购贮存 以色鲜黄、光滑、纯净者为佳。置干燥通风处，防潮、防蛀。

本草验方

- **重舌生疮**：用蒲黄末敷。还可止阴部湿痒。

- **肺热衄血**：蒲黄、青黛各一钱，内服。
- **瘀血内漏，肠痔出血**：蒲黄末二两，每次服方寸匕。
- **关节疼痛**：蒲黄八两，熟附子一两研末，每次服一钱，凉水送下，一日一次。
- **坠伤扑损，瘀血在内**：蒲黄研末，空腹温酒送服三钱。

昆 布

别名 纶布。

性味 咸，寒、滑，无毒。

功能主治 主治各种甲状腺肿大，颈淋巴结核溃烂。将其含在嘴里吸其汁，治阴部疝肿。另外，还可去面肿，消十二种水肿。

用法用量 煎服，6～12克。

用药禁忌 脾胃虚寒者忌食。身体消瘦者不宜食用。

选购贮存 选卷曲折叠成团状或缠结成把，全体呈绿褐色或黑褐色，表面附有白霜，用水浸软后展开成扁平长带状，长50～150厘米，宽10～40厘米，中央较厚，边缘较薄而呈波状，类革质，残存柄部扁圆柱形，气腥，味咸者为佳。干品置干燥处保存。

本草验方

- **瘿气结核（瘤瘤肿硬）**：以昆布一两，洗去咸味，晒干为散。每以一钱棉裹，好醋中浸过，含之咽津，味尽再易之。
- **项下卒肿（其囊渐大，欲成瘿者）**：昆布、海藻各等份，为末，蜜丸杏核大。时时含之，咽汁。
- **膀胱结气**：昆布一斤，淘米水浸一夜洗去咸味，用水一斛煮熟切细，加葱白一握，煮到极烂加盐、醋、豆豉、姜、椒末等调和吃。
- **风湿性关节炎**：昆布、赤芍、鸡血藤、忍冬藤、薏苡仁、威灵仙、海藻各九钱，滑石、生石膏、黄芩、蒲公英、川乌、桂枝、没药、乳香、松节各三钱，水煎服，每天一剂。

菖蒲

别名 昌阳，尧韭，水剑草。

性味 辛，温，无毒。

功能主治 治风寒湿痹，咳逆上气，开心孔，补五脏，通九窍，明耳目，出音声，主耳聋痈疮，温肠胃，止小便频。久服轻身，不忘不迷惑，延年，益心智。治中恶卒死，客忤癫痫，下血崩中，安胎漏，散痈肿。

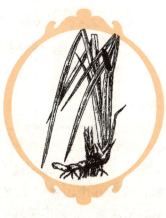

用法用量 煎服，3～9克。

用药禁忌 血虚阳亢、烦躁汗多、咳嗽、吐血、精滑者慎服。恶地胆、麻黄忌饴糖、羊肉，勿犯铁器令人吐逆。

选购贮存 以条粗、断面色类白、香气浓者为佳品，置于阴凉干燥处保存，防霉。

▶▶ 本草验方

- **赤白带下**：石菖蒲、破故纸等份，炒后研末，每次服二钱。
- **喉痹**：鲜根嚼汁烧铁秤砣淬酒一杯内服。
- **霍乱胀痛**：生菖蒲四两和水同捣汁分四次温服。
- **病后耳聋**：鲜菖蒲绞汁滴耳。

浮萍

别名 水花，水白，水苏，水廉。

性味 辛，寒，无毒。

功能主治 利水，止消渴，治突发高热伴身痒，令须发生长。能散风热，疗风疹，消肿毒，治水火烫伤。捣汁服能消水肿，利小便。研末，酒送服方寸匕治中毒。制膏敷治面上黑斑。能治风湿麻痹，癜风丹毒、口舌生疮、吐血衄血，还治跌打损伤及脚气、目赤翳膜。

用法用量 煎服，3～9克。

用药禁忌 体弱多汗者慎用。

选购贮存 体轻、易碎、气微、味淡、无杂质者为佳，置通风干燥处保存，防潮。

本草验方

- **伤寒**：用紫背浮萍一钱，犀角屑半钱，钩藤几个，共研为末。每服半钱，蜜水调下，以出汗为度。
- **脱肛**：用紫背浮萍为末，干敷患处。此方名"水圣散"。
- **风热丹毒**：用浮萍捣汁涂搽。
- **毒肿初起**：用浮萍捣烂敷患处。
- **烧烟去蚊**：夏季取浮萍阴干烧成灰，可将蚊虫熏去。
- **水气泛肿，小便不利**：浮萍晒干研末，每服方寸匕，一月两次。
- **吐血不止**：紫背浮萍焙干取半两，炙黄芪二两，研末，每次蜜姜水调服一钱。

七、石草类

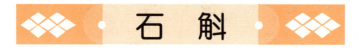

石斛

别名 石蓫，金钗，禁生，林兰，杜兰。

性味 甘，平，无毒。

🟠 **功能主治** 主治伤中，除痹下气，补五脏虚劳羸瘦，强阴益精。久服，厚肠胃。补内绝不足，平胃气，长肌肉，逐皮肤邪热痱气，脚膝疼冷痹弱，定志除惊。轻身延年。益气除热，治男子腰脚软弱，健阳，逐皮肌风痹，骨中久冷。补肾益力。壮筋骨，暖水脏，益智清气。治发热自汗，痈疽排脓内塞。

🟠 **用法用量** 内服：煎汤，6~15克；或入丸、散。

🟠 **用药禁忌** 脾胃虚寒、妊娠者慎服。

🟠 **选购贮存** 以圆柱形、色黄绿、味微苦而回甜、嚼之有黏性为佳品。干品置通风干燥处，防潮；鲜品置阴凉潮湿处，防冻。

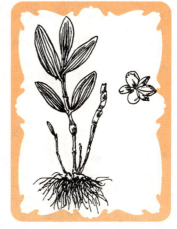

本草验方

- **睫毛倒入**：取石斛、川芎等份研末，口内含水，鼻吸药末，一日两次。

- **虚劳消瘦**：石斛、麦冬、牛膝、杜仲、党参、枸杞子、白芍各三钱、炙甘草、五味子各二钱，水煎服，每日一剂。

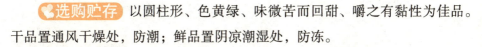

骨碎补

🟠 **别名** 猴姜，石良姜，过山龙。

🟠 **性味** 苦，温，无毒。

🟠 **功能主治** 有破血、止血之功效，主治跌打损伤、骨折。除骨中毒气，补五劳六极，治风寒面虚疼痛。杀虫，治恶疾腐烂化脓，研末夹于猪肾中煨食，治肾虚浮所致牙痛、耳鸣及久泻。

🟠 **用法用量** 煎服，10~15克；外用鲜品适量。

用药禁忌：血虚风燥、阴虚火旺、无瘀血者慎用。

选购贮存：以体轻、质脆、易折断、断面红棕色、无臭、味淡、微涩者为佳品，置于通风干燥处保存。

本草验方

● **虚气攻牙，齿痛血出**：用骨碎补二两，锉细，慢火炒黑，研为末，常以擦齿，有口津，吐出或咽下均可。

● **耳鸣耳闭**：用骨碎补削作细条，炮过，乘热塞耳中。

● **扇血**：用骨碎补（烧存性）五钱，酒或米汤送下。

● **长久泄痢**：用骨碎补研为末，放入猪肾中煨熟吃下，即止。

● **风虫牙痛**：骨碎补、乳香等份研末做糊丸，塞入蛀牙孔中，名金针丸。

卷三 木部

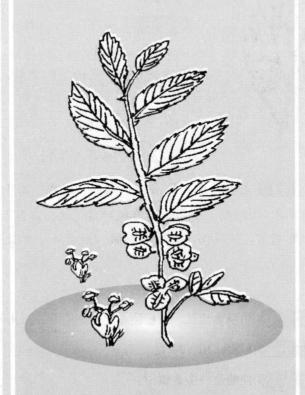

一、香木类

柏

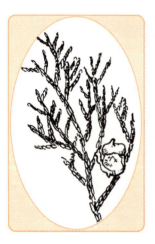

别名 椈，侧柏。

柏实

性味 甘，平，无毒。

功能主治 安心神，润肝肾，主治惊厥，小儿惊厥，神志不清，腹痛出虚汗，小便不利，有安神镇静的作用。它的气味清香，能透心肾，益脾胃。

柏叶

性味 甘，微温，无毒。

功能主治 主治吐血、鼻出血、痢血、尿血、崩中赤白。轻身益气，使人耐寒暑，祛湿痹，生肌。治冷风导致的关节疼痛及冻疮。烧取汁涂头，黑润发有鬖。敷烫伤，止疼痛祛瘢。做成汤经常服用，杀五脏虫，有益健康。

树脂

功能主治 治身面疣目，同松脂一起研细涂患处，几天后即愈。

用法用量 煎服，10~20克。

用药禁忌 便溏及痰多者慎用。

选购贮存 柏实以颗粒饱满、黄白色、油性大而泛油、无皮壳杂质者为佳。本品易走油变化，贮存忌暴晒。柏叶以叶嫩、青绿色、无碎末者为佳。置于通风干燥处贮存。

本草验方

● **服柏实法**：八月连房取实曝收，去壳研末，每服二钱，温酒下，一日三服。渴即饮水，令人悦泽。又方：加松子仁等份，以松脂和丸。又方：加菊花等份，蜜丸服。又方：用柏子仁二斤（为末，酒浸为膏），枣肉三斤，白蜜、白术末、地黄末各一斤，捣匀，丸弹子大，每嚼一丸，一日三服。百日，百病愈，久服，延年壮神。

● **霍乱转筋**：柏叶捣烂，裹脚上，及煎汁淋之。

● **汤火烧灼**：柏叶生捣涂之，系定二三日，止痛灭瘢。

● **头发不生**：侧柏叶阴干，作末，和麻油涂之。

● **头发黄赤**：生柏叶末一升，猪膏一斤，和丸弹子大。每以布裹一丸，纳泔汁中化开，沐之。一月，色黑而润矣。

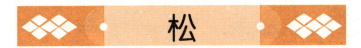

松

别名 松膏，松肪，松香。

松脂

性味 甘、苦，温，无毒。

功能主治 治痈疽恶疮，头疮溃疡白秃及疥疮虫病，安益五脏，常服轻身不老延年。除胃中伏热，咽干，多饮多尿，风痹死肌，其中赤色松脂，主治恶痹。煎成膏有止痛排脓的作用，贴各种脓血疮瘘烂。塞牙孔，治虫齿。还能润心肺，治耳聋，强壮筋骨，利耳目，治白带过多。

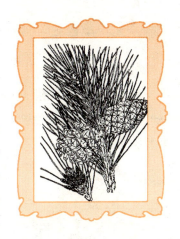

◎用法用量 外用适量。

◎用药禁忌 宜与杀虫剂、杀菌剂、蓝矾配伍使用。

◎选购贮存 以透明、无杂质者为佳。置干燥处保存。

》》本草验方

- **关节酸疼：** 用松脂三十斤，炼五十遍，每取三升，和炼酥三升，搅稠。每天清晨空心服一匙。一天服三次。服药期间，以面食为好。忌食血腥、生冷、酸物。百日病愈。
- **肝虚目泪：** 用炼过的松脂一斤，米二斗，水七斗，曲二斗造酒频饮。
- **风虫牙痛：** 把松脂在滚水中泡化，漱口，痛即止。
- **龋齿有孔：** 有棉裹松脂塞孔中。
- **久聋不听：** 用炼松脂三两，巴豆一两，和捣成丸，薄棉裹定塞耳中，一天二次。
- **一切肿毒：** 用松香八两，铜青二钱，蓖麻仁五钱，同捣作膏，摊贴患处。
- **阴部湿痒：** 用松香末卷入纸筒内，每筒加花椒三粒，油浸三日，令纸筒燃烧滴油，取油搽患处。搽油前，以淘米水把患处洗净。
- **妇人白带：** 松香五两，酒二升，煮干，木臼杵细，酒糊丸梧子大，每服百丸，温酒下。
- **齿黑：** 以松末灰揩之，末雄黄涂龈上百日，神效。
- **刺入肉中，百理不瘥：** 松脂流出如乳头香者，敷上以帛裹。三至五日当有根出，不痛不痒，不觉自安。

松节

别名 黄松木节，油松节，松郎头。

性味 苦，温，无毒。

◎功能主治 治百节久风、风虚脚痹疼痛。用来酿酒治脚软、骨节风。炒焦后治筋骨间病，能燥血中之湿。治风蛀牙痛，煎水含漱，或烧成灰，每日搽揩牙齿，有效。

◎用法用量 煎服，9~15克。外用适量。

◎用药禁忌 阴虚有热者慎用。

◎选购贮存 以个大、质坚硬、不易折断、断面呈刺状、有松节油气、味微苦、棕红色、油性足者为佳。置干燥处保存。

本草验方

● **转筋挛急：** 松节一两（锉如米大），乳香一钱，银石器慢火炒焦，存一至二分性，出火毒，研末。每服一至二钱，热水瓜酒调下。一应筋病皆治之。

● **风热牙痛：** 用油松节如枣大一块（碎切），胡椒七颗，入烧酒，须二至三盏，乘热入飞过白矾少许，噙漱三至五口，立瘥。又用松节二两，槐白皮、地骨皮各一两，浆水煎汤。热漱冷吐，瘥乃止。

● **反胃吐食：** 松节煎酒，细饮之。

● **颠扑伤损：** 松节煎酒服。

松叶

别名 松毛，山顶须，松针。

性味 苦，温，无毒。

功能主治 主治风湿疮，生毛发，安五脏。不饥延年。切细，用水及面饮服，或者捣成粉制成丸服用，可以断谷及治恶瘼。灸冻疮、风疮效果佳。祛风痛脚痹，杀米虫。

用法用量 内服：煎汤，6～15克，鲜品30～60克；或浸酒。外用：适量，鲜品捣敷或煎水洗。

用药禁忌 血虚者忌食。

选购贮存 以中央有长细沟、表面光滑、灰暗绿色、质轻脆、微臭者为宜。置干燥处保存。

本草验方

● **脚气风痹：** 治十二风痹不能行，服更生散四剂，及众疗不得力，服此一剂，便能行远，不过两剂。松叶六十斤细锉，以水四石，煮取四斗九升，以米五斗，酿如常法。别煮松叶汁以渍米并馈饭，泥酿封头，七日发，澄饮之取醉。得此酒力者甚众。

● **风牙肿痛：** 松叶一握，盐一合，酒二升煎漱。

● **大风恶疮：** 猪鬃松叶二斤，麻黄（去节）五两，锉，以生绢袋盛，清酒二斗浸之，春夏五日，秋冬七日。每温服一小盏，常令醺醺，以效为度。

- **预防瘟疫**：有松叶切细，每服一匙，酒送下，一天服三次，能防时疫。
- **中风口斜**：有青松叶一斤，捣成汁，放酒中浸两宿，又在火旁取温一宿，初服半升，渐加至一升，以头面出汗为度。
- **关节风痛**：用松叶捣汁一升，在酒中浸七日，每服一合。一天服三次。
- **脚气风疮**：用松叶六十斤，锉细，加水四石，煮成五斗，和米五斗照常法酿酒。七日后，取酒饮，以醉为度。
- **风牙肿痛**：有松叶一把、盐一合、酒二升，共煎含漱。
- **服食松叶**：松叶细切更研，每日食前以酒调下二钱，亦可煮汁作粥食。初服稍难，久则白便矣。令人不老，身生绿毛，轻身益气。久服不已，绝谷不饥不渴。
- **天行瘟疫**：松叶，细切，酒服方寸匕，日二服，能辟五年瘟。
- **腰痛**：马尾松叶一两，水煎去渣，加冰糖一两调服。每日一剂。
- **三年中风**：松叶一斤，细切，以酒一斗，煮取三升。顿服，汗出立瘥。
- **历节风痛**：松叶（捣汁）一升，以酒三升，浸七日。服一合，日三服。
- **阴囊湿痒**：松毛煎汤，频洗。

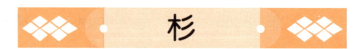

杉

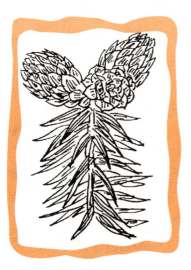

别名 沙木，檠木。

性味 辛，温，无毒。

功能主治 治风毒奔豚，霍乱上气，煎煮汤服。治漆疮，用它煮汤洗患处，没有不好的。苏恭说：煮水浸捋脚气浮肿。服用，治心腹胀痛，去恶气。

叶

功能主治 治风、虫牙痛，则同川芎、细辛煎酒含漱。

子

功能主治：治疝气痛，一岁用一粒，都烧研用酒服。

用法用量：煎汤，15～30克。

用药禁忌：忌久服；体虚者忌服。

选购贮存：以木节小、色泽浅、无斑点、无虫蛀者为佳。置干燥处。

本草验方

- **小腿两侧毒疮黑烂**：用多年老杉木节烧灰，用麻油调匀，中间隔一层薯叶贴上，用布包扎固定，贴数次即好。

- **肺肿音哑**：把杉木烧成炭入碗中，取一个小碗盖住，用汤淋下，拿去小碗饮下。不愈可重做，直到能发音说话为止。

- **脚气肿满**：杉木节一升，橘叶（切细）一升（无叶可用皮代），大腹槟榔一枚，童便三升，共煮成一升半，分两服。

沉香

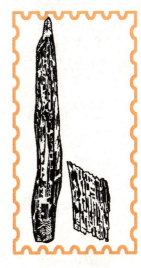

别名：沉水香，蜜香。

性味：辛，温，无毒。

功能主治：主治风水毒肿，祛恶气，心腹痛，霍乱中恶。能清人神，宜酒煮而服。治各种疮肿，宜入膏中。还可调中，补五脏，益精壮阳，暖腰膝，止转筋吐泻冷气，破腹部结块，冷风麻痹，皮肤瘙痒。也能补右肾命门，补脾胃，痰涎，脾出血，益气和神，治上热下寒，气逆喘息，大肠虚闭，小便气淋，男子精冷。

用法用量：煎服，1.5～4.5克，宜后下。或磨汁冲服。入丸、散剂，每次0.5～1克。

🍀**用药禁忌** 本品辛温助热,阴虚火旺者慎用。

🍀**选购贮存** 以身重结实、棕黑油润、无枯废白木、燃之有油渗出、香气浓郁者为佳。置干燥处。

▶▶ 本草验方

● **诸虚寒热（冷痰虚热）**：用沉香、附子（炮）等份,水一盏,煎七分,露一夜,空心温服。

● **胃冷久呃**：沉香、紫苏、白豆蔻仁各一钱,为末。每柿蒂汤服五七分。

● **心神不足（火下降,水不升,健忘惊悸）**：用沉香五钱,茯神二两,为末,炼蜜和丸小豆大。每食后人参汤服三十丸,日二服。

● **肾虚目黑（暖水脏）**：用沉香一两,蜀椒（去目,炒出汗）四两,为末,酒糊丸梧子大。每服三十丸,空心盐汤下。

丁 香

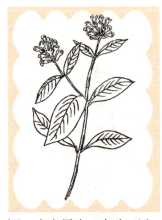

🍀**别名** 丁子香,鸡舌香。

🍀**性味** 辛,温,无毒。

🍀**功能主治** 温脾暖胃,止霍乱壅胀,风毒诸肿,齿疳溃疡。能发各种香味。风疳慝骨,杀虫辟恶去邪。可治乳头花,止五色毒痢,疗五痔。能治口气冷气,冷劳反胃,鬼蓉虫毒；杀酒毒,消胁肋间硬条块；疗肾气奔豚气,阴痛腹痛,壮阳,暖腰膝。能疗呕逆,祛胃寒,理元气。但气血旺盛的人勿服。又可治虚哕,小儿吐泻,痘疮胃虚,灰白不发。

🍀**用法用量** 煎汤,2~5克。

🍀**用药禁忌** 热病及阴虚内热者忌服。

🍀**选购贮存** 以个大、粗壮、鲜紫棕色、香气强烈、油多者为佳。

▶▶ 本草验方

- **突然心痛**：用丁香末，酒送服一钱。
- **朝食暮吐**：用丁香十五个，研为末，加甘蔗汁、姜汁调成丸子，如莲子大，口中噙咽。
- **反胃，气噎不通**：用丁香、木香各一两，每取四钱，水煎服。
- **鼻中息肉**：用棉裹丁香塞鼻内。
- **伤寒呃逆**：丁香一两，干柿蒂（焙）一两，为末，每服一钱，煎人参汤下。
- **干霍乱痛，不吐不下**：丁香十四枚，研末，以沸汤一升和之，顿服。
- **小儿吐泻**：丁香、橘红等份，炼蜜丸黄豆大，水汤化下。
- **小儿冷疳**：母丁香七枚，为末，乳汁和三次，姜汤服之。
- **反胃关格**：丁香、木香各一两，每服四钱，水一盏半，煎一盏，先以黄泥做成碗，滤药汁于内，食前服。

檀 香

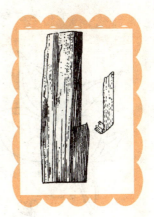

别名 真檀，白檀。

◇ 白檀

性味 辛，温，无毒。

功能主治 主治消风热肿毒。治中恶鬼气，杀虫。煎服，止心腹痛、霍乱、肾气痛。磨水，可涂外肾及腰肾痛处。散冷气，引胃气上升，噎膈吐食。另外，如面生黑子，可每夜用浆水洗拭令赤，再磨汁涂，很好。

◇ 紫檀

性味 咸，寒，无毒。

功能主治 可摩涂风毒。刮末能敷金疮，止血、止痢。

- **用法用量** 煎汤，1.5~3克。
- **用药禁忌** 阴虚火盛，有动血致嗽者忌用。
- **选购贮存** 以表面淡灰黄色、光滑细密、有纵裂纹、有刀削痕、燃烧时香气浓烈者为佳。置干燥处保存。

▶▶ 本草验方

- **心腹冷痛**：白檀香三钱，研为极细的末，干姜五钱。泡汤调下。
- **阴寒霍乱**：白檀香、藿香梗、木香、肉桂各一钱五分，研为极细的末。每用一钱，炒姜五钱，泡汤调下。

乌 药

- **别名** 旁其，矮樟。

根

- **性味** 辛，温，无毒。

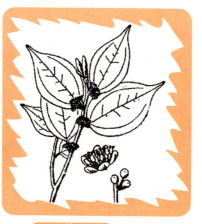

- **功能主治** 主恶心腹痛，蛊毒疰忤鬼气，宿食不消，天行疫瘴，膀胱肾间冷气攻冲背膂，妇人血气，小儿腹中诸虫。治一切气，除一切冷，霍乱，反胃吐食泻痢，痈疖疥疠，并解冷热，其功不可悉载。治猫、犬百病，并可磨服。理元气。治中气脚气疝气，气厥头痛，肿胀喘急。止小便频数及白浊。
- **用法用量** 煎服，3~9克。
- **用药禁忌** 气虚及内热证患者禁服；孕妇及体虚者慎服。
- **选购贮存** 以个大、肥壮、质嫩、折断面香气浓郁者为佳；质老、不呈纺锤形的直根，不供药用。置干燥处保存。

本草验方

● 一切气、一切冷，补五脏，调中壮阳，暖腰膝，去邪气，冷风麻痹，膀胱、肾间冷气，攻冲背膂，俯仰不利，风水毒肿，吐泻转筋，癥癖刺痛，恶心腹痛，鬼气痊忤，天行瘴疫，妇人血气痛：用天台乌药一百两，沉香五十两，人参三两，甘草煎四两，为末。每服半钱，姜盐汤空心点服。

● 一切气痛：不拘男女，冷气、血气、肥气、息贲气、伏梁气、奔豚气、抢心切痛、冷汗、喘息欲绝。天台乌药（小者，酒浸一夜，炒）、茴香（炒）、青橘皮（去白，炒）、良姜（炒）等份，为末。温酒、童便调下。

● 脚气掣痛：初发时即取土乌药，不犯铁器，布揩去土，瓷瓦刮屑，好酒浸一宿，次早空心温服，溏泄即愈。入麝少许，尤佳。痛入腹者，以乌药同鸡子瓦罐中水煮一日，取鸡子，切片蘸食，以汤送下，甚效。

● 嘲喉闭痛：生乌药（即矮樟根）一盏，先嚼后咽，吐出痰涎为愈。

● 心腹气痛：乌药（水磨浓汁）一盏，入橘皮一片，苏一叶，煎服。

乳 香

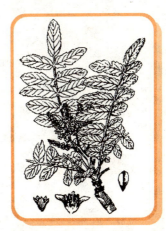

别名 薰陆香，马尾香，天泽香，摩勒香。

性味 辛、苦，微温，无毒。

功能主治 治耳聋，中风，口噤不语，妇人血气，止大肠泄澼，疗各种疮，使疮疡内消，能发酒，理风冷。下气益精，补腰膝，治肾气，止霍乱，冲恶中邪气，心腹痛。煎膏，止痛生肌，治失眠。补肾，定各经络之痛。消痈疽诸毒，托里护心，活血定痛伸筋，治妇人难产折伤。

用法用量 煎汤，3～10克。

用药禁忌 孕妇忌服。

选购贮存 以淡黄色、颗粒状、半透明、无砂石及及树皮杂质、粉末黏手、气芳香者为佳。置干燥处。

本草验方

- 口目歪斜：乳香烧烟熏患处，以顺其血脉。
- 心气痛：乳香三两，茶叶四两，共研末，加冬季鹿血和成如弹子大的丸子。每服一丸，温醋化下。
- 呃逆不止：用乳香同硫黄烧烟频嗅。
- 梦遗：用拇指大的乳香一块，卧时细嚼，含至三更时咽下。三五次见效。
- 风虫牙痛：用乳香细嚼咽汁。又方：用乳香、川椒各一钱，共研细，化蜡和成丸，塞病齿孔中。又方：用乳香、巴豆，等份研细，化蜡和成丸子，塞孔中。
- 阴茎肿痛：用乳香、葱白等份，捣烂敷涂。

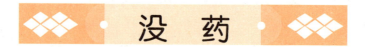

没 药

别名 末药。

性味 苦，平，无毒。

功能主治 入十二经络，散积聚之气，疏通瘀滞之血，消肿止痛，活血生肌。妇女产后血气郁滞诸证，破癥瘕，产后胞衣不下。各类疼痛，痈疽溃疡不是瘀血而是由血虚造成的，一并忌用。

用法用量 煎汤，3~10克。

用药禁忌 无瘀滞者及孕妇不宜用。

选购贮存 以块大、棕红色、香气浓、杂质少者为佳。置阴凉干燥处保存。

本草验方

- 关节疼痛：用没药末半两，虎胫骨（酥炙，研末）三两，和匀，每服二钱，温酒调下。

● **筋骨损伤**：用米粉四两，炒黄，加入没药、乳香末各半两，酒调成膏，摊贴痛处。

● **刀伤**：用乳香、没药各一钱，以童便半碗、酒半碗，温化服下。

● **妇女血运**：用没药末一钱，酒送服。

● **产后恶血**：用没药、血竭末各一钱、童便、温酒各半碗，煎开后送服。过一阵再服一次，恶血自下。

● **小儿盘肠气痛**：没药、乳香等份，为末，以木香磨水煎沸，调一钱服，立效。

● **心脾气痛**：没药、延胡索、五灵脂、草果各等份，为末，每服三钱，热酒调服。

樟 脑

别名 韶脑。

性味 辛，热，无毒。

功能主治 其能开通关窍，行散滞气，驱除秽浊邪气。治疗霍乱心腹疼痛、寒湿脚气、疥癣瘙痒、龋齿，能杀虫。放置于鞋中，能除脚的臭气。

用法用量 入丸、散，0.06~0.15克，不入煎剂。

用药禁忌 气虚者忌服。皮肤过敏者慎用。

选购贮存 以色白、纯净、透明、颗粒状、无杂质、气味浓者佳。置干爽处保存。

本草验方

● **牙齿虫痛**：又方：用樟脑、黄丹、肥皂（去皮核）等份研匀，加蜜调成丸子，塞病齿孔中。

● **小儿秃疮**：用樟脑一钱，花椒二钱，芝麻二两，共研为末，涂搽患处。

● **脚气肿痛**：用樟脑二两，乌头三两，共研为末，加醋做成丸子，如弹子大。每次取一丸，放足心下踏住，再用微火烘脚，脚上盖覆加暖，汗出如涎，即见效。

芦荟

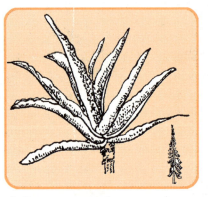

别名 卢会、奴会或劳伟。即木脂。

性味 苦,寒,无毒。

功能主治 清热,杀虫,祛肝火,明目,祛心热,除烦。治小儿惊痫。外敷慝齿患处。吹入鼻中,可治脑疳,除鼻痒。脾胃虚弱患者忌用。

用法用量 入丸、散,或研末入胶囊,0.6~1.5克。

用药禁忌 脾胃虚弱、食少便溏及孕妇忌用。每人每天不宜超过15克,孕妇、老人和儿童食用芦荟时更要谨慎。

选购贮存 老芦荟显黄棕色、红棕色或棕黑色;质坚硬,不易破碎,断面蜡样,无光泽,遇热不易溶化。新芦荟显棕黑色而发绿,有光泽,黏性大,遇热易溶化;质松脆,易破碎,破碎面平滑而具玻璃样光泽;有显著的酸气,味极苦。

▶▶ 本草验方

- **湿癣**:用芦荟一两,炙甘草半两,共研为末,先以温浆水洗癣,擦干后敷上药末,有奇效。
- **小儿脾疳**:用芦荟、使君子,等份为末,每服一二钱,米汤送下。
- **虫牙**:用芦荟研末敷上。
- **经行吐血衄血**:芦荟、阿胶、香附各二钱,生地黄、白芍、泽泻、当归、炒栀子、侧柏叶、白茅根各三钱,甘草一钱,加水煎沸15分钟,滤出药液,再加水煎20分钟,去渣,两煎药液对匀,分服,每天一剂。
- **小儿低热,食欲不振**:芦荟、炮姜、丁香、肉桂各三钱,茯苓一两一同制细末,每次服一分,每日三次。
- **青光眼**:芦荟、牵牛子、丁香各一两六钱、磁石三两,一同研磨成细末,混合均匀装入空胶囊内,每天早晚饭后半个时辰服,每服四粒。

二、乔木类

厚朴

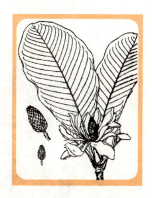

别名 烈朴，赤朴，厚皮，重皮。

性味 （皮）苦，温，无毒。

功能主治 主治中风伤寒，头痛寒热惊悸，气血痹，死肌，祛三虫。温中益气，消痰下气。疗霍乱及腹痛胀满，胃中冷逆，胸中呕不止。泄痢淋露，除惊，祛留热心烦满，厚肠胃。健脾，治反胃，霍乱转筋，冷热气。泻膀胱及五脏一切气，止妇人产前产后腹脏不安，杀肠中虫，明耳目，调关节。治积年冷气，腹内雷鸣虚吼，宿食不消。祛结水，破宿血，化水谷，止吐酸水，大温胃气，治冷痛，主病人虚而尿白。主肺气胀满，膨而喘咳。

用法用量 煎汤，3~10克。

用药禁忌 忌与豆同食，妊娠忌服。

选购贮存 以皮粗肉细、肉色深紫、油性大、香味浓、味苦辛微甜、咀嚼无残渣者为佳。

≫ 本草验方

● **腹胀脉数**：用厚朴半斤，枳实五枚，以水一斗二升，煎取五升，入大黄四内，再煎三升。温服一升，转动更服，不动勿服。

● **腹痛胀满**：用厚朴半斤（制），甘草、大黄各三两，枣十枚，大枳实五枚，桂二两，生姜五两，以水一斗，煎取四升。温服八合，日三服。呕者，加半夏五合。

● **下痢水谷**（久不瘥者）：厚朴三两，黄连三两，水三升，煎一升，空心细服。

● **大肠干结**：厚朴生研，猪脏（煮）捣和丸梧子大。每姜水下三十丸。

● **尿浑白浊**（心脾不调，肾气浑浊）：用厚朴（姜汁炙）一两，白茯苓一钱，水、酒各一碗，煎一碗，温服。

● **月水不通**：厚朴三两（炙，切），水三升，煎一升，分二服，空心饮。不过三四剂，即可见效。

杜 仲

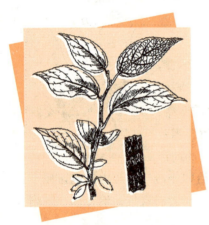

别名 思仲，思仙，木棉。

性味 辛，平，无毒。

功能主治 能治腰脚酸痛，不能落地。主治腰膝痛，益精气，壮筋骨，强意志。另可除阴部痒湿和小便淋漓不尽。久服轻身耐老。王好古说：能补肝润燥。

用法用量 煎汤，6～15克。

用药禁忌 阴虚火旺者慎服。

选购贮存 以皮厚而大，外面黄棕色，内面黑褐色而光，折断时白丝多者为佳，置于通风干燥处。

▶▶ 本草验方

● **肾虚腰痛**：用杜仲去皮炙黄一大斤，分作十剂。每夜取一剂，以水一大升，浸至五更，煎三分减一，取汁，以羊肾三四枚切下，再煮三五沸，如作羹法，和以椒、精盐，空腹顿服。圣惠方：入薤白七茎。篋中方：加五味子半斤。

● **产后诸疾**（及胎脏不安）：杜仲去皮，瓦上焙干，木臼捣末，煮枣肉和丸弹子大。每服一丸，糯米饮下，日二服。

梧桐

别名 榇。

叶

功能主治 恶蚀疮着阴。消肿毒，生发。

用法用量 煎汤，10~30克。

子

性味 甘，平，无毒。

功能主治 捣成汁涂于头部，拔去白发根，必然生出黑发来。和鸡蛋烧存性，研成末掺，治小儿口疮。

用法用量 煎汤，3~9克。

皮

功能主治 烧存性研末和乳汁，治肠痔。

花

性味 平，苦，无毒。

功能主治 利湿消肿，清热解毒。治水肿、小便不利、无名肿毒、创伤红肿、头癣、汤火伤。

用法用量 煎汤，6~15克。

用药禁忌 忌多食、生食。咳嗽多痰者忌食。

选购贮存 （子）以个大、饱满、棕色者为佳；（叶）以叶大、完整、色棕绿者为佳。（花）以花片完整、干净者为佳。置通风干燥处保存。

▶▶ 本草验方

- **背痛**：取新鲜梧桐叶，将其清洗干净，再用银针密刺细孔，放入醋中浸，用整叶敷贴患部即可。
- **痔疮**：梧桐叶七张，硫黄五分，加入水、醋各半煎汤，先熏后洗。
- 刀伤出血：梧桐叶研成细末，外敷伤口。
- 烧烫伤：梧桐花研粉调涂。

 槐

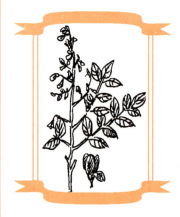

别名 櫰。

实

性味 苦，寒，无毒。

功能主治 主治五脏邪热，久服聪耳明目、轻身，使人肌肤润泽，精力旺盛，不易衰老，益气，头发不白，延年益寿。治五种痔疮及瘘，在七月七日摘取槐实，捣成汁用铜器盛装，每日煎制成米粒大小的丸，放入肛门中，每天换三次药即可痊愈，又能堕胎及催化。还可以用来生发，使头发不变白而长生。

用法用量 煎汤，5~15克。

用药禁忌 脾胃虚寒及孕妇忌服。

本草验方

- 大肠脱肛：槐角、槐花各等份，炒为末。用羊血蘸药，炙熟食之，以酒送下。猪腰子（去皮）蘸炙亦可。
- 内痔，外痔：用槐角子一斗，捣汁晒稠，取地胆为末，同煎，丸梧桐子大，每次服十丸。兼作挺子，纳下部；或以苦参末代地胆亦可。
- 目热昏暗：槐子、黄连（去须）各二两，为末，蜜丸梧桐子大。每浆水下二十丸。日二服。

花

性味 苦，平，无毒。

功能主治 治五痔，心痛眼红，杀腹脏中虫，疗皮肤风热，肠风下血，赤白痢疾，一并炒后研成末服用。凉大肠。炒香之后频繁咀嚼，治失声及喉痹，又可以治疗吐血、鼻出血，崩中漏下。

用法用量 煎汤，5~10克。

用药禁忌 脾胃虚寒者忌服。

➤ 本草验方

- **鼻血不止**：用槐花、乌贼骨等份，半生半炒，研为末，吹入鼻内。
- **尿血**：用槐花（炒）、郁金（煨）各一两，共研为末。每服二钱，淡豉汤送下。立效。
- **中风失音**：炒槐花，三更后仰卧嚼咽。
- **白带不止**：用槐花（炒）、牡蛎（煅），等份为末。每服三钱，酒送下。

叶

性味 苦，平，无毒。

功能主治 煎汤，治小儿惊痫壮热、疥癣及疔肿。皮、茎同用。邪气产难绝伤，及瘾疹牙齿诸风，采嫩叶食。

用法用量 煎汤，10~15克。

用药禁忌 脾胃虚弱者忌食。忌多食。

➤ 本草验方

- **霍乱烦闷**：槐叶、桑叶各一钱，炙甘草三分，水煎服之。
- **肠风痔疾**：用槐叶一斤，蒸熟晒干研末，煎饮代茶。久服明目。

皮

性味 平，苦，无毒。

功能主治 治中风及皮肤恶疮，浴男子阴疝肿大，浸洗五痔、恶疮和妇人阴部痒痛。煮汁漱口可治口腔溃疡出血。

用法用量 煎汤，6~15克。

用药禁忌 忌过食。

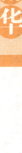

本草验方

- **中风身直，眼能转动**：将槐皮（黄白者）切细，加酒或水六升，煮成二升，分次服。
- **风虫牙痛**：用槐树白皮一把，切细，加酪一升煮过，去渣，放一点盐，含漱。
- **蠷螋恶疮**：用槐白皮浸醋中，半日后洗患处。

柳

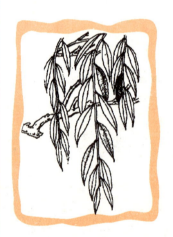

别名 小杨、杨柳。

柳华（柳絮）

性味 苦，寒，无毒。

功能主治 能治疗风水黄疸，面热黑等病证。痂疥不断发展恶疮金疮。柳实：主溃痈，逐脓血；子汁：疗渴；华：主止血，治湿痹，四肢挛急，膝痛。

用药禁忌 忌多食。

本草验方

- **吐血，咯血**：柳絮焙研，米汤送服一钱，有大效。
- **金刃出血**：柳絮封创口即止。
- **口腔黏膜及牙龈溃烂**：未成絮的柳花烧存性，加麝香少许吹于患处。
- **脚多湿汗**：用柳华垫在鞋内及袜内。

叶、柳芽

性味 苦，寒，无毒。

功能主治 患恶疥、痂疮，煎煮柳汁叶洗患处，马上可愈。又能治疗心腹内血，止痛。煎柳叶水，洗漆疮。治流行热病、骨蒸下气。煎柳叶膏，能接筋骨，长肌止痛。主治吞服金石发大热，烫火疮人腹热闷，以及疔疮，疗白浊，解丹毒。

用药禁忌 忌多食。

▶▶ 本草验方

- **小便白浊**：用清明柳叶煎汤代茶，以愈为度。
- **小儿丹毒**：用柳叶一斤，加水一斗，煮取汁三升，洗患处。一天洗七八次为宜。
- **眉毛脱落**：用垂柳阴干，研末，放在铁器中加姜汁调匀，每夜涂抹眉部。
- **无名恶疮**：用柳叶或皮，水煮汁。加少许盐洗患处。
- **漆疮**：用柳叶煎水洗。

根、根白皮

性味 寒，苦，无毒。

功能主治 祛风利湿，消肿止痛。主治风湿骨痛、风肿瘙痒、黄疸、淋浊、乳痈、疔疮、牙痛、烫伤。

用药禁忌 忌多食。

▶▶ 本草验方

- **脾胃虚弱，食欲不振，病似反胃噎膈**：取新柳枝一大把，熬汤，煮小米作饭。加酒、面作饭滚成珠子，晒干，装袋中悬挂通风处。用时，烧滚水随意下米，待米浮起查看无硬心则为米熟。一次吃完。稍久，面和米就会分散了，这样制成的米，名"络索米"。
- **走注气痛**（身上忽有一处如被人打痛，痛处游走不定，有时觉痛和极冷）：用白酒煮杨柳白皮趁热熨痛处。
- **齿龈肿痛**：用垂柳枝、槐白皮、桑白皮、白杨皮等份，煎水，热含冷吐。又方：用柳枝、槐枝、桑枝，煎水熬膏，加姜汁、细辛、川芎末，调匀擦牙。
- **风虫牙痛**：用杨柳白皮一小块含嚼，取汁渍齿根，几次即愈。又方：用柳枝一握，锉碎，加盐少许，浆水煎含，甚效。又方：柳枝（锉细）一升，大豆一升，合炒至豆熟，加清酒三升泡三天后，含漱吐涎。

- **汤火灼疮**：用柳皮烧灰涂搽。亦可用根白皮煎猪油涂搽。
- **痔疮如瓜，肿痛如火燎**：用柳枝煎浓汤洗后，艾灸三五壮，大泻脓血即愈。

白杨

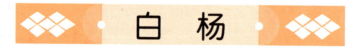

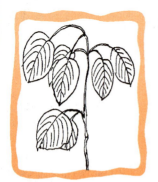

别名 独摇。

木皮

性味 苦，寒，无毒。

功能主治 主治毒风脚气肿，四肢缓弱不随，毒气游散在皮肤中，痰癖等，酒渍服之。祛风痹宿血，折伤，血沥在骨肉间，痛不可忍，及皮肤风瘙肿，杂五木为汤，浸损处治扑损瘀血，并煎酒服。煎膏，可续筋骨。煎汤日饮，煎浆水入盐含漱，治口疮。煎水酿酒，消瘿气。

枝

性味 苦，寒，无毒。

功能主治 消腹痛，治嘴唇疮。

用法用量 内服：浸汤，9～15克；或浸酒；外用：适量，捣敷，或烧灰研末调敷。

用药禁忌 无湿热瘀滞者禁服。

选购贮存 以呈青灰色或暗灰色、皮孔明显者为佳。置于干燥处保存。

本草验方

- **筋骨断折**：煎制成药膏，可以接续折断了筋骨。
- **牙痛**：煎醋后含漱，可以治愈牙痛。
- **瘿气**：用煎的水酿成酒，消瘿气。

- 口疮：煎成浆水加盐后含漱，可治口疮。
- 口吻烂疮：白杨嫩枝，铁上烧成灰，和油敷患处。
- 面色不白：白杨皮十八两，桃花一两，白瓜子仁三两，研为末。每服方寸匕，一日三服。五十日，面和手足都会变白。

皂荚

别名 皂角，鸡栖子，乌犀，悬刀。

性味 辛、咸，温，有小毒。

功能主治 能治风痹肌肉僵硬、眼见风流泪，通利九窍。能治腹部胀满，消食积，治咳嗽、妇人胞衣不下，能明目益精。可用于沐浴，但不入汤剂。能通利关节，消除头风，消痰杀虫，治疗骨蒸潮热，增进食欲，治疗中风牙关紧闭。能破癥块，止腹痛，堕胎。

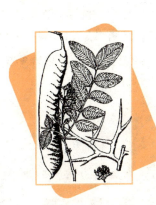

用法用量 煎汤3～10克，外用适量，醋煎涂患处。

用药禁忌 孕妇、体虚及有出血倾向者禁服。

选购贮存 以肥厚、色紫褐者为佳。置于干燥处保存。

本草验方

- 中暑不省：皂荚一两（烧存性），甘草一两（微炒），为末，温水调一钱，灌之。
- 咽喉肿痛：牙皂一挺（去皮，米醋浸炙七次，勿令太焦），为末，每吹少许入咽，吐涎即止。
- 一切痰气：皂荚（烧存性），萝卜子（炒）等份，姜汁入炼蜜丸梧子大。每服五十至七十丸，白汤下。
- 脚气肿痛：皂角、赤小豆为末，酒、醋调，贴肿处。
- 风热牙痛：皂角一挺去子，入盐满壳，仍加白矾少许，黄泥固济，煅研，日擦之。

子

性味 辛，温，无毒。

功能主治 炒后，舂去赤皮，用水泡软，把它煮熟，糖渍而吃，可疏导五脏热气瘀积。嚼食，可治痰膈吐酸，又有和血润肠的作用。

本草验方

- 腰脚风痛，不能履地：用皂角子一千二百个，洗净，以酥少许熬香，研末，加蜜做成如梧桐子大的丸子。每服三十丸，空心以蒺藜子、酸仁汤送服。

- 大肠虚秘（时泻时秘）：治方同上，服至百丸，以通为度。

- 下痢不止：用皂角子瓦焙为末，加米糊和成如梧桐子大的丸子。每服四五十丸，陈茶送服。

刺

性味 辛，温，无毒。

功能主治 米醋熬嫩刺作煎，涂疮癣有奇效。

本草验方

- 小便淋闭：皂角刺（烧存性）、破故纸等份，为末。无灰酒服。

- 妇人乳痈：皂角刺（烧存性）一两，蚌粉一钱，和研。每服一钱，温酒下。

榆

别名 零榆。

白皮

性味 甘，平，滑利，无毒。

功能主治 主治小便不通，利水道，除邪气，长期服用，益气力，使身体轻快不饥饿，榆荚的效果更好。治疗肠胃邪热气，消肿，治小儿头疮。通经脉。捣出黏汁，用来敷癣疮。能滑胎，利五种淋病。治鼻喘，治失眠。用生榆皮捣烂，调和三年的陈醋渣，可用来封突患的赤肿，妇女乳肿，每天换药六七次，有效。利窍，行湿热，行津液，消痈肿。

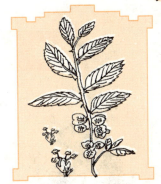

用法用量 煎汤，9～15克。

用药禁忌 脾胃虚寒者慎服。

选购贮存 质韧、皮薄均匀为佳。置于阴凉干燥处保存。

本草验方

● **鼽喘不止**：用榆白皮阴干，焙为末，每天清晨和晚上用末二钱、水五合，煎成胶状服下。

● **虚劳白浊**：用榆白皮二升，加水二斗，煮成五升，分五次服下。

● **口渴多尿**：用榆皮二斤，去黑皮，加水一斗，煮成二升。每服三合，一天服三次。

● **身体突然浮肿**：用榆皮捣为末，同米煮粥吃，以小便能畅为效。

● **头、身长疮**：用榆白皮研为末，调油涂搽。

榆叶

性味 甘，平，滑利，无毒。

功能主治 嫩叶作羹及炸食，消水肿，利小便，下石淋，压丹石。暴干为末，淡盐水拌，或炙或晒干，拌菜食之，亦辛滑下水气。煎汁，洗酒齄鼻。同酸枣仁等份蜜丸，日服，治胆热虚劳不眠。

用法用量 煎汤，5～10克。

用药禁忌 脾胃虚寒者慎服。

选购贮存 以叶完整、色棕绿者为佳。置于阴凉处。

本草验方

● **胆热虚劳不眠**：用榆叶、酸枣仁等份，加蜜做成丸子，每日服适量。

● **酒渣鼻**：榆叶煎汁常洗。

合 欢

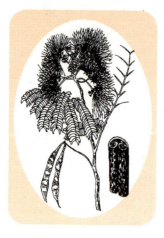

别名 合昏，青裳，乌赖树，萌葛，夜合。

木皮

性味 甘，平，无毒。

功能主治 主安五脏，宁心志，令人欢乐没有忧。聪耳明目、轻身，使人肌肤润泽，精力旺盛，不易衰老。

用法用量 煎汤，10～15克。

用药禁忌 风热自汗及外感不眠者忌用。

选购贮存 以皮薄均匀、嫩而光润者为佳。置干燥处。

本草验方

- **扑损折骨**：夜合树皮（即合欢皮，去粗皮，炒黑色）四两，芥菜子（炒）一两，为末。每服二钱，温酒卧时服，以滓敷之，接骨甚妙。
- **肺痈**：取合欢皮一掌大，加水三升，煮至一半，分两次服。
- **发落不生**：合欢木灰二合，墙衣五合，铁精一合，水萍末二合，研匀，生油调涂，一夜一次。

花

性味 平，苦，无毒。

功能主治 解郁安神。用于心神不安、忧郁失眠。

用法用量 煎汤，3～9克。

用药禁忌 阴虚津伤者慎用。

选购贮存 以身干色黄、无泥染、花不碎者为佳。置干燥处保存。

棕榈

别名 栟榈。

笋及子花

性味 苦、涩，平，无毒。

功能主治 治涩肠，止泻痢、肠风和白带过多，另可养血，又认为有小毒，刺人的咽喉，不可轻易吃。

皮

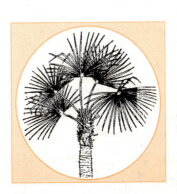

性味 苦、涩，平，无毒。

功能主治 止鼻衄、吐血，破癥，治肠风赤白痢，崩中带下，烧存性用。主金疮疥癣，生肌止血。

用法用量 煎汤，10～15克。

用药禁忌 出血诸证、瘀滞未尽者不宜独用。

选购贮存 以无粗皮、无杂质及陈久者为佳。置干燥处保存。

本草验方

- **鼻血不止**：棕榈灰，随左右吹之。
- **血崩不止**：棕榈皮烧存性，空心淡酒服三钱。一方：加煅白矾等份。
- **血淋不止**：棕榈皮（半烧半炒）为末，每服二钱，甚效。
- **下血不止**：棕榈皮半斤，栝楼一个，烧灰。每服二钱，米饮调下。
- **水谷痢下**：棕榈皮烧研，水服方寸匕。
- **大肠下血**：棕笋煮熟后切成片，晒干制成末，用蜜汤或酒服一二钱。
- **功能性子宫出血**：棕榈炭、阿胶、白术、荆芥、当归各三钱，海螵蛸、伏龙肝各六钱，黄芪五钱，党参、熟地黄各四钱，天门冬三钱，茜草、续断、连房炭、甘草各二钱，水煎服，每日一剂。

巴豆

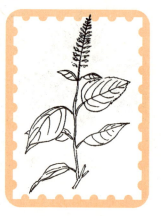

别名 巴菽，刚子，老阳子。

性味 辛，温，有毒。

功能主治 开通闭塞，泄壅滞，利肠道和尿道，祛恶肉杀虫，通利关窍。可治伤寒温疟寒热，大腹水胀，女子月闭烂胎，金疮脓血，风歪耳聋，喉痹牙痛，水肿，痿痹。可排脓消肿，除风补劳。服用太多中巴豆毒后，可用冷水、黄连汁、大豆汁解。

用法用量 巴豆霜入丸、散，0.1~0.3克。

用药禁忌 无寒实积滞者、孕妇及体弱者忌服。

选购贮存 以个大、饱满、无杂质者为佳。置干燥处保存。

本草验方

● **一切积滞**：巴豆一两，蛤粉二两，黄檗三两，为末，水丸绿豆大。每水下五丸。

● **气痢赤白**：巴豆一两，去皮、心，熬研，以熟猪肝丸绿豆大，空心米饮下三、四丸，量人用。

● **夏月水泻不止**：巴豆一粒，针头烧存性，化蜡和作一丸，倒流水下。

● **解中药毒**：巴豆（去皮，不去油）、马牙消等份，研丸，冷水服一弹丸。

● **二便不通**：巴豆（连油）、黄连各半两，捣作饼子。先滴葱、盐汁在脐内，安饼子上，灸二七壮，取利为度。

● **疣痣黑子**：巴豆一钱（石灰炒过），人信一钱，糯米五分（炒），研点之。

● **一切恶疮**：巴豆三十粒，麻油煎黑，去豆，以油调硫黄、轻粉末，频涂取效。

● **小儿痰喘**：巴豆一粒，杵烂，棉裹塞鼻，男左女右，痰即自下。

三、灌木类

桑

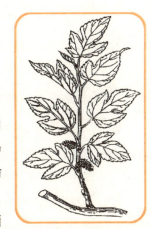

别名 葚。

桑白皮

性味 甘，寒，无毒。

功能主治 主治伤中，五劳六损，羸瘦，崩中绝脉，补虚益气。祛除肺中水气，唾血热渴，水肿腹满腹胀，利水道，祛寸白虫，可以缝合金疮。治肺气喘满，虚劳客热头痛，内补不足。煎煮汁液内服，利五脏。入剂中用，下一切风气水气。调中下气，消痰止渴，开胃下食，杀腹脏虫，止霍乱吐泻。研取汁液，治疗小儿受惊，以及敷治鹅口疮，极有效。泻肺，利大小肠，降气散血。

用法用量 煎汤，9~15克。

用药禁忌 肺虚无火力、便多及风寒咳嗽者忌服。

▶▶ 本草验方

- **咳嗽吐血**：用新鲜桑根白皮一斤，浸淘米水中三宿，刮去黄皮，锉细，加糯米四两，焙干为末。每服一钱，米汤送下。

- **消渴尿多**：用入地三尺的桑根，剥取白皮，炙至黄黑，锉碎，以水煮浓汁，随意饮服，亦可加一点米同煮，但忌用盐。

- **跌伤**：用桑根白皮五斤，研为末，取一升，煎成膏，敷伤处，痛即止。亦无宿血。
- **刀伤成疮**：用新桑白皮烧灰，与马粪调匀涂疮上，换药数次即愈。
- **发枯不润**：用桑根白皮、柏叶各一斤，煎汁洗头，有效。

皮中白汁

功能主治 小儿口疮白漫漫，拭净涂之便愈。又涂金刃所伤燥痛，须臾血止，仍以白皮裹之。甚良。取枝烧沥，治大风疮疥，生眉、发。

本草验方

- **小儿鹅口**：桑白皮汁和胡粉涂之。
- **解百毒气**：桑白汁一合服之，须臾吐利自出。
- **破伤中风**：桑沥、好酒，对和温服，以醉为度。醒服消风散。

桑葚

性味 酸，甘，性寒，无毒。

功能主治 单独吃可以治愈消渴，利五脏关节，通血气。平时多采收些晒干制成末，做成蜜丸每天服，使人不感到饥饿，并可以镇魂安神，令人聪明，头发不白，延年不老。捣成汁饮，解酒毒。酿成酒服，利水气消肿。

用法用量 煎汤，9～15克。

用药禁忌 脾胃虚寒作泄者忌服。

本草验方

- **水肿胀满**：用桑心皮切细，加水二斗，煮至一斗，放入桑葚，再煮取五升，和糯米饭五升酿酒饮服。此方叫做"桑葚酒"。
- **结核**：用黑熟的桑葚二斗，取汁，熬成膏。每服一匙。白汤调服。一日服三次，此方叫做"文武膏"。

桑叶

性味 苦、甘，寒，有小毒。

功能主治 主治除寒热出汗。汁能解蜈蚣毒。煎浓汁服，除脚气水肿，利大小肠，止霍乱腹痛，也可以用干叶来煮。炙热后煎饮，能代替茶止渴。煎饮可以利五脏，通关节，下气。而嫩叶煎酒服，可治一切风。蒸熟捣烂风痛出汗，及扑损瘀血。揉烂可涂蛇虫咬伤。研成汁治金疮以及小儿口腔溃疡。

用法用量 煎汤，4.5~9克。

用药禁忌 肝燥者忌用。

本草验方

- **青盲**：取青桑叶焙干研细，煎汁乘热洗目，坚持必效。有患此病二十年者。照此洗浴，双目复明。
- **风眼多泪**：取冬季不落的桑叶，每日煎汤温洗。或加芒硝亦可。
- **眼红涩痛**：用桑叶研末，卷入纸中烧烟熏鼻，有效。
- **头发不长**：用桑叶、麻叶煮淘米水沐头。七次后，发即速长。
- **汤火伤疮**：用经霜桑叶烧存性，研为末，油调敷涂。数日可愈。
- **手足麻木，不知痛痒**：用霜降后桑叶煎汤频洗。

桑枝

性味 苦，平，无毒。

功能主治 主治遍体风痒干燥，水气、脚气、风气、四肢拘挛，上气眼晕，肺气咳嗽，消食利小便。久服轻身，聪明耳目，令人光泽。疗口干及痈疽后渴，用嫩条细切一升，熬香煎饮，亦无禁忌。久服，终身不患偏风。

用法用量 煎汤，15~30克。

用药禁忌 孕妇忌服。

本草验方

- **水气脚气**：桑条二两，炒香，以水一升，煎二合。每日空心服之，亦无禁忌。
- **解中蛊毒**：令人腹内坚痛，面黄青色，淋露骨立，病变不常。桑木心（锉）一斛，着釜中，以水淹令有上三寸，煮取二斗，澄清，微火煎得五升，空心服五合，则吐蛊毒出也。
- **紫白癜风**：桑枝十斤，益母草三斤，水五斗，慢火煮至五斤，去渣再煎成膏。每卧时温酒调服半合，以愈为度。

栀 子

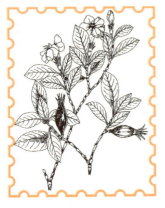

别名 木丹，越桃，鲜支。

性味 苦，寒，无毒。

功能主治 主五内邪气，胃中热气，面赤酒疱糟鼻，白癞赤癞疮疡。疗目赤热痛，胸心大小肠大热，心中烦闷。祛热毒风，除时疾热，解五种黄病，利五淋，通小便，解消渴，明目。主中恶，杀䗪虫毒。解玉支毒。主喑哑，紫癜风。治心烦懊恼不得眠，脐下血滞而小便不利。泻三焦火，清胃脘血，治热厥心痛，解热郁，行结气。治吐血衄血，血痢下血血淋，损伤瘀血，及伤寒劳复，热厥头痛，疝气，汤火伤。

用法用量 煎汤，6~9克。

用药禁忌 脾虚便溏者忌服。

选购贮存 以皮薄、饱满、色红黄者为佳。置干燥处保存。

▶▶ 本草验方

- **鼻血：** 用山栀子烧灰吹入鼻中，屡试皆效。
- **小便不通：** 用栀子仁十四个，独头蒜一个，盐少许，捣烂贴脐上及阴囊，过一会即通。
- **胃脘火痛：** 用大栀子七枚（或九枚）炒焦，加水一盏，煎至七成，加入生姜汁饮下，痛立止。如此病复发，还要加服玄明粉一钱，才能止痛。
- **赤眼肠秘：** 用山栀子七个，钻孔煨熟，加水一升，煎至半升，去渣，放入大黄三钱，温服。
- **伤折肿痛：** 用栀子、白面同捣烂，敷涂痛处，甚效。
- **汤烫火烧：** 用栀子末和鸡蛋清调浓敷涂。
- **热水肿疾：** 山栀子仁炒研，米饮服三钱。若上焦热者，连壳用。

酸 枣

别名 山枣。

性味 (枣仁) 酸，平，无毒。

功能主治 治心腹寒热、邪结气聚、四肢酸痛湿痹。久服安益五脏，轻身延年。可治烦心不得眠、脐上下痛、血转九泄、虚汗烦渴等。补中益肝气，坚筋骨，助阴气，能使人肥健。治筋骨风，用炒酸枣仁研成末汤服。

用法用量 煎汤，6~15克。

用药禁忌 凡有实邪郁火及患有滑泄证者慎服。

选购贮存 以粒大、饱满、有光泽、外皮红棕色、种仁色黄白者为佳。置干燥处保存。

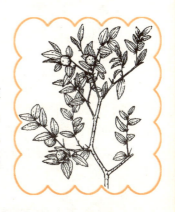

▶▶ 本草验方

- **胆虚不眠（心多惊悸）**：用酸枣仁一两，炒香，捣为散。每服二钱，竹叶汤调下。又方：再加人参一两，辰砂半两，乳香二钱半，调入蜜做成丸子服下。

- **惊悸不眠**：用酸枣仁二升，茯苓、白术、人参、甘草各二两，生姜六两，加水八升，煮成三分，分次服。此方称"酸枣仁汤"。

- **盗汗**：用酸枣仁、人参、茯苓，等份为末，每服一钱，米汤送下。

金樱子

别名 山石榴，金罂子，刺橄榄。

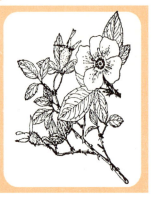

花

性味 酸、涩,平,无毒。

功能主治 治各种腹泻,驱肠虫。和铁物混合捣成粉末,有染须发的作用。

叶

性味 酸、涩,平,无毒。

功能主治 治痈肿,嫩叶研烂,加少量盐涂于患处,留出一头泄气的孔。另可止金疮出血,五月五日采叶后,同桑叶、苎叶等份,阴干后研成末敷上,血止伤口愈合,又名"军中一捻金"。

子

性味 酸、涩,平,无毒。

功能主治 脾泄下痢,止小便利,涩精气。久服,令人耐寒轻身。

用法用量 煎服,6~12克。

用药禁忌 实火、实邪者不宜使用。

本草验方

● **补血益精**:金樱子(即山石榴,去刺及子,焙)四两,缩砂二两,为末。炼蜜和丸梧子大。每服五六丸,空心温酒服。

● **久痢不止**:罂粟壳(醋炒)、金樱(花、叶及子)等份,为末。蜜丸芡子大。每服五七丸,陈皮煎汤化下。

● **刀伤出血**:金樱叶、苎麻叶等量,晒干研细末,用瓶密贮,外敷止血。

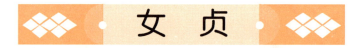

女贞

别名 女贞实,冬青子,白蜡树子。

实

性味 苦，平，无毒。

功能主治 补中，安五脏，养精神，除百病。久服使人肥健轻身不老。强阴，健腰膝，明目。

叶

性味 微苦，平，无毒。

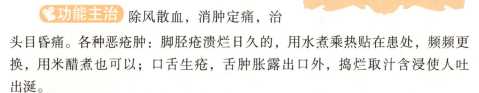

功能主治 除风散血，消肿定痛，治头目昏痛。各种恶疮肿：脚胫疮溃烂日久的，用水煮乘热贴在患处，频频更换，用米醋煮也可以；口舌生疮，舌肿胀露出口外，捣烂取汁含浸使人吐出涎。

用法用量 煎服，6～12克。

用药禁忌 脾胃虚寒、泄泻及阳虚者忌服。

选购贮存 以粒大、饱满、色蓝黑、质坚实者为佳。置干燥处保存。

本草验方

- **头晕目眩**：女贞子、白芍、珍珠母各一两，水煎服。
- **肾阳不足之腰膝酸软，须发早白**：女贞子末、墨旱莲各等份，先将墨旱莲捣汁熬膏，和女贞子末制为丸，丸重三钱，临睡前服酒调服。
- **神经衰弱**：女贞子、桑葚各半两，水煎服。或女贞子二斤，浸米酒二斤，每天酌量服食。
- **口舌生疮，舌肿胀出**：取女贞叶捣汁含浸吐涎。
- **一切眼疾**：用女贞叶捣烂，加朴硝调匀贴眼部。
- **风热赤眼**：女贞不拘多少，捣汁熬膏，净瓶收固，埋地中七日，每用以点眼。
- **神经性耳聋**：女贞子、北沙参、生地黄各一两，枸杞子、麦门冬、白芍药各七钱，川楝子、全当归、牡丹皮、佛手片、甘菊花各三钱，水煎服，每日一剂。
- **面部色斑**：女贞子二百钱，水煎三次，三次药液合并浓缩成六十钱，对入一百钱蜂蜜。再以文火煎三十分钟，待凉后瓶储。每次二匙，温开水冲服。临睡前饮服。

五 加

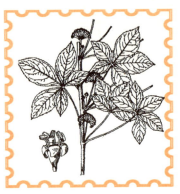

根皮

别名 五佳,五花,文章草,刺五加。

性味 辛,温,无毒。

功能主治 主治心腹疝气,腹痛,补中益气,男子阴部潮湿不适,小便不利,女人阴痒及腰脊疼痛及两脚疼。补中益精,壮筋骨,增强意志。久服,使人轻身耐老,驱逐体内各种恶风及恶血,四肢不遂,风邪伤人,主治多年瘀血积在皮肤,痹湿内不足,聪耳明目、轻身,使人肌肤润泽,精力旺盛,不易衰老。下气,治中风骨节挛急,补五劳七伤。酿酒饮,也治风痹,四肢挛急。制成粉末浸酒饮,治眼部疾病。

用法用量 煎汤,4.5~9克。

叶

功能主治 作蔬菜吃,祛皮肤风湿证。

用药禁忌 阴虚火旺者慎服。

选购贮存 以皮厚、气香、断面灰白色为佳,置于阴凉干燥处。

本草验方

- **虚劳不足**:五加皮、枸杞根白皮各一斗,水一石五斗,煮汁七斗,分取四斗,浸曲一斗,以三斗拌饭,如常酿酒法,待熟任饮。
- **小儿行迟**:三岁不能行者,用此便走。五加皮五钱,牛膝、木瓜各二钱半,为末,每服五分,米饮入酒二三点调服。
- **五劳七伤**:五月五日采五加茎,七月七日采叶,九月九日取根,治下筛,每酒服方寸匕,日三服。久服去风劳。
- **骨质疏松**:将刺五加根皮洗净,去骨、茎叶兼用,水煎汁,和曲酿米酒即成。每次10~15毫升。

枸杞、地骨皮

别名 苦杞，甜菜，地骨，地仙。

苗

性味 苦，寒，无毒。

功能主治 除烦益志，补五劳七伤，壮心气。祛皮肤骨关节风，消除热毒，散疮肿。和羊肉一起做羹吃，有益于人的身体，除风，聪耳明目、轻身，使人肌肤润泽，精力旺盛，不易衰老，作为茶饮，止消渴热烦，壮阳解毒。但与乳酪相忌。汁注入目中，祛上焦心肺客热。

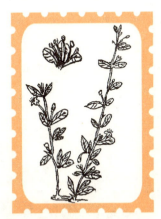

地骨皮

性味 苦，寒。

功能主治 细锉，拌面煮熟，祛除肾脏风邪，补益精气。祛骨热消渴。解骨蒸肌热消渴，风湿痹痛，强筋壮骨，凉血。汗出骨蒸，泻肾火，降肺中伏火，祛胞宫中火热，退热，补正气。治上膈吐血。煎汤漱口，能止牙齿出血，治骨槽风。治毒疮很有效果。清除下焦肝肾虚热。

枸杞子

性味 苦，寒。

功能主治 有壮筋骨、耐老、除风、祛虚劳、补精气的作用。主治心病嗌干心痛，渴而引饮，肾病消中。又滋肾润肺。子榨油点灯，有聪耳明目、轻身，使人肌肤润泽、精力旺盛、不易衰老的作用。

用法用量 煎汤，6～12克。

用药禁忌 脾虚便溏者不宜服用。

本草验方

● **肾经虚损,眼目昏花,或云翳遮睛**:将枸杞子一斤,好酒润透。分作四份:一份用蜀椒一两炒,一份用小茴香一两炒,一份用芝麻一两炒,一份用川楝肉一两炒。炒后拣出枸杞,加熟地黄、白术、白茯苓各一两,共研为末,加炼蜜做成丸子,每天服适量。此方名"四神丸"。

● **疮虫牙痛**:用枸杞根白皮,煎醋含漱。

● **足趾鸡眼,作痛作疮**:用地骨皮同红花研细敷涂。

● **主五劳七伤,房事衰弱**:用枸杞叶半斤,切细,加粳米二合,豉汁适量,一起煮成粥。每日食用,有效。

四、寓木类

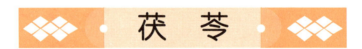

茯苓

别名 伏灵,伏菟,松腴,不死面。抱根者名伏神。

性味 苦,平,无毒。

功能主治 主治胸胁逆气,忧恐惊邪,心下结痛,寒热烦满咳逆,口焦舌干,通利小便。经常服用,安魂养神,使人不饥延年,止消渴嗜睡,治腹水、胸水及水肿病证,还有开胸腑、调脏气、除肾邪、长阴益气、保神气的功能。可开胃止呕逆,善安心神。主治慢性肺部疾病及痰多不易咳出,心腹胀满,小儿惊痫,女人热淋。补五劳七伤,开心益志,止健忘,暖腰膝并安胎。止烦渴,利小便,除湿益燥,有和中益气的功能,可利腰脐间血,逐水缓脾,生津导气除火止泄,除虚热,开腠理,泻膀胱,益脾胃。治肾积水。

赤茯苓

功能主治 破结气。泻心、小肠、膀胱热湿，利窍行水。

茯苓皮

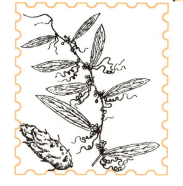

功能主治 主治水肿肤胀，开水道，开腠理。本品有辟邪气，止惊悸、开心窍、增智、安魂魄、养精神、补虚乏的功效，能疗风邪所致眩晕、虚证、易怒健忘、虚劳口干、下急痛胀满。对体虚而小便不利的病人，可以加倍应用。

茯神

性味 甘，平，无毒。

功能主治 风邪造成的眩晕及虚证。有开心益智，补劳乏，安魂魄，止惊悸健忘的功能。治心下急痛胀满，体虚小肠不利的患者。

神木

功能主治 伏神心内木也，又名黄松节。主偏风、口面㖞斜、毒风、筋挛不语、心神惊掣、虚而健忘。治脚气痹痛、诸筋牵缩。

用药禁忌 阴虚而无湿热、虚寒滑精、气虚下陷者慎服。忌米醋。

选购贮存 以云南产品质较佳。置干燥处保存。

▶▶ 本草验方

- **心神不定，精神恍惚**：取茯苓二两（去皮），沉香半两，共研为末，加入炼蜜做成小豆大丸。每天饭后用人参汤送服三十丸。

- **小便频多**：白茯苓、干山药，等份，去皮在白矾水中渍过，焙干，为末。每次用米汤送服二钱。

- **泄痢不止**：取白茯苓一两，木香（煨）半两，共研为末，每服二钱，紫苏木瓜汤送下。

- **水肿尿涩**：取茯苓皮、椒目各等份，煎汤，每日饮服。有效为止。

- **心神不定，恍惚健忘**：用茯神二两（去皮），沉香半两，共研为末，加炼蜜做成丸子，如小豆大。每服三十丸，饭后服，人参汤送下。

- **痔漏**：用赤、白茯苓（去皮）、没药各二两，补骨脂四两，在石臼中捣成一块，酒浸数日，取出，放入木笼蒸熟，晒干为末，加酒、糊做成丸，如梧子大。每服二十丸，酒送下。

琥珀

别名 江珠。

性味 甘，平，无毒。

功能主治 安五脏，定魂魄，除邪鬼。消散瘀血，治泌尿结石及小便不利。安心神，聪耳明目、轻身，使人肌肤润泽，精力旺盛，不易衰老，祛内障，止心痛癫邪，疗体内毒物，破结癥。治产后血枕痛。有止血生肌、促外伤金疮愈合的作用。

用法用量 入丸、散，3～6分。

用药禁忌 阴虚内热及无瘀滞者忌服。

选购贮存 以块整齐、色红、质脆、断面光亮者为佳。置干燥处保存。

本草验方

- **琥珀散**：止血生肌，镇心明目，破癥瘕气块，产后血晕闷绝，儿枕痛，并宜饵此方。琥珀一两，鳖甲一两，京三棱一两，延胡索半两，没药半两，大黄六铢，熬捣为散。空心酒服三钱匕，次日再服。神验莫及。产后即减大黄。

- **小儿胎惊**：琥珀、防风各一钱，朱砂半钱，为末。猪乳调一丸，入口中，最妙。（《直指方》）

- **小便淋沥**：琥珀为末二钱，麝香少许，白汤服之。或萱草煎汤服。老人、虚人以人参汤下。亦可蜜丸，以赤茯苓汤下。

- **金疮闷绝（不识人）**：琥珀研粉，童子小便调一钱。三服瘥。

- **鱼骨哽咽（六七日不出）**：用琥珀珠一串，推入哽所，牵引之即出。

卷四 菜部

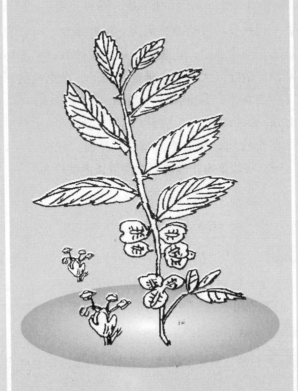

一、荤菜类

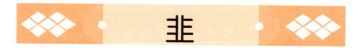

韭

别名 草钟乳，起阳草。

性味 辛、微酸涩，温，无毒。

功能主治 归心经，安抚五脏六腑，除胃中烦热，对病人有益，可以长期吃。和鲫鱼一同煮食，可治急性痢疾。根叶煮食，可以使肺气充沛，补虚益阳，调和脏腑，令人能食，止腹中冷痛。捣汁服，可治胸部痉痛。还可解各种药物的毒性，治疗狂犬咬伤，毒蛇、蝎子、毒虫咬伤，捣烂后，局部外敷，解其毒性。煮食，归肾壮阳，止泄精，温暖腰部膝部，炸熟，以盐、醋调，空腹服十顿，治胸膈噎气。捣汁服，治胸痹刺痛，吐出胸中恶血。除心腹陈寒痼冷和腹部包块，可治吐血咳血、鼻血、尿血，及妇女月经失调，跌打损伤和呃噎病。将韭菜捣汁澄清，能消散胃内的瘀血。

韭子

性味 辛、甘，温，无毒。

功能主治 治梦中遗精，便血。可暖和腰膝，驱除鬼气附身。补肝脏及命门，治小便频繁、遗尿，可治妇女白带量过多。将其研成末，拌入白糖可治腹泻；拌入红糖则可治腹泻便血。用陈米煮汤服下，有神效。

用法用量 煎汤，6～12克。

用药禁忌 忌酒、蜂蜜、菠菜、牛肉。阴虚内热及疮疡、目疾患者均忌食。

选购贮存 以叶直、鲜嫩翠绿为佳。又春韭最佳，晚秋的次之，夏季的最差。韭子以粒饱满、色黑、无杂质者为佳。置阴凉处保存。

本草验方

- **夜出盗汗**：韭根四十九根，水二升，煮一升，顿服。
- **消渴引饮**：韭苗日用三五两，或炒或作羹，勿入盐，入酱无妨。吃至十斤即住，极效。过清明勿吃。有人病此，引饮无度，得此方而愈。
- **脱肛不收**：生韭一斤（切），以酥拌炒熟，棉裹作二包，更互熨之，以入为度。
- **小儿胎毒**：初生时，以韭汁少许灌之，即吐出恶水恶血，永无诸疾。
- **小儿腹胀**：韭根捣汁，和猪肪煎服一合。间日一服，取愈。
- **接触性皮炎**：韭菜、糯米各等份，混合捣碎。局部外敷，敷料覆盖，胶布固定，每天换药一次，一般三至五天见效。

葱

 菜伯，和事草。

葱白

 辛，平，无毒。

功能主治 煮汤，可治伤风寒的寒热，消除中风后面部和眼睛浮肿。药性入手太阴肺经，能发汗；又入足阳阴胃经，可治伤寒骨肉疼痛，咽喉麻痹肿痛不通，并可以安胎。使用于眼睛，可清睛明目、轻身，使人肌肤润泽，精力旺盛，不易衰老，除肝脏中的邪气，通利中焦，调五脏，解各种药物的药毒，通大小肠，治疗腹泻引起的抽筋以及奔豚气、脚气、心腹绞痛、眼睛发花、心烦闷。另可通关节，

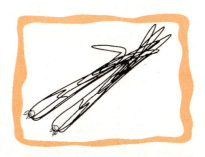

止鼻孔流血，利大小便。治腹泻不止和便中带血。能达解表和里，除祛风湿，治全身疼痛麻木，治胆道蛔虫，能止住大人虚脱，腹痛难忍，及小孩肠绞痛，妇女妊娠期便血，还可以促使乳汁分泌，消散乳腺炎症和耳鸣症状。局部外敷可治狂犬咬伤，制止蚯蚓之毒。

叶

功能主治 煨研，敷金疮水入皲肿。盐研，敷蛇、虫伤及中射工、溪毒。主水病足肿。利五脏，益目精，发黄疸。

汁

性味 辛，温，滑，无毒。

功能主治 溺血，饮之。解藜芦及桂毒。散瘀血，止衄止痛，治头痛耳聋，消痔漏，解众药毒。能消桂为水，化五石，仙方所用。

花

功能主治 主治心脾如刀割般的疼痛，同吴茱萸一起煎服下，有效。

实

性味 辛，温，无毒。

功能主治 能使睛眼明亮，补中气不足，能温中益精，养肺，养发。

用法用量 葱白内服：煎汤，9～15克。煮粥食，每次可用鲜品15～30克。

外用：适量，捣敷，炒熨，煎水洗，蜂蜜或醋调敷。

葱叶内服：煎汤，9～15克。

外用：捣敷；或煎水洗。

葱须内服：煎汤，6～9克；或研末。

外用：研末作吹药。

葱花内服：煎汤，6～12克。

葱实内服：煎汤，6～12克；或入丸、散，煮粥。

外用：适量，熬膏敷贴，煎水洗。

用药禁忌 不宜与地黄、常山、蜂蜜同服。

表虚多汗及自汗者忌食葱白；有狐臭者忌食。

选购贮存 以新鲜青绿，无枯、焦、烂叶，葱株粗壮匀称、硬实、无折断，葱白长，管状叶短，根部无腐烂者为佳。葱实以粒饱满、色黑、无杂质者为佳。置干燥处保存。

本草验方

- **感冒风寒**：用葱白一把，淡豆豉半合，泡汤服，取汗。
- **伤寒头痛**：用连须葱白半斤，生姜二两，水煮，温服。
- **风湿身痛**：用生葱捣烂，加香油几点，水煎，调川芎、郁金末各一钱服。引吐为好。灌服，阳气即回。
- **突然心痛，牙关紧闭**：用老葱白五根，去皮须，捣成膏，以匙送入喉中，再灌入麻油四两，但得下咽即可渐愈。水煎成二升，分次服。
- **小便闭胀**：葱白三斤，锉细，炒过，分包两个布袋中，交替熨小腹，气透即通。
- **大小便闭**：葱白捣烂，调醋封小腹上，同时在封药处灸七壮。
- **阴囊肿痛**：葱白、乳香捣涂，即时痛止肿消。又一方：煨葱，加一点盐，捣成泥，涂肿处。
- **肠痔有血**：葱白三斤煮汤熏洗，立效。
- **跌打损伤**：葱白连叶煨热，捣烂敷伤处。药冷即换。
- **喉中肿塞**：气不通畅，用葱须阴干，研末。每用二钱，加胆矾末一钱，和匀。取二三分入喉中。

大 蒜

别名 蒜，荤菜，葫。

性味 辛，温，有毒。

功能主治 归五脏，散痈肿疮，除风邪，杀毒气。下气，消谷，化肉。祛水恶瘴气，除风湿，破冷气，烂痃癖，伏邪恶，宣通温补，疗疮癣，

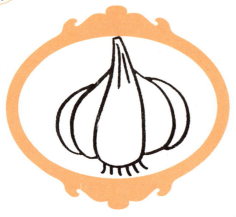

杀鬼祛痛。健脾胃，治肾气，止霍乱转筋腹痛，除邪祟，解温疫，祛蛊毒，疗劳疟冷风，敷风损冷痛，恶疮、蛇虫、溪毒、沙虱，并捣贴之。熟醋浸，经年者良。温水捣烂服，治中暑不醒。捣贴足心，止鼻衄不止。和豆豉丸服，治暴下血，通水道。捣汁饮，治吐血心痛。煮汁饮，治角弓反张。同鲫鱼丸，治膈气。同蛤粉丸，治水肿。同黄丹丸，治痢疟、孕痢。同乳香丸，治腹痛。捣膏敷脐，能达下焦消水，利大小便。贴足心，能引热下行，治泄泻暴痢及干湿霍乱，止衄血。纳肛中，能通幽门，治关格不通。

🍃 **用法用量** 煎汤，4～9克。

🍃 **用药禁忌** 阴虚火旺者，以及目疾、口齿、喉、舌诸患和时行病后均忌食。

🍃 **选购贮存** 以个大、肥厚、味辛辣者为佳。又以独头紫者为佳。置干燥通风处保存。

▶ 本草验方

● **水肿**：用大蒜、田螺、车前子等份，熬膏，摊贴脐中，水从不便排出。数日即愈。

● **喉痹**：用大蒜塞耳鼻中。一天换两次。

● **牙痛**：用独蒜煨熟，切小，熨痛处。

● **产后中风不语，角弓反张**：用大蒜三十瓣，加水三升煮成一升，灌下即苏。

● **妇女阴肿**：肿且痒作蒜汤洗，见效为止。

● **蜈蝎螫伤**：用独蒜摩涂即愈。

● **脚肚转筋**：用大蒜擦足心，令热即安。同时以冷水送食瓣。

● **食蟹中毒**：用干蒜煮汁饮下。

● **阴汗作痒**：大蒜、淡豆豉等份，捣丸梧子大，米砂为衣，每空腹类心汤下三十丸。

生姜

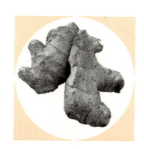

别名 姜根,百辣云。

性味 辛,微温,无毒。

功能主治 久服祛臭气,通神明。归五脏,除风邪寒热,伤寒头痛鼻塞,咳逆气喘,止呕吐,祛痰下气,祛水肿气胀,治时令外感咳嗽。

汁

功能主治 解药毒,除恶热,治痰喘胀满,寒痢腹痛,转筋胸闷,祛胸中臭气、狐臭,杀腹内寄生虫。开胃健脾,散风寒,解菌蕈等各种菌毒。姜生用时,能发散,熟用时和中。能解吃野禽中毒而致的咽喉肿痛。点人眼中可以治红眼病。和黄明胶熬,贴风湿疼痛,治疗效果非常好。

皮

性味 辛、凉,无毒。

功能主治 消乳肿、腹胀、腹腔内的痞块,调和脾胃,祛眼球上的白膜。

叶

性味 辛、温,无毒。

功能主治 主吃鱼导致的结石,捣汁饮用,即消。

用法用量 煎汤,3～10克。

用药禁忌 凡属阴虚内热、内火偏盛之人忌食;患有目疾、痈疮和痔疮者不宜多食;肝炎患者忌食;多汗者忌食;糖尿病患者及干燥综合征者忌食。怀孕妇女忌用,不可多食。

选购贮存 以外皮呈灰黄色、质地坚实、断面少筋者为佳。置通风干燥处保存。

▶▶ 本草验方

- **寒热痰嗽：** 初起时烧姜一块含咽。
- **大便不通：** 把生姜削成二寸左右的小条，涂盐插入肛门内即可通便。
- **满口烂疮：** 用生姜自然汁频频漱吐。或用生姜研末搽疮亦可。
- **牙齿疼痛：** 用老生姜瓦焙，加杜矾末擦痛处。
- **腋下狐臭：** 用姜汁涂搽，可断根。
- **两耳冻疮：** 用生姜自然汁熬膏涂搽。

干 姜

别名 白姜。

性味 辛，温，无毒。

功能主治 治胸满咳逆上气。温中止血，可发汗，逐祛风湿痹，治疗肠澼下痢用生的尤其好。寒冷腹痛、中恶、霍乱胀满，祛风邪，解各种毒以及皮肤间的结气，止吐血。治腰肾间的疼冷，除冷气，破血祛风，疏通四肢关节，开五脏六腑，宣通各条脉络，祛除风毒冷痹，治夜晚尿频。能消痰下气，治转筋吐泻，腹脏冷。反胃干呕及瘀血扑损，止鼻血洪流。可以解冷、热之毒。能开胃，消宿食。主治心下寒痞，眼睛长期红肿。

用法用量 煎汤，0.5～1.5钱。

用药禁忌 阴虚内热、血热妄行者忌服。孕妇慎服。

选购贮存 优质的干姜质坚、干燥，且有香味。置干燥处保存。

▶▶ 本草验方

- **脾胃虚冷，不下食，积久羸弱成瘵者：** 用温州白干姜，浆水煮透，取出焙干捣末，陈廪米煮粥饮丸梧子大。每服三五十丸，白汤下，其效如神。
- **脾胃虚弱，饮食减少，易伤难化，无力肌瘦：** 用干姜频研四两，以白饧切块，水浴过，入铁铫溶化，和丸梧子大，每空心米饮下三十丸。

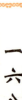

● **头晕吐逆，胃冷生痰也**：用川干姜（炮）二钱半，甘草（炒）一钱二分。水一钟半，煎减半服。累用有效。

● **心脾冷痛，暖胃消痰**：用干姜、高良姜等份。炮研末，糊丸梧子大。每食后，猪皮汤下三十丸。

● **中寒水泻**：干姜炮研末，粥饮服二钱，即效。

白菜

别名 菘，白菘。

茎叶

性味 甘，温，无毒。

功能主治 主要是利肠胃，除胸中堵塞烦闷，解酒后口渴。消食下气，治瘴疟，止热邪咳嗽，十一、十二月的菘菜汁更好，可和中，利大小便。

子

性味 甘，平，无毒。

功能主治 榨油，涂在头上可利于长头发，涂在刀剑上，刀剑不生锈。

用药禁忌 腹泻及气虚胃寒者应忌食。

选购贮存 以顶部包心紧实、分量重、底部突出、根的切口大的为好，置于阴凉处。

▶▶ 本草验方

● **小儿赤游行于上下，至心即死**：菘菜捣碎敷之，即止。

● **酒醉不醒**：菘菜子2合细研，井华水1盏调，为2服。

● **漆毒生疮**：白菘菜捣烂涂之。

● **飞丝入目**：白菜揉烂帕包，滴汁两三点入目，即出。

芹菜

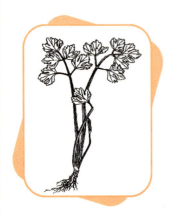

别名 水芹。

性味 甘,平,无毒。

功能主治 治女子大出血,且有止血养精、保养血脉、强身补气的功效。令人身体健壮,食欲增强。饮它的汁后,小儿可以祛除暴热,大人可治酒后鼻塞及身体发热,又可祛头巾风热,利口齿和滑润大小肠。同时还可解烦闷口渴、妇科出血及白带增多和痈证、五种黄疸病。芹菜和醋一起调和吃,不损牙齿。

用法用量 佐餐。

用药禁忌 脾胃虚弱者禁食,腹有包块的人不能吃。

选购贮存 以叶较小、呈淡绿色、矮小柔弱、香味淡、易软化者为佳。置干燥通风处保存。

本草验方

● **小儿吐泻**:芹菜切细,煮汁饮之,不拘多少。

● **小便淋痛**:水芹菜白根者,去叶捣汁,井水和服。

● **小便出血**:水芹捣汁,日服六七合。

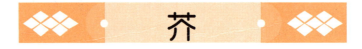

芥

别名 芥菜。

茎叶

性味 辣,温,无毒。

功能主治 通鼻,通肾脏经络邪气,利九窍,明耳目,安中。常吃温中。止咳嗽上气,除寒冷气。祛头痛,通肺消痰,利膈开胃,叶子大的好,叶子小且有毛的对人有害。

子

性味 辛,热,无毒。

功能主治 治中毒与射工毒发疮疹,用子研末服,或用醋调涂。治痈毒肿痛与麻痹,用子研末醋调外敷。治扑损瘀血、腰痛,用芥子和生姜研碎外贴。芥子末酒服可治胸心痛。研末做酱食,味香美,通利五脏。研末水调涂囟门,止衄血。温中散寒,豁痰利窍,治胃寒吐食、肺寒咳嗽、风寒气痛、口噤唇紧,消散痈肿瘀血。

用法用量 (茎时)煎汤,12~15克;(子)煎汤,3~9克。

用药禁忌 凡疮疡、目疾、痔疮、便血及平素热盛之患者忌食芥菜。肺虚咳嗽及阴虚火旺者忌服芥子。

选购贮存 墨绿色(鲜)、黄绿色或枯黄色(干)嫩茎叶为佳。芥子以子粒饱满、均匀、色鲜黄、无杂质者为佳。置干燥处保存。

▶ 本草验方

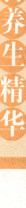

● **伤寒无汗:** 用水调芥子末填入肚脐内,然后用热物隔着衣服熨肚脐处,直至出汗为止。

● **身体麻木:** 芥菜子末,加醋调和后,涂抹在身体麻木的地方。

● **牙龈溃烂:** 把芥菜秆烧存性,研细为末,频敷患处就可治愈。

● **咽喉肿痛:** 用芥菜子末加水调和后,敷咽喉部,等到药干了又换。又一方:将芥菜子研细成末,调醋取汁,点入喉内。等到喉内有响声,再用陈麻秆点燃,烧烟吸入咽喉,立刻见效。

● **夜盲:** 用紫芥菜子炒黑研成末,用羊肝一具分作八服。每服用芥子末三钱捻在羊肝上,再用竹笋皮裹好,煮熟冷却后服用,并用煮它的水送下。

香菜

别名 胡荽。

根叶

性味 辛，温，微毒。

功能主治 帮助消化，治五脏，补不足，利大小肠，通小腹气，清四肢热，止头痛。疗痧疹、豌豆疮不出，用胡荽酒喷于患处，立出。通心窍。补筋脉，开胃。如果治肠风，就用热饼裹胡荽吃，治疗效果非常好。和各种菜一同吃，气香，爽口，辟飞尸、鬼痘、蛊毒。解鱼毒，肉毒。

子

性味 辛、酸，平，无毒。

功能主治 消食开胃，解蛊毒治五痔，及吃肉中毒，吐血，下血，可煮汁冷服。又可以用油煎，涂小儿秃疮。能发痘疹，除鱼腥。

用法用量 （根叶）煎汤，9～15克（鲜者15～30克）；（子）煎汤，6～12克。

用药禁忌 有狐臭、口臭、烂齿和脚气、金疮的人，都不可吃胡荽，否则病情加重。久食令人健忘。它的根，会发痼疾。切不可与邪蒿同食，否则令人汗臭难以治愈。凡是食用一切补药以及药中含有白术、牡丹的，不能吃它。

选购贮存 （根叶）茎柔、叶细、根须多、色绿、香气浓烈者为佳；（子）以子粒饱满、洁净、无杂质者为佳。

▶▶ 本草验方

● **热气结滞，经年数发者**：胡荽半斤，五月五日采，阴干，水七升，煮取一升半，去滓分服。未瘥更服。春夏叶、秋冬根茎并可用。

● **孩子赤丹**：胡荽汁涂之。

● **小便不通**：胡荽二两，葵根一握，水二升，煎一升，入滑石末一两，分三四次服。

● 痔漏脱肛：胡荽子一升，粟糠一升，乳香少许，以小口瓶烧烟熏之。

● 牙齿疼痛：胡荽子五升，以水五升，煮取一升，含漱。

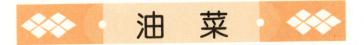

油菜

别名 寒菜，胡菜，薹菜，薹芥，芸苔。

茎叶

性味 辛，温，无毒。

功能主治 风游丹肿，乳痈；破癥瘕结血；治产后血风及瘀血；煮食，治腰脚痹。捣叶，敷女人吹奶；治瘭疽、豌豆疮，散血消肿。伏蓬砂。

子

性味 辛，温，无毒。

功能主治 梦中泄精；行滞血，破冷气，消肿散结，治难产及产后心腹诸疾。赤丹血肿，金疮血痔。还可令长发黑。

用法用量 内服；黄熟捣成汁。外用。

用药禁忌 疮疥、麻疹后、目疾患者不宜食用。

选购贮存 以新鲜、油亮、无虫、无黄叶的为佳，置阴凉处保存。

▶ 本草验方

● 补血破气（治妇人血刺，小腹痛不可忍。亦可常服，补血虚，破气块甚效）：用芸苔子（微炒）、桂心各一两，高良姜半两，为末，醋糊丸梧子大，每淡醋汤下五丸。

● 头风作痛：芸苔子一份，大黄三份，为末，搐鼻。

● 风热牙痛：芸苔子、白芥子、角茴香等份，为末。搐鼻，左痛右，右痛左。

● **伤损接骨：** 芸苔子一两，小黄米（炒）二合，龙骨少许，为末，醋调成膏，摊纸上贴之。

● **蜈蚣螫伤：** 菜子油倾地上，擦地上油掺之即好。勿令四眼人见。

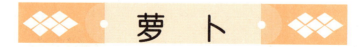

萝卜

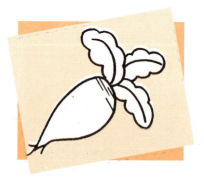

根、叶

别名 莱菔，温菘，芦萉。

性味 根：辛、甜；叶：辛，苦，温，无毒。

功能主治 消食和中，祛痰癖，使人健壮；生莱菔捣烂后取汁喝，清凉解渴。利关节，养容颜，出五脏恶气，制面毒，行风气，祛热气。利五脏，使身体感觉清爽，肌肤白嫩细腻。同时又可消痰止咳，治肺痿、吐血，温中补不足。萝卜和羊肉、银鱼煮食，治劳瘦咳嗽。和猪肉一起吃，益人。生萝卜捣烂吃，治吐血和流鼻血。同时还宽胸膈，利大小便。萝卜生吃，止渴宽中；煮熟来吃，化痰消胃肠积滞。萝卜还能除鱼腥味，治豆腐积。主吞酸水，化积滞，解酒毒，散瘀血，效果非常好。把萝卜研成末服，治各种淋证；制成药丸服，治小便白浊；煎水洗脚，治脚气；饮萝卜汁能治痢疾和失音，还可治破烟熏得将要死的人；生萝卜捣烂涂抹在跌打损伤和烧伤、烫伤处，效果显著。

子

性味 辛、甘，平，无毒。

功能主治 研汁服，治因风邪而引起的风痰症发作。同醋研细后服，可以消除肿毒。它能下气定喘治痰，消食胀利大小便，止气痛，治腹泻粪便杂有未消化食物残渣，疮疹。

用法用量 （根、叶）生食，捣汁饮，30～100克；（子）煎汤，6～12克，或入丸、散。

用药禁忌 （根、叶）忌与地黄、何首乌同食。脾胃虚寒者不宜生食。咳嗽者忌用；（叶）气虚者应谨慎服用。

选购贮存 以表皮光滑、大小均匀、根形完整者为佳。置于阴凉处保存。

茴香

别名 八角珠，八角。

子

性味 辛，平，无毒。

功能主治 主治各种瘘病、霍乱以及被蛇咬伤之证。能祛除膀胱和胃中的冷气以及培益肠气的不足，有调中、止痛、止呕吐等作用。可治疗干湿脚气以及肾劳、阴痛等证，能开胃下食。可以补益命门的不足。能暖丹田。

茎叶

性味 辛，平，无毒。

功能主治 煮食，治卒恶心，腹中不安。治小脾性气，卒肾气冲胁，如刀刺痛，喘息不得。生捣汁一合，投热酒一合，和服。

用法用量 煎汤，3～6克。

用药禁忌 阴虚火旺者慎服。

选购贮存 以粒大饱满、鲜艳光亮、有浓香、柄梗、杂质少的为佳品，置干燥处保存。

▶ 本草验方

- **开胃进食**：茴香二两，生姜四两，同捣匀，入净器内，湿纸盖一宿。次以银石器中，文武火炒黄焦为末，酒糊丸梧子大。每服十丸至二十五丸，温酒下。
- **小便频数**：茴香不以多少，淘净，入盐少许，炒研为末，炙糯米糕蘸食之。
- **蛇咬久溃**：小茴香捣末，敷之。

二、柔滑类

菠菜

别名 波斯草，赤根菜。

性味 （菜及根）甘、冷、滑、无毒。

功能主治 利五脏，祛除肠胃的热。服用丹石的人吃它更好，具有疏通血脉，开胸下气，调大便滞涩止渴的功效。但它不能和各种鱼一同煮来吃，容易引起腹泻。北方人吃肉、面食时，吃菠菜就会起平衡的作用；南方的人吃鱼、虾米时，吃它便于降温。所以多吃了伤及大、小肠，使人生病。大便涩滞不通或有痔疮的人，应该常常吃菠菜、葵菜之类的食物。它的性滑可以护养窍穴，自然通利肠道，而没有枯涸的害处。

用法用量 适量，煮食。

用药禁忌 肾炎患者、肾结石患者忌食。

选购贮存 以通体光滑、柔嫩、幼根略带红色者为佳。

本草验方

● **消渴引饮，日至一石者**：菠菜根、鸡内金各等份，为末。米饮服一钱，一日三次。

● **糖尿病**：鲜菠菜根五两，洗净切碎。鸡内金三钱，加水适量，煎煮半小时，加入淘净的大米粥，调味，一日内分数次食完。

● **夜盲症**：菠菜一斤，羊肝七两，谷精草一两，加水炖煮，吃肝饮汤，每日一剂。

马齿苋

别名 马苋，五行草，五方草，长命菜。

性味 酸，寒，无毒。

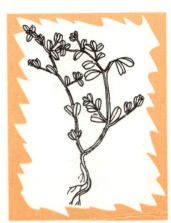

功能主治 治各种肿瘘疣结。将马齿苋捣碎后涂在患处。又能消除腹部包块，止消渴。增强肠道功能，令人不饥饿。治女人赤白带下。饮用马齿苋汁水，可以治反胃和各种淋证，止金疮流血，破除局部瘀血，尤其对小孩效果较好，汁水还可以治口唇紧闭和皮面上的疮疱。将它制成膏，可以涂抹在湿癣、白发秃头处，有效。又主治三十六种风证。将它煮成粥，可以治痢疾及腹部疼痛。使人头发长年不白。用生的马齿苋捣碎取汁服用，还可治痈疮，杀灭各种肠道寄生虫。它的汁加梳子上的污垢，调后封贴在疔疮处，有消肿的作用。可以将马齿苋烧成灰加入陈醋浸泡，先烤一下后再封贴在疔疮处，有消肿的作用。马齿苋还有散血消肿、利胸滑胎、解毒通淋、治产后出虚汗的功能。

子

功能主治 主治眼睛明亮，具有聪耳明目、轻身，使人肌肤润泽，精力旺盛，不易衰老的功效。

用法用量 煎服，30～60克。鲜品加倍外用适量捣敷患处。

用药禁忌 脾胃虚寒、肠滑作泄者忌服。

选购贮存 以质嫩、整齐、叶多、青绿色者为佳。置阴凉处保存。

▶▶ 本草验方

● **多年恶疮，各种药方都治不愈，或者皮肤发炎肿胀疼痛不止**：捣马齿苋敷于患处，两三次即愈。

● **妇女产后血痢，小便不通，肚脐腹**

部疼痛：将马齿苋用木棒捣取它的汁三合，煎到沸腾时加上蜂蜜一合，调和匀后服用。

● 小便淋漓不畅：用马齿苋汁服用。

● 中毒生命垂危：用马齿苋捣碎后取汁饮用。

● 产后虚汗：马齿苋（研汁）三合，服。如无，以干者煮汁。

● 肛门肿痛：马齿苋叶、三叶酸草等份，煎汤熏洗，一日二次，有效。

● 痔疮初起：马齿苋不拘鲜干，煮熟急食之。以汤熏洗。一月内外，其孔闭，即愈矣。

● 腋下狐臭：马齿苋杵，以蜜和作团，纸裹泥固半寸浓，日干，烧过研末。每以少许和蜜作饼，先以生布揩之，以药夹胁下，令极痛，久忍，然后以手巾勒两臂，日用一次，以瘥为度。

● 疮久不瘥积年者：马齿苋捣烂封之。取汁煎稠敷亦可。

● 毛虫螫人，赤痛不止：马齿苋捣熟封之，妙。

荠 菜

别名 护生草。

性味 甘，温，无毒。

实

性味 利肝和中，益五脏。

功能主治 能明目，治眼痛、青光眼，还可以滋补五脏。也可治腹部胀痛，祛除邪气风毒，治疗眼内积尘、白翳并解热毒。如果长久服用，会使眼睛视物更加清晰。

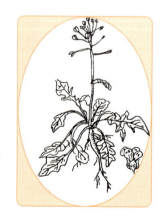

根

功能主治 可治眼睛疼痛，具有聪耳明目、轻身，使人肌肤润泽，精力旺盛，不易衰老，益胃的功效。

根叶

功能主治 将荠菜的根叶烧成灰后饮用,治赤白痢非常有效。

花

功能主治 放在床席下面,可以驱臭虫。又能避蚊子、飞蛾。把花阴干研细成末,用枣汤送服,每次两钱,可以治慢性腹泻。

用法用量 煎汤,干品15～30克,鲜品60～120克,或入丸、散。

用药禁忌 忌与兔肉、鲫鱼、豆腐同食。

选购贮存 以叶绿、茎肥壮者为佳。

≫ 本草验方

- **暴赤目,眼睛痛胀磣涩**:用芥菜根捣汁点眼。
- **眼生翳膜**:将芥菜和根、茎、叶洗净,焙干研为细末。每晚睡卧时先洗眼,挑出细末如米粒大小,放在两眼的大眼角。如感到涩痛则稍忍耐,时间长了翳膜会自行脱落。
- **肿满腹大(四肢枯瘦,小便艰涩)**:用炒甜葶苈、芥菜根各等份,共研为细末,炼蜜为丸如弹子大,每次服一丸,陈皮汤送下。只服二三丸,小便即变清,服十多丸,腹部恢复如原来的样子。

莴苣

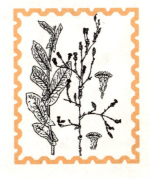

别名 莴菜。

性味 苦,冷,微毒。

功能主治 利五脏,通经脉,开利胸膈。种气,壮筋骨,祛除口臭,使牙齿变白,使眼睛明亮。又有催乳汁的作用。利小便排泄,解虫毒和蛇咬之毒。但经常食用又令人眼睛昏浊不清。患寒病的人不宜适用。莴苣有毒，食用害人，各种各样的虫不敢靠近它。

子

- **功能主治** 下乳汁，通小便，治阴肿、痔漏下血、伤损作痛。
- **用法用量** 煎汤，30~60克。
- **用药禁忌** 脾胃虚弱，视力弱者忌食。
- **选购贮存** 以色泽翠绿、香味独特者为佳。置阴凉处保存。

▶▶ 本草验方

- **乳汁不行**：莴苣子一合，生甘草三钱，糯米、粳米各半合，煮粥频食之。
- **闪损腰痛**：用白莴苣子（炒）三两，白粟米（炒）一撮，乳香、没药、乌梅肉各半两，为末，炼蜜丸弹子大。每嚼一丸，热酒下。
- **髭发不生（疥疮疤上不生髭发）**：先以竹刀刮损，以莴苣子拗猢狲姜末，频擦之。

百 合

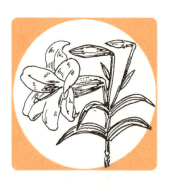

- **别名** 强瞿，蒜脑薯。

根

- **性味** 甘，平，无毒。
- **功能主治** 能止邪气所致的心痛腹胀，利大小便，补中益气。除浮肿腹胀，胸腹间积热胀满、阻塞不畅，全身疼痛，乳难和咽喉肿痛，吞口涎困难，止涕泪。辟百邪鬼魅，涕泣不止；除膈部胀痛，治脚气热咳。可安心、定神、益志、养五脏，治癫邪狂叫惊悸，产后大出血引起的血晕，杀血吸虫，胁痛、乳痈发背的各种疮肿。也可治百合病。温肺止嗽。如心下急黄，宜将百合同蜜蒸食。

花

功能主治 将百合花晒干研末,和入菜油,可治小儿湿疮,效果很好。

子

功能主治 加酒炒至微红,研末汤服,可治肠风下血。

用法用量 煎汤,取 6~12 克服用。

用药禁忌 风寒咳嗽及中寒便溏者忌用。

选购贮存 鲜百合以个大、瓣匀、肉多、色白或淡黄、没有霉变的为佳;干百合以干燥、没有杂质、肉厚且透明的为佳。

本草验方

● **伤寒后百合病,行住坐卧不定,如有鬼神状,已发汗者**:用百合七枚,以泉水浸一宿,明旦更以泉水二升,煮取一升,却以知母三两,用泉水二升煮一升,同百合汁再煮取一升半,分服。百合鸡子汤:治百合病已经吐后者。用百合七枚,泉水浸一宿,明旦更以泉水二升,煮取一升,入鸡子黄一个,分再服。百合代赭汤:治百合病已经下后者。用百合七枚,泉水浸一宿,明旦更以泉水二升,煮取一升,却以代赭石一两,滑石三两,水二升,煮取一升,同百合汁再煮取一升半,分再服。百合地黄汤:治百合病未经汗吐下者。用百合七枚,泉水浸一宿,明旦更以泉水二升,煮取一升,入生地黄汁一升,同煎取一升半,分再服。

● **肺病吐血**:新百合捣汁,和水饮之。亦可煮食。

● **耳聋耳痛**:干百合为末,温水服二钱,日二服。

● **拔白换黑**:七月七日,取百合熟捣,用新瓷瓶盛之,密封挂门上,阴干百日。每拔去白者掺之,即生黑者也。

● **鱼骨哽咽**:百合五两,研末。蜜水调围颈项包住,不过三五次即下。

● **天泡湿疮**:生百合捣涂,一二日即安。

● **疮肿不穿**:野百合同盐捣泥,敷之良。

生菜

别名 石苣,白苣。

性味 苦,寒,无毒。

功能主治 强筋骨,利五脏,开胸利气,疏通经脉,益脾壮气,食之令牙齿变白,精神矍铄,减少睡眠。煮来吃,具有解热毒、酒毒、消渴、利大小肠的作用。妇女产后不宜食用,否则令其脾胃受寒,小肠疼痛。患有寒病的人吃了白苣,就会感到腹冷。

用法用量 随餐佐食,50～100克。

选购贮存 以棵体整齐、叶质鲜嫩、无病斑、无虫害、无干叶、不烂者为佳。存放阴凉处。

本草验方

● **鱼脐疮,其头白似肿,痛不可忍:** 先以针刺破头及四畔,以白苣取汁滴孔中,良。

竹笋

别名 竹萌,竹芽,竹胎,竹子。

诸竹笋

性味 甘,寒,无毒。

功能主治 主治消渴,利尿,益气,可经常食。还利膈下气,清热消痰,爽胃口。

❈ 淡竹笋

性味 甘,寒。

功能主治 消痰,除热狂壮热,头痛头风,并治疗孕妇头目眩晕,颠仆惊悸,瘟疫迷闷,还治小儿惊痫。

❈ 冬笋

性味 甘,寒。

功能主治 可解毒,治小儿痘疹不出。

❈ 苦竹笋

性味 苦、甘,寒。

功能主治 治失眠,祛面目及舌亡热黄,使人肌肤润泽,精力旺盛,不易衰老,解酒毒,除热气,消渴,聪耳明目、轻身。理心烦闷。益气力,利尿,下气化痰。理风热脚气,并蒸煮食之。治出汗后伤风失音。将干的苦竹笋烧研后加盐,可擦牙疳。

❈ 青笋

性味 甘。

功能主治 可以治愈慢性肺病、吐血和出血。还可治五痔及妊娠反应。

用法用量 作菜每餐100~250克,或做汤汁。外用:捣汁熏洗,或外敷。

用药禁忌 脾胃虚弱、病后及产后忌食。

选购贮存 以新鲜质嫩、肉厚节间短、肉质呈乳白色或淡黄色者为佳。

蒲公英

别名 耩草，金草，黄花地丁。

苗

性味 甘，平，无毒。

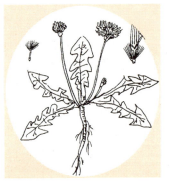

功能主治 妇人乳痈和水肿，煮它的汁饮用和封贴在患处，立刻消肿。解食物中毒，驱散滞气，化解热毒，消除恶肿、结核及疔肿。放入牙中，可以使胡须、头发变得乌黑，滋壮筋骨。用蒲公英的白汁涂在恶刺上立刻治愈。

用法用量 煎汤，10～30克，大剂量可至60克。

用药禁忌 阳虚外寒、脾胃虚弱者忌用。

选购贮存 以叶多、色绿、根长者为佳。

本草验方

- **乳痈红肿**：用蒲公英一两，忍冬藤一两，一起捣烂，加水二碗煎成一碗，饭前服。
- **疳疮疔毒**：用蒲公英捣烂敷涂，同时又捣汁和酒煎服。

鱼腥草

别名 蕺，紫蕺，九节莲，肺形草，紫背鱼腥草，臭腥草。

性味 （叶）辛，微温，有小毒。

🍀**功能主治** 蠼螋尿疮。淡竹筒内煨熟，捣敷恶疮、白秃。散热毒痈肿，疮痔脱肛，断痁疾，解硇毒。

🍀**用法用量** 煎服，15～25克。鲜品用量加倍，水煎或捣汁服。

🍀**用药禁忌** 本品含挥发油，不宜久煎。

🍀**选购贮存** 质脆，易折断，上面暗绿或黄绿色，卜面绿褐色或灰棕色，搓揉有鱼腥气，味微涩者为佳品。置于阴凉干燥处保存。

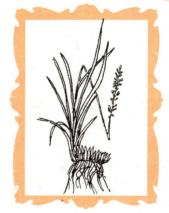

▶▶ 本草验方

● **痔疮肿痛**：用鱼腥草一把，煎汤熏洗。洗后，以鱼腥草包敷患处。

● **小儿脱肛**：先以朴硝水洗过患处，然后把鱼腥草捣如泥，放芭蕉叶上，令病孩坐药，脱肛自入。

● **虫牙痛**：用鱼腥草、花椒、菜子油等份，捣匀，加泥少许，和成小丸，如豆大。左牙痛，塞左耳，右牙痛，塞右耳；左右牙都痛时，不能同时塞两耳，须轮流换塞，否则有损听觉。

山 药

🍀**别 名** 薯蓣，土薯，玉延。

🍀**性 味** 甘，温、平，无毒。

🍀**功能主治** 主伤中，补虚羸，除寒热邪气，补中，益气力，长肌肉，强阴。久食薯蓣，令人耳聪目明，轻身不饥，延年益寿。还可祛头晕目眩，止腰痛，治虚劳羸瘦，充五脏，除烦热，补五劳七伤，祛冷风，镇心神，补心气不足，开通心窍，增强记忆。还可强筋骨，治泄精健忘。益肾气，健脾胃，止泻痢，化痰涎，润肤养发。把薯蓣捣碎后贴硬肿毒，能使肿消散。

- **用法用量** 蒸煮，佐餐，每日60克。
- **用药禁忌** 大便燥结者禁食。
- **选购贮存** 以皮薄、表皮光洁者为佳。置于阴凉处保存。

本草验方

- **补益虚损，益颜色，瘦损无力**：用薯蓣于沙盆中研细，入铫中，以酥一大匙熬令香，旋添酒一盏煎搅令匀，空心饮之。每旦一服。
- **未食先呕，不思饮食**：山药半生半炒，为末。米饮服二钱，一日二服，大有功效。忌铁器、生冷。
- **小便数多**：山药（以矾水煮过）、白茯苓等份，为末。每水饮服二钱。
- **脾胃虚弱，不思饮食**：山芋、白术各一两，人参七钱半，为末，水糊丸小豆大，每米饮下四五十丸。
- **手足冻疮**：山药一截，磨泥，敷之。

甘 薯

- **别名** 甜薯。
- **性味** 甘，平，无毒。
- **功能主治** 补虚乏，益气力，健脾胃，强肾阴，功效同山药一样。
- **用法用量** 适量，佐餐。
- **用药禁忌** 胃溃疡、胃酸过多、糖尿病者不宜食用。
- **选购贮存** 以表面光泽、无斑点者为佳。置于阴凉处保存。

本草验方

- **糖尿病**：甘薯藤三十克，冬瓜皮十二克，水煎服。
- **跌打损伤**：甘薯粉炒热，趁热敷患处。
- **咽痛**：甘薯粉加白糖冲服。

三、瓜菜类

冬瓜

别名 白瓜，水芝，地芝。

白冬瓜

性味 甘，微寒，无毒。

功能主治 小腹水胀，利小便，止渴。

捣汁服，止消渴烦闷，解毒。益气耐老，除心胸满，祛头面热。消热毒痈肿。切片抹痱子，甚良。

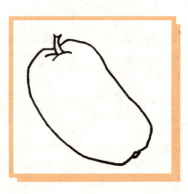

瓜练

性味 甘，平，无毒。

功能主治 绞汁服，止烦躁热渴，利小肠，治五淋，压丹石毒。洗面澡身，祛黚黯，令人悦泽白皙。

白瓜子

性味 甘，平，无毒。

功能主治 吃后，令人面色悦泽，益气不饥。久服，能轻身耐老。除烦闷不乐，可用来做面脂。祛皮肤风及黑斑，润肌肤。可治肠内结块。

瓜皮

功能主治 可制成丸服用，也可做成脂。主驴马汗入疮引起的肿痛，则将瓜皮阴干为末涂抹。还可治伤折损痛。

叶

功能主治 能治肿毒，杀蜂，疗蜂叮。主糖尿病和尿崩症引起的消渴，治疟疾寒热。又可将瓜叶焙干研末，敷多年的恶疮。

藤

功能主治 烧灰，可除纹身，煎汤，可洗黑斑及疮疥。捣汁服，能解木耳毒。煎水，洗脱肛。

用法用量 煎汤，60～120克。

用药禁忌 脾胃虚寒者忌多吃。

选购贮存 以黑皮冬瓜最佳。

本草验方

- **痔疮肿痛**：用冬瓜煎汤洗。
- **热毒、痱子**：用冬瓜切片抹涂。
- **补肝明目**：用冬瓜仁七升，包布袋内，投三沸汤中几次，取出晒干，再在清酒中泡两晚。晒干研为末。每天服一匙。又方：取瓜子三五升，去皮为丸，每日空心服三十丸。
- **男子白浊**：用陈冬瓜仁（炒）研为末。每服五钱，空心服，米汤送下。
- **腰闪痛**：用冬瓜皮烧研，酒送服一钱。

南 瓜

 倭瓜，番瓜，北瓜。

 甘，温，无毒。

🍂**功能主治** 补中益气。但多食会引发脚气、黄疸，不能同羊肉一起食用，否则令人气壅。

🍂**用法用量** 佐餐，每日150克。

🍂**用药禁忌** 脾虚而湿阻气滞，痞闷胀满者忌多食。

🍂**选购贮存** 挑选外形完整无损伤、无虫害或斑点者为佳。置阴凉处保存。

▶▶ 本草验方

● **外伤出血**：南瓜适量，捣烂后敷在伤口处即可。

● **糖尿病**：取南瓜500克，煮熟后，每天晚上吃。五天后，改为每天早、晚各吃250克。

● **胸膜炎、肋间神经痛**：将南瓜煮食，摊在布上，贴于疼痛处。

黄 瓜

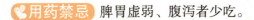

🍂**别名** 胡瓜。

🍂**性味** 甘，寒，有小毒。

🍂**功能主治** 热解渴，通利水道。不能多吃，易引动寒热，引发疾病。

🍂**用法用量** 生食、炒食或煮汤，每日100克。

🍂**用药禁忌** 脾胃虚弱、腹泻者少吃。

🍂**选购贮存** 以条长直、色淡绿、水分多者为佳。置阴凉处保存。

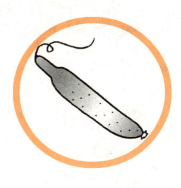

本草验方

- **小儿热痢**：嫩黄瓜同蜜食十余枚，良。
- **水病肚胀，四肢浮肿**：用胡瓜一个破开，莲子以醋煮一半，水煮一半至烂，空心俱食之，须臾下水也。
- **咽喉肿痛**：老黄瓜一根，去子，入硝填满，阴干为末。每以少许吹之。
- **火眼赤痛**：五月取老黄瓜一根，上开小孔，去瓤，入芒硝令满，悬阴处，待消透出刮下，留点眼甚效。

丝 瓜

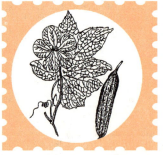

别名 天丝瓜，天罗，布瓜，蜜瓜。

瓜

性味 甘，平，无毒。

功能主治 如痘疮出得不快，可将枯丝瓜烧存性，加朱砂研末，用蜜水调服，效果不错。丝瓜煮着吃也很好，能除热利肠。将老丝瓜烧存性服，可祛风化痰，凉血解毒，杀虫，通经络，行血脉，下乳汁，治大小便带血，黄积，疝痛卵肿，血气作痛，痔漏崩中，痈疽疮肿，虫牙及痘疹胎毒等证。能暖胃补阳，固气和胎。

叶

性味 苦，微寒，无毒。

功能主治 癣疮，将叶在癣疮处频频揉搓。也可治痈疽疔肿。

藤根

功能主治 治虫牙和鼻塞脓浊滴出，可杀虫解毒。

性味 苦，微寒，无毒。

子

性味 苦，性寒，有毒。

功能主治 主治四肢浮肿，消肿下水。令人呕吐。甜丝瓜子，有毒。能除烦止渴，治心热，利尿，调心肺。治泌尿系结石，吐蛔虫，压丹石。如患脚气、虚胀和冷气的人吃了，病会加重。

用法用量 煎汤，9~15克，鲜品60~120克，或烧存性为散，每次3~9克。

用药禁忌 脾胃虚寒、腹泻者忌食。

选购贮存 以瓜硬、瓜条匀称、瓜身白茸毛完整者为佳。置阴凉处保存。

本草验方

● **手足冻疮**：用老丝瓜烧存性，调腊猪油涂搽。

● **血崩不止**：用老丝瓜烧灰、棕榈烧灰等份，盐酒或盐汤送服。

● **乳汁不通**：用丝瓜连子烧存性，研末，酒送服一二钱，厚盖发汗即通。腰痛不止。用丝瓜子炒焦，捣烂，酒送服。以渣敷痛处。

● **喉闭肿痛**：用丝瓜研汁灌下。

● **风气牙痛**：用生丝瓜一个，擦盐火烧存性，研末频频擦牙，涎尽即愈。如腮肿，可用末调水敷贴。此方治蛀牙无效。

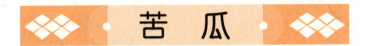

苦瓜

别名 癞葡萄，锦荔枝。

瓜

性味 苦，寒，无毒。

功能主治 除邪热，解劳乏，清心，聪耳明目、轻身，使人肌肤润泽，精力旺盛，不易衰老。

子

性味 苦，甘，无毒。

功能主治 益气壮阳。

用法用量 煎汤，2～5钱。

用药禁忌 脾胃虚寒者忌食。

选购贮存 以肉白、子少者为佳。置阴凉干燥处保存。

▶▶ 本草验方

- 胃疼：苦瓜烧成炭研末，每次1克，开水送服，一天2～3次。
- 痢疾：取鲜苦瓜捣汁一小杯调蜂蜜服。
- 烦热口渴：鲜苦瓜1个，截断去瓤，切片，水煎服。
- 暑天感冒发热、身痛、口苦：取苦瓜干15克，连须葱白10克，生姜6克，水煎服。

茄

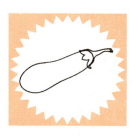

别名 落苏，昆化瓜，草鳖甲。

子

性味 甘，微寒，无毒。

功能主治 寒热，五脏虚劳。可治疗湿病和劳气。研磨后可涂治肿毒。把熟透后裂的茄子烧成灰，能治乳裂。可以散血止痛，消肿宽肠。

蒂

功能主治 把茄蒂烧成灰，加入饭中服用二钱，可治肠风下血不止及血痔。将茄蒂生切后，可用来擦瘫风。

花

功能主治 治金属锐器所致的金疮和牙痛。秋日干茄花烧研成灰涂痛处，牙痛立止。

根及枯茎叶

功能主治 将根、茎叶煮成汤，浸泡冻疮皲裂，效果显著。还可散血消肿，治血淋下血、血痢、子宫脱垂、齿痛和口腔溃疡。

用法用量 煎汤，15～30克。

用药禁忌 脾胃虚寒者忌多食。

选购贮存 以皮紫、有光泽、果柄深紫色者为佳。置阴凉处保存。

▶▶ 本草验方

- **妇人血黄**：用黄茄子切开，阴干为末。每服二钱，温酒调下。
- **热毒疮肿**：用生茄子一枚，割去二分，去瓤二分，如罐子形，合在疮上即消。
- **虫牙疼痛**：用秋茄花干品烧存性，研末涂痛处。
- **风蛀牙痛**：茄蒂烧成灰，研细涂患处。或者加入细辛等份，每天用来擦牙。
- **久痢**：用茄根、石榴皮烧灰，备等份为末，砂糖水送服。
- **取去痛牙**：用茄茎浸马尿中三日，取出晒、炒后研为末，点在痛牙上，牙自脱落。
- **血淋**：用茄叶熏干为末，每服二钱，温酒或盐汤送下。隔年的茄叶更好。
- **久患下血**：大茄种三枚，每用一枚，湿纸包煨热，安瓶内，以无灰酒一升半沃之，蜡纸封闭三日，去茄暖饮。
- **大风热痰**：用黄老茄子大者不计多少，以新瓶盛，埋土中，经一年尽化为水，取出入苦参末，同丸梧子大。食已及卧时酒下三十丸，甚效。
- **妇人乳裂**：秋月冷茄子裂开者，阴干烧存性研末，水调服。
- **女阴挺出**：茄根烧存性，为末，油调在纸上，卷筒安入内，一日一上。
- **夏月趾肿，不能行走者**：九月收茄根悬檐下，逐日煎汤洗之。

四、水菜类

紫菜

别名 紫索菜，紫英，子菜。

性味 甘，寒，无毒。

功能主治 煮汁后饮用，治咽喉炎。患有甲状腺肿大结气的人适宜吃紫菜。

用法用量 煎汤，15～30克。

用药禁忌 不宜多食。

选购贮存 以深紫色、薄且有光泽者为佳。置于阴凉通风处保存。

本草验方

- **缺碘性甲状腺肿大**：紫菜30克，陈皮3克，白萝卜1个，做汤，每天服用。
- **肺热痰多**：紫菜30克，萝卜1个，煮汤服。
- **高血压及两眼昏花**：紫菜与决明子一同加清水煎服。
- **慢性气管炎**：用紫菜、牡蛎、远志各适量，水煎服。
- **肺脓疡，咳嗽**：紫菜适量，放口中干嚼，徐徐咽下。或紫菜研末，每次一钱，一日两次，蜂蜜开水送服，或用蜂蜜炼为丸，每次二钱。
- **水肿，湿性脚气**：紫菜、车前子各五钱，水煎服。
- **气管炎，咳嗽**：紫菜、远志各五钱，生牡蛎一两，水煎服。

石花菜

别名 琼枝。

性味 甘、咸、大寒、滑、无毒。

功能主治 可祛上焦浮热，发下部虚寒。能清肺化痰、清热燥湿、滋阴降火、凉血止血，并有解暑功效。孕妇不宜经常吃。

用法用量 煎服，15~30克。

用药禁忌 脾胃虚寒、肾阳虚者忌食；孕妇不宜多食。

选购贮存 有红、白两色，以形如珊瑚，枝上有细齿者为佳。晒干保存。

本草验方

- **肠炎**：石花菜五钱，白头翁、秦皮各三钱。煎服。
- **乳腺癌**：石花菜、海带、海蒿子各五钱，煎服。

五、芝耳类

木耳

别名 木菌，木纵，木蛾。

性味 甘，平，有小毒。

🌸 功能主治 益气不饥，轻身强志，还能断谷疗痔。生长在古槐、桑木上的很好，柘木上的其次。其余树上生的木耳，吃后令人动风气，发旧疾，肋下急，损经络背膊，烦闷。凡是有蛇、虫从下面经过的木耳，有毒，尤其是枫木上生的木耳，有大毒，如误食会令人狂笑不止。采来的木耳如颜色有变，就有毒，夜间发光的木耳也有毒，欲烂而不生虫的也有毒，食用害人，如吃木耳中毒，可生捣冬瓜藤汁解。

🌸 选购贮存 以色乌黑、有光泽、朵大适度、耳大肉厚、有清香味者为佳。置阴凉干燥处保存。

桑耳

别名 桑蛾，桑鸡，桑黄，桑臣，桑上寄生。

性味 甘，平，有毒。

🌸 功能主治 女子漏下赤白，血病腹内结块、肿痛、阴痛、阴阳寒热，不孕。疗月经不调。黄熟陈旧色白的，可以治愈久泄，益气不饥。金色的，可治饮食失节引起的两胁之间的结块，腹痛金疮。治女人崩中带下，月闭血凝，产后血凝，男子胸腹结块。还可以治愈鼻出血，肠风泻血，妇女心腹痛。利五脏，宜肠胃气，排毒气，压丹石热发，可和葱、豉做羹食。

槐耳

别名 槐菌，槐鸡，赤鸡，槐蛾。

性味 苦、辛，平，无毒。

🌸 功能主治 主治五痔脱肛，下血心痛，妇人阴中疮痛。治风破血，益力。

柳耳

🌸 功能主治 补胃理气。治反胃吐痰，取柳树上的耳五七个，煎汤服即愈。

柘耳

别名 柘黄。

🌸 功能主治 治肺部痈疡、咳唾脓血，且脓血腥臭。不论脓血形成与否，用一两柘耳研末，同百齿霜二钱，糊成梧子大小的丸，和米饮下三十丸，效果显著。

杨栌耳

性味 平，无毒。

功能主治 主瘀血结块，可破血止血。煮来服用。

用药禁忌 虚寒溏泄者忌食。

>> **本草验方** • • •

- **鼻出血**：用桑木耳炒焦为末，塞入鼻中，有效。
- **五痔下血**：桑耳作羹，空腹饱食，三日一服。待孔卒痛如鸟啄状，取大、小豆各一升合捣，作两囊蒸之，及热，更互坐之即瘥。
- **去面上黑斑**：将桑耳焙研，饭后用热汤送服一钱，一日三服，有效。
- **一切牙痛**：木耳、荆芥等份，煎汤频漱。

芝

别名 茵。

青芝

别名 龙芝。

性味 酸，平，无毒。

功能主治 明目、补肝、养精安神。久食轻身延年，强记忆。

赤芝

别名 丹芝。

性味 苦，平，无毒。

功能主治 治胸中郁结，益心气，补中，增智慧，强记忆，久食轻身延年。

黄芝

别名 金芝、黄精。

性味 甘，平，无毒。

功能主治 主治心腹五邪，益脾气，安神，使人忠信和乐。

白芝

别名 玉芝。

性味 辛，平，无毒。

功能主治 主治咳逆上气，益肺气，通利口鼻，使人意志坚强，勇猛决断，安魄。

黑芝

别名 玄芝。

性味 咸，平，无毒。

功能主治 小便闭塞，能通利水道，补益肾气，通九窍，使人聪慧，延年益寿。

紫芝

别名 木芝。

别名 甘，温，无毒。

功能主治 耳聋，能利关节。保养神气，益精气，强健筋骨，使面色润泽，延年益寿。治疗虚劳证及痔疮。

卷五 果部

一、五果类

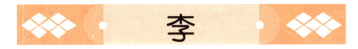

李

别名 嘉庆子。

实

性味 苦，酸，微温，无毒。

功能主治 治暴食，祛痼热，调中，祛骨节间劳热。肝病宜食之。

核仁

性味 苦，平，无毒。

功能主治 治僵仆踒折，瘀血骨痛。令人好颜色。治女子少腹肿满。利小肠，下水气，除浮肿。治面黯黑子。

根白皮

性味 大寒，无毒。

功能主治 消渴，止腹气上冲引起的头昏目眩。治疮。煎水含漱治牙痛，煎汤饮治赤白痢。烤黄后煎汤，次日再饮，治女人赤白带下。治小儿高热，解丹毒。苦李根皮：味咸，治脚气，治热毒烦躁。

花

性味 苦、香，无毒。

功能主治 做成末洗脸，可使人面色润泽，祛粉刺黑斑。

叶

性味 甘、酸，平，无毒。

功能主治 治小儿壮热、疟疾引起的惊痫，煎汤洗身，效果良好。

树枝

性味 苦，寒，无毒。

功能主治 祛目翳，镇痛消肿。

用药禁忌 忌食未熟透的李子。忌食用过量。

选购贮存 以饱满圆润，玲珑剔透，口味甘甜者为佳。置于阴凉处保存。

▶▶ 本草验方

● **女人面黑**：用李核仁去皮后研细，以鸡蛋白和如饴后在黄昏涂上。次日清晨用浆水洗去。再涂胡粉。不过五六日便会有效。

● **小儿丹毒，从双腿长到阴头**：用李根烧成末，以田中的流水调和后涂。

● **咽喉肿痛**：用皂荚末吹鼻使人打喷嚏，再以李树靠近根的皮，磨水涂喉外。

● **女人面黑粉刺**：用李花、梨花、樱桃花、白葵花、白莲花、红莲花、旋覆花、川椒各六两，桃花、木瓜花、丁香、沉香、青木香、钟乳粉各三两，珍珠、玉屑各三两，蜀水花一两，黄豆末七合，一同研成细末用瓶装起来。每日用它盥洗手脸，百日后便洁白如玉。

 杏

别名 甜梅。

杏实

性味 酸，热，有小毒。

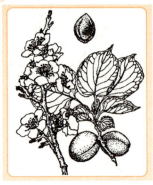

功能主治 曝脯食，止渴，去冷热毒。心之果，心病宜食之。

杏核仁

性味 甘、苦、温、冷，利，有小毒。

功能主治 主治咳逆上气雷鸣，喉痹，下气，产乳金疮，寒心奔豚。惊风癫痫，下烦热，风气往来，流行性头痛；有解肌，消心下急满疼痛的作用。还可以解除狗毒、锡毒。治疗腹痹不通，可发汗，主治温病脚气、咳嗽、上气、喘促。加入天门冬煎汤，可润心肺。和奶酪煎汤，可润声气。能清除肺热，治上焦风燥，通利胸脯气逆，滋润大肠气秘。可杀虫，治疗各种疥疮，能消肿，祛除头面的各种风气瘑疱。

杏花

性味 苦，温，无毒。

功能主治 补不足，女子伤中，寒热痹厥逆。

用药禁忌 肺虚而咳者忌食；孕产妇忌食。

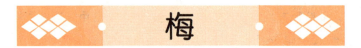

梅

别名 乌梅，白梅。

梅实

性味 酸，平，无毒。

乌梅

性味 酸、涩，温，无毒。

功能主治 下气，除热、安心，治肢体痛，偏枯不灵，死肌，祛青黑痣，蚀恶肉，祛痹，利筋脉，止下痢，好唾口干。泡水喝，治伤寒烦热，止渴调中，祛痰，治疟瘴，止吐泻，除冷热引起的下痢。治肺痨病，消酒毒，安神得睡。与建茶、干姜一起制成丸服，止休息痢最好。敛肺涩肠，止久嗽，反胃噎膈，蛔厥吐痢，消肿涌痰。杀虫，解鱼毒、马汗毒、硫黄毒。

选购贮存 选购乌梅时，以肉质柔软、色乌黑、核坚硬者为佳。装入瓷罐内密封，置于阴凉干燥处保存。

白梅

别名 霜梅，盐梅。

性味 酸、咸，平，无毒。

梅核仁

性味 甘，平，无毒。

功能主治 能明目，益气，使人不饥。可消除烦热。手指突然肿痛，可将梅核仁捣烂，加醋调匀，外洗。

梅根

功能主治 肢体酸痛，痛而游来没有定处。刚生下来的小孩，用梅根和桃、李的根煮水洗身，以后便不会有疮热之患。煎汤喝，治霍乱，止休息痢。长在地面上的梅根毒人。

梅花

性味 酸、涩。无毒。

功能主治 开郁和中，化痰，解毒。用于郁闷心烦，肝胃气痛，梅核气，瘰疬疮者。

梅叶

性味 酸，平，无毒。

功能主治 主治休息痢和霍乱，则将叶煮成浓汤喝。揉梅叶在清水中，用此水洗蕉葛衣，衣服经盛夏的阳光暴晒也不会腐，如六七月的衣料长霉点，用梅叶煎汤洗，即去，很妙。

用药禁忌 不宜与猪肉同食。忌多食或久食。患感冒发热、咳嗽多痰胸膈痞闷者应忌食；菌痢、肠炎的初期忌食。妇女正常月经期间以及妊娠妇人产前、产后忌食之。有实邪者忌服。

本草验方

- **久咳不止**：将乌梅肉微炒，罂粟壳去筋膜蜜炒，等份为末，每次服用二钱，临睡时用蜜汤送下。
- **香口去臭**：时常含梅脯。
- **产后痢渴**：乌梅肉二十个，麦门冬一钱二分，加水一升，煮七合，缓缓饮下。
- **久痢不止**：用乌梅二十个，加水一盏，煎至六分，食前分两次服下。

桃

别名 毛桃。

桃实

性味 辛、酸、甜，热，微毒。

功能主治 做果脯食，可养颜。它是肺喜欢的果食，得肺病的人宜吃。

桃仁

性味 甘，平，无毒。

功能主治 温补肺胃，定喘润肠，用于肾虚腰痛、脚软、虚寒喘咳、大便燥结者。

桃花

性味 苦，平，无毒。

功能主治 能润泽脸色，祛除水气，破石淋，通利大小便，杀除去寄生虫。能消除肿满，除去恶气。能治疗心腹疼痛与秃疮。利积水，祛痰热，化积滞，治疯狂。把桃花研成细末，可敷治头上及手足上的疮。

桃叶

性味 苦，平，无毒。

功能主治 可驱除疮中的小寄生虫。治疗恶气，除治小儿寒热、客热。治疗伤寒、时气、风痹无汗、头风，可通利大小便，治除霍乱腹痛。

茎、白皮

性味 苦，平，无毒。

功能主治 除腹痛，祛胃中热，治心腹痛，解蛊毒，避疠疫，疗黄疸身目如金，杀各种疮毒。

桃胶

性味 苦，平，无毒。

功能主治 炼制后服，保中不饥，忍风寒，下尿道结石，破血，治中恶疰忤，和血益气，治下痢，止痛。

用药禁忌 （桃仁，桃花）血不足者忌用；孕妇忌服。

本草验方

● **半身不遂**：用桃仁二千七百枚，去皮尖及双仁，放好酒一斗三升中浸二十一天，取出晒干，捣细做成丸子，如梧子大。每服二十丸，以原酒送下。

● **风虫牙痛**：用桃仁烧出烟火，安放痛齿上咬住。如此五六次即愈。

● **腰脊作痛**：取桃花一斗一升，水三斗，曲六升，米六斗，如常法酿酒。每服一升，一天服三次。

● **粉刺**：用桃花、丹砂各三两，共研为末。每服一钱，空心服，水送下。一天服三次。

● **鼻内生疮**：用桃叶嫩心捣烂塞鼻内。无叶可用枝代。用桃根煎汤浸洗。虚热作渴。用弹丸大小桃胶一块含口中，止渴。

● **面部生疮，皮肤瘙痒**：荆芥、羌活、白芷各二钱，桃花、蝉蜕、胡麻仁各三钱。上药用热水冲洗后，加清水煎煮十分钟，用煮开的水泡茶饮用。

栗

别名 板栗,大栗。

栗实

性味 咸,温,无毒。

功能主治 益气,厚肠胃,补肾气,令人耐饥。生吃可治腰脚不遂。疗筋骨断碎,肿痛瘀血,生嚼后涂上,立刻见效。栗生吃会发气,晒干后吃则下气补益。小儿不可多吃,生的不易消化,熟的则胀气,生虫致病。蒸炒熟后吃也会胀气。栗粉喂养小儿,会使小儿不长牙齿。

栗楔

功能主治 筋骨风痛,活血尤为有效。每天生吃七颗,破胸胁和腹中结块,将它生嚼,还可拔恶刺,出箭头,敷颈淋巴结结核肿痛。

栗壳

功能主治 煮汤喝治反胃消渴,止泻血。

毛球

功能主治 煮汤,洗水丹毒肿。

花

功能主治 治颈淋巴结结核。

树皮

功能主治 剥带刺的皮煎水洗,主治丹毒五色无常。

树根

功能主治 用酒煎服,治偏坠疝气。

用法用量 炒存性研末服,30～60克。

用药禁忌 栗子忌与牛肉同食。生栗子不宜多食。痞满疳积、疟痢、产后、小儿患病、便秘者均忌食。

选购贮存 以外壳鲜红，带褐、紫、赭等色，颗粒光泽的为佳。置干燥处保存。

本草验方

- **小儿疳疮**：嚼生栗子敷上。芦刺入肉，方法相同。
- **刀伤**：大栗子捣烂敷。
- **老人肾虚腰痛**：栗子同公狗腰子、葱、盐煮吃，1个月即愈。
- **小儿脚弱没有力，三四岁仍不能行走**：每天给生栗与他吃。
- **跌打斗殴伤**：生嚼栗子涂抹，良。
- **栗子颏**：用栗苞内隔断薄膜嚼烂敷。
- **眼红疼痛，火气上升，眼球上血丝**：用栗子7个，同黑鱼煮成羹吃。
- **脾胃寒引起的腹泻**：栗子肉十钱，茯苓四钱，大枣十枚，同煮，用白糖调味食用。
- **跌打伤，筋骨肿痛，如弹片、铁、竹、木刺入肉**：生栗子捣烂研细如泥，敷患处。

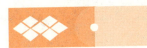

枣

别名 红枣，干枣，良枣。

生枣

性味 甘、辛，热，无毒。

功能主治 多食令人寒热，腹胀滑肠。瘦人尤其不能吃。

大枣

性味 甘，平，无毒。

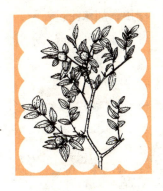

🍂**功能主治** 主心腹邪气，能安中，养脾气，平胃气，通九窍，助十二经，补益少气、少津液、身中不足等，主治大惊引起的四肢沉重之证，可调和百药。长期服用使人体轻健，益寿延年。将枣煮后取出果肉，和入脾胃药中效果很好。大枣可补中益气，强志健体，祛除烦闷，治疗心下悬悸。能滋润心肺，止咳嗽，补五脏，治虚损，清除肠胃癖气。与米粉调和烧制，可治疗疳痢。小儿患秋痢时，吃被虫蛀过的大枣效果很好。可降低乌头、附子、天雄的毒性。可调和阴阳，滋生津液。

核仁

🍂**性味** 苦，平，无毒。

🍂**功能主治** 恶气卒忤。核烧研，掺胫疮良。

叶

🍂**性味** 甘，温，微毒。

🍂**功能主治** 覆麻黄，能令出汗。和葛粉，揩热痱疮，良。治小儿壮热，煎汤浴之。

木心

🍂**性味** 甘、涩，温，有小毒。

🍂**功能主治** 主治寄生虫引起的腹痛，面目青黄，淋露骨立。锉取木心一斛，加水淹过三寸，煮至二斗水时澄清，再煎至五升。每日晨服五合，呕吐即愈。另外煎红水服，能通经脉。

根

🍂**功能主治** 小儿赤丹从脚背发起者，可煎水洗浴。

皮

🍂**功能主治** 与向北生长的老桑树皮等份，烧研。每次用1合，以井水煎后，澄清，洗目。每月3次。可令眼昏者目复明。但须忌荤、酒、房事。

🍂**用法用量** 煎汤，9～15克。

🍂**用药禁忌** 小儿、产后及黄疸、肿胀者忌食。

选购贮存 表皮深红、肉质浅棕、口感甜、干燥者为佳，置于阴凉干燥处保存即可。

本草验方

● **反胃吐食**：取大枣一枚去核，加斑蝥（去头翅）一个，一起煨熟，去斑蝥，空腹开水送服。

● **伤寒病后，口干咽痛，喜唾**：取大枣二十枚，乌梅十枚，共捣烂，加入蜂蜜做成丸，将丸含在嘴里咽汁，效果佳。

● **烦闷不眠**：取大枣十四枚，葱白七根，加水三升煮成一升，一次服下。

● **上气咳嗽**：取大枣二十枚，去核，以酥四两，微火煎，倒入枣肉中渍尽酥，取枣收存。常含一枚，微微咽汁。

● **耳聋鼻塞**：取大枣（去皮、核）十五枚，蓖麻子（去皮）三百枚，一起捣碎，棉裹塞耳、鼻，一天一次，经一个多月，即可闻声音和辨香臭。先治耳，后治鼻，不可并塞。

● **体虚，病后饮食减少，大便溏稀，体困神疲，心悸怔忡，妇女脏燥**：党参七钱，大枣十枚，同煮茶饮用。

● **高血压，心痛**：大枣二十枚，向日葵花托一个，水煎服。

二、山果类

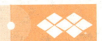梨

 快果，果宗，玉乳，蜜父。

实

 甘、微酸，寒，无毒。

卷五 果部

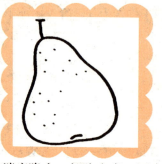

🌸**功能主治** 可治热咳嗽，有止渴作用。切成片贴敷在汤火伤口上，可止痛并使患处不烂。治客热，中风不语，伤寒热发，排解丹石热气，治惊邪，通利大小便。除贼风，止心烦、气喘、热狂。做成梨浆，可吐出痰。突然无名中风不语时，可把生梨树取汁液频频饮用。胸中痞寒热结的患者，应该多吃梨。梨能滋润肺气，清降心火，消痰降火，解除疮毒、酒毒。

花

🌸**功能主治** 祛面黑粉滓。

叶

🌸**功能主治** 捣汁服，解菌毒。治小儿疝气。煮汁服，治霍乱吐痢不止。煎服，治风。

木皮

🌸**功能主治** 可解伤寒时气。

🌸**用法用量** 煎汤，15～30克。

🌸**用药禁忌** 梨忌与蟹、白萝卜同食。脾虚便溏及寒嗽者忌服。

🌸**选购贮存** 果实以圆润、光滑、无斑点、无瘢痕者为佳。置于阴凉处保存，温度不低于0℃、不高于5℃为宜。

▶▶ 本草验方

●**消渴**：用梨捣取汁，加蜜水同熬，收瓶中。每次以热水或冷水调服，直至病愈。

●**咳嗽**：用好梨去核，捣汁一碗，放入椒四十粒，煎开后去渣，加黑饧一两，待化匀后，细细含咽。又方：用梨一个，刺五十孔。每孔放椒一粒，裹一层面在灰火内煨熟，冷后去椒食梨。

●**痰喘气急**：将梨挖空，装入小黑豆填满，留盖合上捆好，放糠火中煨熟，捣成饼。每日食适量，甚效。

●**赤目弩肉**：取好梨一个，捣汁，以棉裹黄连片一钱浸汁，仰卧点汁入眼即可。

●**反胃，药物不下**：用大雪梨一个，以丁香十五粒刺入。包湿纸几层，煨熟吃梨。

木瓜

别名 杨木，秋木瓜，酸木瓜。

木瓜实

性味 酸，温，无毒。

功能主治 主治湿脾邪气、霍乱引起的大吐大泻，筋转不止。脚气冲心时，可取一个嫩木瓜去掉瓜子煎汤服用，效果很好。强筋骨，除冷气，止呕逆，除心膈痰唾，消积食。止水痢后的干渴不已时；可将木瓜实做成饮料服用。能止呕吐下泻奔豚，水肿冷热痢疾，心腹疼痛。能协调营卫之气，增强谷气的运化。可祛湿和胃，滋脾益肺，治腹胀多噫，心下烦痞。

用法用量 煎汤，5～10克。

用药禁忌 木瓜中含有的番木瓜碱，对人体有小毒，每次食用量不宜过多。

选购贮存 青木瓜很好挑选，皮要光滑，颜色要亮，不能有色斑。熟木瓜要挑手感很轻的，这样的木瓜果肉比较甘甜。成熟的木瓜果肉很软，不易保存，购回后要立即食用。

本草验方

● **脚筋挛痛**：用木瓜数枚，加酒、水各半煮烂，捣成膏乘热贴痛处，外用棉花包好。一天换药三五次。

● **霍乱转筋**：用木瓜一两、酒一升，煮服。不饮酒者煮汤服。另外还用煎汤热敷足部。

● **肾虚胀痛**：用木瓜三十枚，去皮、核，挖空，以甘菊花末、青盐末各一斤填满，蒸熟，捣成膏，再加入新艾茸二斤，和成丸子，如梧子大，每服三十丸，米汤送下。一天服二次。

山楂

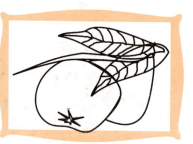

别名 赤瓜子，鼠楂，猴楂。

实

性味 酸，冷，无毒。

功能主治 煮汁服，止水痢。沐头洗身，治疮痒。煮汁洗漆疮，多瘥。治腰痛有效。消食积，补脾，治小肠疝气，发小儿疮疹。健胃，行结气。治妇人产后儿枕痛，恶露不尽，煎汁入砂糖服之，立效。化饮食，消内积癥瘕，痰饮痞满反酸，滞血痛胀。化血块气块，活血。

核

性味 苦，平，无毒。

功能主治 吞之，化食磨积，治癞疝。

赤瓜木

性味 苦，寒，无毒。

功能主治 主治水痢和头风身痒。

根

性味 甘，平，无毒。

功能主治 消积，治反胃。

茎叶

性味 酸，平，无毒。

功能主治 煮水，洗漆疮。

用法用量 煎汤，3～10克。

🍂 **用药禁忌** 脾胃虚弱者慎服。胃酸过多，有吞酸、吐酸者需慎用山楂，胃溃疡患者也应慎用。

🍂 **选购贮存** 北山楂以个大、皮红、肉厚者为佳；南山楂以个匀、色红、质坚者为佳。置通风干燥处，防蛀。

▶▶ 本草验方

● **偏坠疝气：** 用山楂肉、茴香（炒）各一两，共研成末，做成像梧子大的糊丸。每次一百丸，空腹白开水送服。

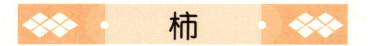

柿

🍂 **别名** 柿子。

烘柿

🍂 **性味** 甘，寒、涩，无毒。

🍂 **功能主治** 主治通耳鼻气，治肠胃下足，解酒毒，压胃间热，止口干。生柿性冷，不能同蟹一起吃，否则会使腹痛泻痢。

柿霜

🍂 **性味** 甘，平、涩，无毒。

🍂 **功能主治** 补虚劳不足，消腹中瘀血，涩中厚肠，健脾胃气。能化痰止咳，治吐血，润心肺，疗慢性肺疾引起的心热咳嗽，润声喉，杀虫，温补。经常吃可祛面斑，治反胃咯血，肛门闭急并便血，痔漏出血。

乌柿

🍂 **性味** 甘，温，无毒。

🍂 **功能主治** 杀虫，疗金疮，烧伤感染，可长肉止痛。治狗啮疮，断下痢，服药口苦和呕吐的人，吃少许即止。

酥柿
功能主治 健脾胃,消宿血。

柿糕
功能主治 治小儿秋痢,便血。

柿蒂
性味 涩,平,无毒。
功能主治 煮水服,治咳逆哕气。

木皮
功能主治 便血。晒焙后研成末,吃饭时服二钱。烧成灰,和油调敷,治烫火烧伤。

根
功能主治 治血崩,血痢,便血。
用法用量 作食品,煎汤,适量。
用药禁忌 凡脾胃虚寒、痰湿内盛、外感咳嗽、脾虚泄泻、疟疾等证者均不宜食。
选购贮存 选购时以体大、味甜不涩、核少者为佳。成熟的应及时食用,或放入冰箱中冷冻保存,取出后食用也别有一番风味。加工后保存时间会长一些。

▶ 本草验方

- **热淋涩痛**:用干柿、灯芯等份,水煎,每日饮服。
- **小儿秋痢**:用粳米煮粥,熟时加入干柿末,再煮开两三沸,三次吃下。
- **反胃吐食**:用干柿三枚,连蒂捣烂,酒送服,效果甚好。不能同时服其他药物。
- **痰嗽带血**:用大柿饼饭上蒸熟,劈开,每用一枚掺青黛一钱,临卧时服,薄荷汤送下。
- **耳聋鼻塞**:用干柿三枚,细切,以粳米三合、豆豉少许煮粥。每日空腹服下。
- **百日咳**:柿四至五个,罗汉果一枚，水煮，加入冰糖少许调味，分三次饮服。

● 腹痛、腹泻：柿蒂烧成灰研末备用，每次服一钱，每日三次。

橘

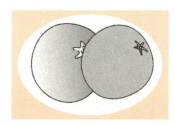

别名 果实称橘子。

橘实

性味 甘、酸，温，无毒。

功能主治 甘者润肺，酸者聚痰。

黄橘皮

别名 红皮，陈皮。

性味 苦、辛，温，无毒。

功能主治 除胸中客热逆气，利水谷。久服祛臭，下气通神。可降气，止呕吐咳嗽，治气冲胸中，吐逆霍乱，治脾不能消谷化食，止泄。除膀胱客热停水，治五淋，利小便，祛寸白虫。清除痰涎，治咳上气嗽，开胃。主治气痢。治疗呕吐反胃，时吐清水，痰痞肺病，大肠闭塞，妇女乳痈。作为调料用，可解鱼腥毒。

青橘皮

性味 苦、辛，温，无毒。

功能主治 主治气滞，消食，破积结和膈气，祛下焦部等各种湿，治左胁肝经积气。小腹疝痛，消乳肿，疏肝胆，泻肺气。

瓣上筋膜

别名 橘络。

功能主治 主治口渴、吐酒。炒熟后煎汤喝，很有效。

橘核

性味 苦,平,无毒。

功能主治 治腰痛、膀胱气痛、肾冷,将橘核炒研,每次温酒送服一钱,或用酒煎服。治酒风鼻赤,则炒研,每次服一钱,胡桃肉一个,捣烂用酒送服,以病情而定量。

橘叶

性味 苦,平,无毒。

功能主治 治胸膈逆气,入厥阴,行肝气,消肿散毒,乳痈胁痛,还可行经。

用法用量 适量。

用药禁忌 橘子不宜与萝卜、牛奶同食。风寒咳嗽及有痰饮者不宜食。

选购贮存 果实以无斑点、表皮新鲜光亮、摸时硬朗者为佳。

本草验方

● **湿痰,因火泛上而停滞胸膈,咳唾稠黏**:用润下丸(朱丹溪方),陈橘皮半斤,入沙锅内,加盐五钱,化水淹没陈皮,煮干研末;另用粉甘草二两,去皮蜜炙研末,取净末蒸饼或做成药丸,如梧桐子大。每次服一百丸,白开水送下。

● **男女伤寒及一切杂病呕哕,手足逆冷**:用橘皮汤,橘皮四两,生姜一两,加水二升,煎取一升,徐徐饮服。

● **脾气不和,冷气客于中焦,壅遏不通,而为胀满**:橘皮四两,白术二两,共研为末,加酒,做成药丸如梧子大。每次饭前用木香汤送服三十丸。一日三次。

● **经年气嗽**:用橘皮、神曲、生姜各等份,焙干研末,混合蒸饼或做成药丸如梧子大。每次服三五十丸,饭后、临睡时各服一次。有人久咳,服用此方后,不但咳嗽痊愈,连原先的膀胱气化不利也治好了。

● **风痰麻木,凡手及十指麻木、痲风麻木,均是湿痰死血所致**:用橘红一斤,逆流水五碗,煮烂去渣,再煮至一碗,一次顿服,取吐,这是吐痰圣药。若不吐，加瓜蒂末。

● **脾寒诸疟，不论老少孕妇：** 只需服用二剂便可止。用真橘皮去白，切细，取生姜自然汁浸泡一夜，取出放银器中煎煮，焙干研末。每次三钱，用隔年青州枣十个，加水一盏，煎至半盏，发病前服用，同时吃枣。

● **小儿疳瘦：** 长期服用，可消食和气，助长肌肉。用陈橘皮一两，黄连（以米泔水浸一日）一两半，研末，加麝香三分，用猪胆盛药，以浆水煮熟后取出，与粟米饭混和，做成药丸如绿豆大。每次服一二十丸，用米汤送下。

柑

别名 金实，柑子。

性味 甘，寒，无毒。

功能主治 利肠胃热毒，解丹石，止暴渴，利小便。

皮

性味 辣、甘，寒，无毒。

功能主治 主治下气调中。皮去白后焙研成末，加盐做汤喝，可解酒毒及酒渴。

山柑皮

功能主治 治咽喉肿痛，有效。

核

功能主治 可以用来做涂脸的药。

叶

功能主治 耳内流水或成脓血者，取嫩叶尖7个，加水几滴，捣取汁滴入耳孔中即愈。

用法用量 生食，适量。

用药禁忌：脾胃虚寒者忌服。

选购贮存：柑皮比橘皮稍厚，颜色稍黄，纹理稍粗且味不苦。

选购贮存：以光泽新亮、质松脆、有特异的香气者为佳。

本草验方

- **难产**：取柑橘瓤，在阴凉处晒干后，将其烧存性，研为细末，用温酒服二钱。
- **肺痈**：取柑叶，将其绞汁一盏，饮服。如有脓血吐出，即愈。
- **耳聍、耳流水或脓血**：取柑叶嫩头七个，加入几滴水，然后将其杵汁滴在耳朵内。
- **肾冷腰痛**：取柑核、杜仲等份，炒后研为细末，盐酒送下。
- **酒醉心烦**：取柑皮二两（焙干）研为细末，取三钱末，加入一盏水煮三五沸，再加入少许盐，像喝茶一样服之。

 橙

别名：金球，鹄壳。

性味：酸，寒，无毒。

功能主治：洗去酸汁，切细，用盐、蜜调合，煎好收存，止恶心，祛胃中浮风恶气。治疗颈淋巴结核和甲状腺肿，能杀鱼蟹毒。多食之过多可伤损肝气，发虚热。

皮

性味：甘，辛，无毒。

功能主治：和盐贮食，止恶心，解酒病。加糖做的橙丁，甜美，而能消痰下气，利膈宽中，解酒。做酱、醋很香美，食后可散肠胃恶气，消食下气，祛胃中浮风气。

核

功能主治 浸湿研后，夜夜涂面可治面斑粉刺。

用法用量 适量。

用药禁忌 不可多食，疟寒热禁食。气虚瘰疬者勿服。

选购贮存 以表皮皮孔较多、摸起来比较粗糙者为佳。置阴凉处保存。

▶ 本草验方

● **宽中下气，消酒**：橙皮二斤切片，生姜五两切焙擂烂，加烤过的甘草末一两，檀香末半两，和后做成小饼，用加了盐的沸汤送服。

● **闪挫腰痛**：橙核炒研后，用酒送服三钱，即愈。

 柚

别名 条，壶柑，臭橙，朱栾。

性味 酸，寒，无毒。

功能主治 主消食，解酒毒，治饮酒的人口臭，祛肠胃恶气，疗妊妇厌食、口淡。

皮

性味 甘、辛，平，无毒。

功能主治 有下气的功效，不入药也可食。

叶

功能主治 同葱白一起捣烂，贴在太阳穴上，可祛头风痛。

花

功能主治 与麻油一起蒸成香泽的面脂，可使头发生长、润燥。

🍂**用法用量** 适量。

🍂**用药禁忌** 不能同抗过敏的药物一起吃,易引起心律失常。肾病患者、呼吸系统不佳的人尤其适合。身体虚寒的人不宜多吃,一般人在服药期间不要食用柚子。

🍂**选购贮存** 闻香气,熟透了的柚子,味道芳香浓郁;按压、叩打果实外皮,看它是否下陷。下陷没弹性的柚子质量较差。此外,挑柚子最好选上尖下宽的标准型,表皮必须薄而光润,色泽呈淡绿或淡黄,手感偏重者为佳。阴凉干燥处保存。

➤➤ 本草验方

- **痰气咳嗽**:取柚子适量,将其核去掉,再切成小块,放入砂瓶内浸酒,密封一夜后,再煮烂,用蜂蜜拌匀,不停地含咽。
- **关节痛**:取柚子叶五块,生姜四片,桐油七钱,将上述几味一同捣烂后,敷在患处即可。
- **乳腺炎**:取柚叶二十片,金樱子根一两,水煎,熏洗患处。
- **中耳炎**:鲜柚叶适量,将其捣烂绞成汁,滴在耳朵内,每天二三次。
- **腹泻**:取柚子皮三钱,细茶叶二钱,生姜三片,水煎服。
- **小儿咳喘**:取柚子皮、艾叶各二钱,甘草一钱,水煎服。
- **寒咳**:取柚子核二十粒,加冰糖适量,水一大茶杯煎服,每天二三次。
- **发黄、发落、斑秃**:取柚子核五钱,泡水喝,每天二三次。

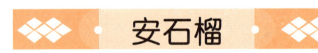

安石榴

别名 石榴,丹若,金罂,金庞,钟石榴,天浆。

◇ 甘石榴

性味 甜、酸、涩、温、无毒。

🍀**功能主治** 可治咽喉燥渴。能祛乳石毒。可制三尸虫。

◎酸石榴

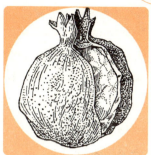

🍀**性味** 酸、涩，温，无毒。

🍀**功能主治** 赤白痢腹痛，连子捣成汁，每次服一枚。可止泻痢、崩中、带下。

酸榴皮

🍀**性味** 酸、涩，温，无毒。

🍀**功能主治** 可止下痢漏精。治筋骨风，腰脚下遂，行走时拘挛疼痛。有涩肠之功，取汁点眼，可止目自流泪。煎汤饮服，有下蛔之功。可止泻痢，下血脱肛，崩漏带下。

酸榴东行根

🍀**性味** 酸、涩，温，无毒。

🍀**功能主治** 治蛔虫、寸白。青的可以染发。治口齿病。止涩泻痢、带下，功效与皮相同。

榴花

🍀**功能主治** 花阴干成末，和铁丹（能飞的铁称为丹，也即铁粉）一起服，一年变白发如漆。千叶石榴花治心热吐血。另外，研成末吹入鼻中，止鼻出血，立效。也可敷金疮血。

🍀**用法用量** 适量。

🍀**用药禁忌** 感冒及急性炎症、大便秘结患者慎食；糖尿病、痰湿咳嗽、慢性气管炎和肺气肿等病患者应忌食。

🍀**选购贮存** 选石榴以果大皮薄、色泽鲜艳、籽粒饱满、酸甜适度、不涩口为佳。置阴凉处保存。

本草验方

- **小便不禁**：用酸石榴烧存性，无石榴时，可用枝烧灰代替。每服二钱，用柏白皮切、焙四钱，煎汤一碗，加入榴灰再煎至八成，空心温服。晚上再服一次。
- **赤白痢下**：用酸榴皮炙黄为末，加枣肉或粟米饭和丸如梧子大。每服三十丸，空心服，米汤送下。每天服三次，如觉寒滑，可加附子、赤石脂各一倍。
- **久痢久泻**：用陈酸榴皮，焙、研为末。每服二钱，米汤送下。有奇效。
- **疔肿恶毒**：以针刺肿毒四围，疮上盖石榴皮，四围贴一圈面，艾灸患处，以痛为度。灸后在疔上撒榴末，包裹好，隔夜根自出。
- **脚肚生疮（黄水浸淫，痒痛溃烂）**：用酸榴皮煎汤，冷定后，每日擦洗，直至病愈。
- **蛔虫病**：用酸榴根一把，洗锉，加水三升煎取半碗，五更时温服尽，当下打虫一大团，虫患自此根绝。亦可食粥补身体。
- **女子经闭**：用酸榴根一把炙干。加水两大碗浓煎为一碗，空心服。未通再服。

杨 梅

别名 朹子。

实

性味 酸、甘，温，无毒。

功能主治 用盐腌后食用，可祛痰、止呕哕，消食解酒。干燥后把它碾成屑，于饮酒前服方寸匕，可止吐酒。可止渴，调和五脏，涤洗肠胃，除烦闷恶气。若焙烧成灰服下，止痢十分灵验。若将盐腌的杨梅常含在口中，频频咽下汁液，可利五脏降气。

核仁

功能主治 主治脚气。

树皮及根

功能主治 煎汤，洗恶疮疥。煎水，漱牙痛。口服，解砒霜毒。烧成灰调油，涂烫伤、烧伤。

用法用量 煎汤，15～30克。

用药禁忌 不可多食，甚能损齿及筋。杨梅是不带皮的水果，容易沾上病菌，在食用前要用盐水泡洗。

选购贮存 以果大、汁多、味甜、核小者为佳。果肉外形以枣状突起呈圆刺状者，则汁水多，甜味浓。置于冰箱保存。

▶▶ 本草验方

● **下痢不止**：取杨梅烧过，研为细末，每服二钱，米汤送下。一天服两次。

● **头痛不止**：杨梅研为末，取少许塞入鼻中，打喷嚏，有效。

● **一切损伤**：盐藏杨梅和核捣如泥，做成小块收存。凡遇破伤，以小块研末敷涂，甚效。

● **恶疮疥癣**：用杨梅树皮及根煎汤洗。

● **牙痛**：用杨梅树皮及根煎水含漱。

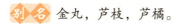

枇杷

别名 金丸，芦枝，芦橘。

性味 甘、酸，平，无毒。

功能主治 止渴下气，利肺气，止吐逆，退上焦热，润五肺。多吃发痰热，伤脾。

叶

性味 苦，微寒，无毒。

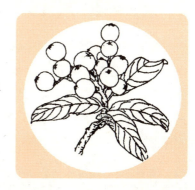

🍀**功能主治** 主治卒宛不止,下气,嚼叶咽下也可。治呕吐不止,妇女产后口干,还治渴疾、肺气热嗽及肺风疮、胸面上疮。能和胃降气,清热解暑毒,疗脚气。

花

🍀**性味** 甘,温。

🍀**功能主治** 主治头风、鼻流清涕。

🍀**用法用量** 花和辛夷各等份研末,用酒送服1~2钱,每天服2次。

木白皮

🍀**性味** 辛,平,无毒。

🍀**功能主治** 生嚼咽汁,止吐逆而不下食,煮汁冷服更好。

🍀**用法用量** 生食或煎汤,30~60克。

🍀**用药禁忌** 多食助湿生痰,脾虚滑泄者忌之。枇杷仁有毒,不可食用。枇杷含糖量高,糖尿病患者忌食。

🍀**选购贮存** 枇杷按果肉颜色分为白沙和红沙两类。白沙味甜似蜜,香味浓郁优于红沙,常见的白沙品种如"照钟"、"清钟"、"白梨"、"早黄白沙"和"软条白沙",其中后两种为白沙枇杷之上乘之品;在红沙枇杷中,较为有名的有洞庭山的鸡蛋红枇杷、浙江塘栖的大钟枇杷、湖南的牛奶枇把和安徽的光荣枇杷。置于阴凉干燥处保存。

▶▶ 本草验方

● **急性支气管炎:** 枇杷叶七钱,炙麻黄一钱半、杏仁、百部、半夏、沙参各四钱,炙甘草、知母各二钱,炙白前、川贝母、紫菀、款冬花各三钱,水煎服。

● **慢性支气管炎:** 枇杷叶五钱,粳米二十钱,冰糖适量。先将枇杷叶布包水煎,去渣取浓汁,再加入粳米和水煮粥,粥将成时加入冰糖稍煮,每日早、晚用之佐餐。适用于痰热证。

核桃

别名 羌桃,胡桃。

性味 甘,平、温,无毒。

功能主治 吃了使人健壮,润肌,黑须发。多吃利小便,祛五痔。将捣碎的桃核肉和胡粉放入毛孔中,长出黑毛。核桃烧灰存性和松脂研,可敷颈淋巴结核溃烂。另外吃核桃使人开胃,通润血脉,骨肉细腻。补气养血,润燥化痰,益命门,利三焦,温肺润肠,治虚寒喘嗽、腰脚重痛、心腹疝痛、血痢肠风,散肿痛,发痘疮,制铜毒。吃酸导致牙酥的人,细嚼胡桃便可解。同破故纸蜜服,补下焦。治损伤,尿道解石。同酒吃得过多,会使人咯血。小儿痧疹后不能吃,必须忌半年,不然则会滑肠,痢不止。多食动痰饮,令人恶心、吐水、吐食物。还会动风,脱人眉。核桃绝不能暴食,必须渐渐地吃。第一天吃一颗,每过五天加一颗,到每天二十颗时止,周而复始。常吃能使人胃口大增,肌肤细腻光润,须发黑泽,血脉流通,延年不老。

油核桃

性味 辛,热,有毒。

功能主治 主治杀虫攻毒,治痈肿、麻风、疥癣、梅毒、白秃等疮,润须发。

树皮

功能主治 主治水痢。春季研皮汁洗头,可黑发。将皮煎水,可染粗布。

壳

功能主治 烧灰存性,可投入下血、崩中的药。

用法用量 煎汤，9～15克；单味嚼服；10～30克。

用药禁忌 忌多食。泄泻不已、有痰水积热或阴虚火旺者忌服。

选购贮存 以色黄、个大、饱满、油多者为佳。置低温、干燥处保存。

本草验方

● **益血补髓，强筋壮骨，延年明目，悦心润肌，能除百病**：用胡桃仁四两捣膏，破故纸、杜仲、萆薢末各四两杵匀，丸梧子大。每空心温酒、盐汤任下五十丸。

● **风寒无汗（发热头痛）**：核桃肉、葱白、细茶、生姜等份，捣烂，水一钟，煎七分，热服。覆夜取汗。

● **老人喘嗽（气促）**：睡卧不得，服此立定。胡桃肉（去皮）、杏仁（去皮尖）、生姜各一两，研膏，入炼蜜少许，和丸弹子大。每卧时嚼一丸，姜汤下。

● **染须发**：胡桃根皮一秤，莲子心十斤，切，以瓮盛之，入水五斗，浸一月去滓，熬至五升，入芸薹子油一斗，慢火煎取五升收之。凡用，先以炭灰汁洗，用油涂之，外以牛蒡叶包住，绢裹一夜洗去，用七日即黑也。

樱桃

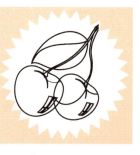

别名 含桃，莺桃。

性味 甘、涩，热，无毒。

功能主治 调中，益脾气，养颜，美志，止泄精、水谷痢。但多食会发热，有暗风的人不能吃，吃后即发。还会伤筋骨，败血气。

叶

性味 甘、平，无毒。

功能主治 主治蛇咬，将汁捣成汁喝，并敷。另外，煮老鹅时，放几片叶在锅中，容易煮烂。

东行根

🍀 **功能主治** 煮水喝，即下寸白虫。

枝

🍀 **功能主治** 主治雀斑，将枝同紫萍、牙皂、白梅肉研和，每日用来洗脸。

花

🍀 **功能主治** 主治面黑粉刺。

🍀 **用法用量** 煎汤，30~150克。

🍀 **用药禁忌** 忌多食。

🍀 **选购贮存** 选有果蒂，色泽光艳，表皮饱满者为佳。置于冰箱保存。

▶▶ 本草验方

● **冻疮**：将新鲜的樱桃装入瓶内，待入冬时取出涂在冻疮处。

● **慢性支气管炎**：取新鲜的樱桃叶18~30克，然后加入适量的红糖水煎服。

● **蛇咬伤**：取新鲜的樱桃叶，将其捣碎取汁喝，并用汁涂伤处。

● **麻疹不透**：樱桃叶30克，水煎服。

● **疮痘瘢痕**：取樱桃核，研末敷在患处。

银 杏

🍀 **别名** 白果，鸭脚子。

杏仁

🍀 **性味** 甘、涩、苦，平，有毒。

🍀 **功能主治** 持生吃引疳解酒，降痰，消毒杀虫，熟后吃益人，温肺益气，定喘嗽，缩小便，止白浊。嚼成浆涂鼻脸和手足，治疱黑斑皱裂及疥癣疳阴虱。与鲜鳗鱼一起吃，会患软风。古人说不可多吃。

用法用量 内服，9～12克。

用药禁忌 有实邪者忌用。

选购贮存 以粒大、光亮、壳色白净者为佳。摇动时，无声音者果仁饱满，有声音者，或是陈货或是僵仁。置于冰箱冷藏。

本草验方

- **寒嗽痰喘**：用白果七个煨熟，以熟艾做成七丸，每果中放入艾丸一颗，纸包再次煨香，去艾吃下。
- **咳嗽失声**：用白果仁四两，白茯苓、桑白皮各二两，乌豆半升（炒），蜜半斤，一起煮熟，晒干研为末，以乳汁半碗拌湿，九蒸九晒，做成丸子，如绿豆大，每服三五十丸，开水送下。极效。
- **小便频数**：用白果十四枚，一半生，一半煨，食之有效。
- **小便白浊**：用生白果仁十枚，擂水服。一天服一次。病愈为止。
- **赤白带下**：用白果、莲肉、江米各五钱，胡椒一钱半，共研为末，以乌骨鸡一只，去肠填药，瓦器煮烂，空心服下。
- **肠风下血**：用白果煨熟，出火气后，米汤送服。
- **虫牙**：用生白果每天饭后嚼一二个，有效。
- **手足皱裂**：用生白果嚼烂，每夜涂搽。
- **头面癣疮**：用生白果仁切断，频频搽患处，直至病愈。
- **乳痈溃烂**：用银杏仁半斤，以四两研酒服，以四两研敷患处。

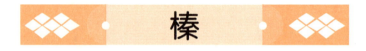

榛

别名 平榛，棰子。

性味 甘，平，无毒。

- **功能主治** 主益气力，实肠胃，使人不饥，能健走。
- **用法用量** 煎汤，30~60克。
- **用药禁忌** 肥胖症者慎食。
- **选购贮存** 以表面棕色，外表略有光泽，果实沉而饱满者为佳。置于低温、干燥处保存。

本草验方

● **病后体虚，食少疲乏**：取榛子二两，山药一两，党参四钱，陈皮三钱，以上几味水煎服。

● **胃纳不香**：取川榛干果七钱，山楂根四钱，水煎，冲黄酒、红糖，早饭空腹服用。

● **脾虚泄泻**：榛子仁炒焦黄，研末，每次一匙，每天两次，空腹以红枣汤调服。

● **气管炎**：榛子五钱，桔梗、前胡各三钱，水煎服。

三、夷果类

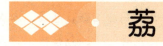 荔枝

- **别名** 丹荔，离荔。

实

- **性味** 甘，平，无毒。
- **功能主治** 主治上渴，益人颜色，提神健脑。可治头晕心胸烦躁不

安、背膊不适、颈淋巴结结核、脓肿和疔疮，发小儿痘疮。易上火的人或者食之过多，会出现牙龈肿痛、口鼻出血。

核

性味 甘、涩，温，无毒。

功能主治 心痛、小肠气痛，可用一枚荔枝核煨存性，研末，用新酿酒调服。可治妇女血气刺痛。

壳

功能主治 痘疮出不爽快，煎汤饮之。又解荔枝热，浸水饮。

花及皮根

功能主治 喉痹肿痛，用水煮汁。细细含咽，取瘥止。

用法用量 煎汤，5~10枚。

用药禁忌 阴虚火旺者慎服。正在长青春痘、生疮、伤风感冒或有急性炎症时，不宜吃荔枝，否则会加重病证。

选购贮存 选购时，以新鲜、体大、肉质白润、肥厚甜嫩、汁多者为佳。以低温高湿（2~4℃，湿度90%~95%）的条件保存。

▶▶ 本草验方

- **狐臭**：荔枝核焙干研末，调白酒，涂擦腋窝部。
- **颈淋巴结结核**：荔枝核一两七钱，海藻五钱，黄酒适量，水煮食之，每天一剂。
- **痛经**：荔枝核、香附、黄酒各一两。将荔枝核、香附研成细末，混合后装入瓷瓶密封保存，每次痛经发生的前一天开始服用，每次服二钱，以黄酒适量调服，每日三次。
- **脾痛不止**：荔枝核为末，醋服二钱，数服即愈。
- **妇人血气刺痛**：用荔枝核（烧存性）半两，香附子（炒）一两，为末，每服二钱，盐汤、米饮任下。
- **肾肿如斗**：荔枝核、青橘皮、茴香等份，各炒研。酒服二钱，每日三次。
- **疝气肿痛**：荔枝核（炒黑色）、大茴香（炒）等份，为末，每服一钱，温酒下。

龙眼

别名 龙目，益智，桂圆。

性味 甘，平，无毒。

功能主治 主五脏邪气，治厌食及食欲不振，驱肠中寄生虫及血吸虫。长期食用可强体魄，延年益寿，安神健脑长智慧，健脾开胃，补体虚。新鲜龙眼用沸汤淘过食，不会伤脾。

核

功能主治 主治腋臭。用六枚，同胡椒十枚研，出汗时即擦患处。

用法用量 煎汤，10~15克，大剂量至30~60克。

用药禁忌 痰多火盛、无食欲、腹胀、舌苔厚腻、大便滑泻以及患有慢性胃炎的人不宜服用。

选购贮存 龙眼肉以色金黄、肉厚、质细软、体大、半透明、气香、味甜、嚼之口感"起砂"者为佳。生晒龙眼肉为好。置通风干燥处，防潮，防蛀。

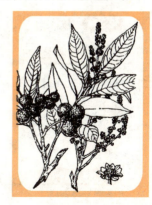

▶▶ 本草验方

- **心悸**：龙眼肉，每日嚼食一两。
- **失眠**：取龙眼肉，蒸熟后每天食之，食到一斤即可见效。
- **贫血体弱**：取龙眼肉三钱，莲子五钱，糯米二两，煮粥每日早晚食。
- **呃逆**：取龙眼肉干七个，连核一起放火中煅炭存性，研细末，分四次服，一日两次，用煅赭石五钱煎水送服。
- **妇女崩漏，贫血，血小板减少**：龙眼肉五钱至一两，大红枣五钱，水适量，同蒸熟食用。
- **产后浮肿**：取龙眼肉干、大枣、生姜各适量，水煎服。

- **月经不调**：取龙眼肉、鸡蛋，蒸熟食用。
- **脾虚泄泻**：取龙眼肉干十四枚，生姜三片，水煎服。
- **神经衰弱**：龙眼肉五钱，莲子、芡实各十钱，同煮汤食用。
- **刀刃跌打诸伤，止血定痛**：龙眼核研为细末，外敷在伤处。
- **小便不通**：龙眼核，去外黑壳，打碎，水煎服。如通后欲脱者，以桂圆肉汤饮之。
- **足趾痒烂**：龙眼核烧灰掺之。

橄榄

别名 青果，谏果。

性味 酸、甘，温，无毒。

功能主治 生食、煮饮，都能解酒醉，解河豚鱼毒。嚼汁咽下，治鱼骨鲠及一切鱼蟹毒。又有生津止渴的作用，治咽喉痛。

榄仁

性味 甘，平，无毒。

功能主治 唇边燥痛，研烂敷于患处。

核

性味 甘，涩、温，无毒。

功能主治 磨汁服，治各种鱼骨鲠喉及食鱼过多，消化不良，又治小儿痘疮后生痣，烧后研末敷。

用法用量 煎汤，6～12克。

用药禁忌 脾胃虚寒及大便干结者忌食。

选购贮存 以体大、肉厚、色灰绿、无乌黑斑者为佳。成熟后新鲜食用，或制成干品保存。注意防虫蛀。

本草验方

- **肠风下血**：橄榄核，灯上烧存性，研末。每次服用二钱，陈米饮下。
- **下部疳疮**：橄榄烧灰存性，研末，用油调敷，或加冰片、孩儿茶等份。
- **口唇干裂生疮**：取橄榄炒后，研为细末，用猪油调和后涂搽在疮处。
- **唇燥痛**：取橄榄仁研烂敷涂。
- **耳足冻疮**：用橄榄核烧研，调油敷涂。

槟榔

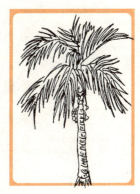

别名 大腹子，橄榄子，大腹槟榔，槟榔子，青仔，槟榔玉，榔玉。

性味 苦，辛，温。

功能主治 主治消谷逐水，杀肠道寄生虫、伏尸、寸白虫，除湿气，通关节，利九窍，除烦，破腹内结块；还可治脚气、水肿、胸痛、痢疾、腹胀腹痛、大小便不能、痰气喘急，疗恶性疟疾，抵御瘴疠。

用法用量 煎服，3～9克；驱绦虫、姜片虫时可用30～60克。

用药禁忌 气虚下陷者慎服。

选购贮存 以果大体重、坚实、不破裂者为佳。置通风干燥处，防蛀。

椰子

别名 越王头，胥余。

性味 甘，平，无毒。

功能主治 益气，治风。食后充饥。令人面色光泽。

椰子浆

性味 甘，温，无毒。

功能主治 止消渴。涂头，益发令黑。

椰子皮

性味 甘，平，无毒。

功能主治 止血，治疗鼻出血、吐逆霍乱时，可把椰子皮煮成汁饮服。治疗突然发作的心痛时，把椰子皮烧后保留药性，研成细末，用新汲的水服下一钱，极其灵验。

壳

功能主治 杨梅疮筋骨痛。烧存性，临时炒热，以滚酒泡服二三钱，暖覆取汗，其痛即止，神验。

用法用量 煎汤，6~15克。

用药禁忌 糖尿病者忌食。

选购贮存 以果实大、果皮呈绿色、果形丰圆者为佳。置于阴凉处保存。

▶▶ 本草验方

● **杨梅疮筋骨痛**：取椰子壳烧存性，临时炒热，以滚酒泡服二三钱，暖覆取汗。

● **体癣、脚癣**：把椰壳放在炉子上烧，用碗覆盖取其蒸气，冷凝得馏油，加30%的乙醇混合后涂患处。

● **脱发**：椰子肉一个，灵芝二钱，石榴一个，龙眼肉三钱，冰糖三钱，煎汤服。

● **阳痿，早泄**：取椰子肉二两切小块，加糯米、鸡肉适量，隔水蒸熟服食，每日一剂。

● **驱姜片虫、绦虫**：取椰子一个，先饮椰汁，后吃椰肉，每日早晨空腹一次食完，三小时方可进食。

无花果

别名 映日果，优昙钵。

性味 甘，平，无毒。

功能主治 有开胃、止泻痢的功能。并可治各种痔、咽喉痛。

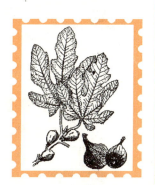

叶

性味 甘、微辛，平，有小毒。

功能主治 主治痔疮肿痛，煎汤频频熏洗患处。

用法用量 煎汤，9~15克。生食鲜果1~2枚。

用药禁忌 脑血管意外、脂肪肝、正常血钾性周期性麻痹等患者不宜食用，大便溏薄者不宜生食。

选购贮存 青黑色或暗棕色，无霉、无蛀者为佳。无花果不好储存，宜现摘现吃。

本草验方

- **久泻不止**：无花果五至七枚，水煎服。
- **咳嗽咽痛**：无花果五两，水煎加冰糖适量服。
- **外痔**：鲜无花果十个，水煎洗患处。
- **哮喘**：无花果捣汁半杯，开水冲服，每日一次，以愈为度。
- **肺热喉炎**：无花果干品八钱，冰糖适量，水煎服，每日分三次服。
- **小儿腹泻**：无花果三五个，洗净后切片，水煎后饮汤，每日服三次。
- **口腔癌**：干无花果二两，蜜枣两个，水煎后饮汤或含漱。
- **咽炎**：鲜无花果洗净后去皮，用水煮烂，加适量白糖或冰糖，调成糊状含服。

四、瓜果类

甜瓜

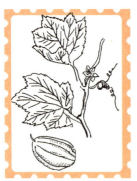

别名 甘瓜，果瓜，香瓜。

瓜瓤

性味 甘，寒、滑，有小毒。

功能主治 止渴，除烦热，利小便通三焦间壅塞气。可治口鼻疮，暑热天食后，永不中暑。多食者，会发黄疸，令人虚弱健忘，解药力。病后多食，容易反胃。患脚气食后，则病患永不能除。多食瓜导致腹胀，以食盐可化解，或入水自渍，便消。

子仁

性味 甘，寒，无毒。

功能主治 主腹内结聚，破溃脓血，是治肠胃内壅最好的药。能清肺润肠，和中气止渴，月经过多者，可将子仁研末去油，用水调服。

蒂

性味 苦，寒，有毒。

功能主治 治大水全身浮肿，下水，杀虫毒。治胸闷喘气，咳嗽呃逆。祛鼻中息肉，治风热眩晕头痛，癫痫，咽喉肿痛，黄疸。香瓜加细辛，可治鼻嗅觉失灵。

瓜蔓

功能主治 主治妇人闭经,瓜蔓、使君子各半两。甘草六钱,研为末,每次用酒送下二钱。

花

功能主治 主治胸痛咳嗽。

叶

功能主治 可治人脱发,捣汁涂头顶即生。治小儿疳和治跌打损伤,研为末酒服。另可去瘀血,补中。

用法用量 适量。

用药禁忌 脾胃虚寒、腹胀便溏者忌服。

选购贮存 挑选形状均衡,没有缺口、切口或是污点,网格下的表皮颜色是闪亮的金黄色者。挑选较沉的甜瓜,这标志着汁多,确保甜瓜有诱人的芳香。置于干燥处保存。

▶▶ 本草验方

- **口臭**：用甜瓜子捣成末,加蜜调为丸子。每天早晨漱口含一丸。亦可贴齿。

- **腰腿疼痛**：用甜瓜子三两,酒浸十日,研为末。每服三钱,空心服,酒送下。一天服三次。

- **太阳中暑（身热、头痛、脉微）**：用瓜蒂十四个,加水一升,煮成五合,一次服下,吐后病除。

- **遍身如金**：用瓜蒂四十九枚,丁香四十九枚,烧存性,共研为末。每用二三分,吹鼻取黄水,或擦牙流涎亦可。

- **热病发黄**：用瓜蒂为末,取大豆大小一团吹鼻中,轻则半日,重则一日,流出黄水愈。

- **身面浮肿**：用瓜蒂、丁香、赤小豆各七枚,共研为末,吹豆大一团入鼻中,不久有黄水流出。隔日用药一次。

- **疟疾寒热**：用瓜蒂二枚,加水半碗,浸一宿后一次服下,取吐即愈。

- **大便不通**：用瓜蒂七枚。研为末,棉裹塞肛门中即通。

- **风热牙痛**：用瓜蒂七枚（炒过研细）,加少许麝香,棉裹咬定,流涎,痛渐止。

西 瓜

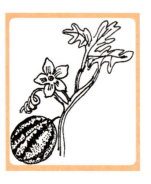

别名 寒瓜。

瓜瓤

性味 甘，寒，无毒。

功能主治 主消烦止渴，解暑热，治咽喉肿痛，宽中下气，利尿，止血痢解酒毒。含瓜汁可治口疮。

皮

性味 甘，凉，无毒。

功能主治 主治口、舌、唇内生疮，烧研噙含。

瓜子仁

性味 甘，寒，无毒。

功能主治 能清肺润肠，止渴和中气。主治腹内结聚，破溃脓血，最为肠胃内壅之要药。还可以治愈月经过多，研后去油，口服。

用法用量 适量。取汁饮或作水果食。

用药禁忌 宜与党参、茯苓、桂枝、泽泻、黄芪等配伍使用。忌羊肉。中寒湿盛者忌服。

选购贮存 瓜形端正，瓜皮坚硬饱满，瓜纹清晰有凹凸不平的波浪纹，瓜蒂、瓜脐收得紧密，略微缩入者为佳。置于冰箱冷藏。

▶▶ 本草验方

- **口舌生疮**：用西瓜皮烧过，研末，放口内含噙。
- **闪挫腰痛**：用西瓜青皮阴干，研为末，盐酒调服三钱。
- **食瓜过多**：用瓜皮煎汤饮服可解。

葡萄

别名 蒲桃，草龙珠。

实

性味 甘，平、涩，无毒。

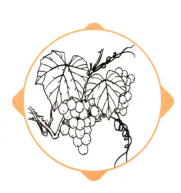

功能主治 主治筋骨湿痹，倍力、强志，令人肥健。耐饥忍风寒。久食轻身延年。可作酒饮。逐水，利小便。除肠间水气，调中治淋。治时气痘疮不出，食之或研酒甚效。

根、藤、叶

性味 甘，平，无毒。

功能主治 煮成浓汁饮用，可止呕吐及腹泻后恶心，孕妇胎动频繁不适，饮后即可安宁。治腰脚痛，煎汤淋洗即可。饮其汁，又有利小便、通小肠、消肿胀的功效。

用法用量 煎汤，15～30克。

用药禁忌 便秘者不宜多食；糖尿病人忌食；外感表证者慎食。

选购贮存 以果穗完整、颗粒均匀、大且饱满、皮色光亮有弹性、表有粉状物的为上品。置于冰箱贮存。

▶▶ 本草验方

● **除烦止渴**：生葡萄捣烂滤汁，以瓦器熬稠，入熟蜜少许一同熬收后饮用，效果好。

● **胎上冲心**：葡萄煎汤饮下，即止。

● **水肿**：葡萄嫩心十四个，蝼蛄七个，去头和尾，同研，露七日，晒干研成末。每次服用半钱，用酒冲服。天气极热时尤佳。

猕猴桃

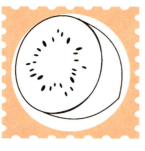

别名 猕猴梨,藤梨,阳桃,木子。

性味 酸、甘,寒,无毒。

功能主治 能止暴渴,解烦热,压丹石,主泌尿系统疾病、结石、排尿不畅。可调中下气,治骨病、瘫痪。

藤中汁

功能主治 和生姜汁服后,治反胃。

枝叶

功能主治 杀虫。煮汁饲狗,疗寄生虫。

用法用量 煎汤,30~60克。

用药禁忌 脾胃虚寒、尿频、月经过多和妊娠的妇女应忌食。

选购贮存 以体大饱满、汁多甘甜、有香蕉味者为佳。其表有碰伤、有破皮、湿点、褶皱或太软的不宜。置于阴凉处保存。

▶▶ 本草验方

- **食欲不振,消化不良**:取猕猴桃(干果)二两,用水煎服即可。
- **急性肝炎**:取猕猴桃根四两,红枣十二枚,水煎,代茶饮。
- **水肿**:猕猴桃根三至五钱,水煎服。
- **消化不良,呕吐**:猕猴桃根五钱至一两,水煎服。
- **肠癌发热,口干者**:鲜猕猴桃二个,洗净,生食,每日二次。
- **食道癌,胃癌**:猕猴桃根一两,半边莲一两,半枝莲一两,生苡仁一两,生姜一钱,煎汤代茶常饮。
- **乳腺癌**:猕猴桃根三两,用三碗水煎三个小时以上,每日频服。

甘 蔗

别名 竿蔗。

榨蔗

性味 甘、涩，平，无毒。

功能主治 主治下气和中，助脾气，利大肠，消痰止渴，除心胸烦热，解酒毒。还可治呕吐反胃，宽胸膈。甘蔗与酒共食，生痰；多食，发虚热，引起鼻出血。

滓

功能主治 烧存性，研末，乌油调搽，治小儿头疮白秃，频涂取瘥。烧烟勿令人入目，能使暗明。

用法用量 甘蔗汁，30～90克。

用药禁忌 脾胃虚寒者慎服。甘蔗如被细菌感染，而有酒糟味时也不宜食用，以防引起呕吐、昏迷等。

选购贮存 茎秆粗硬光滑、富有光泽、表面呈紫色、挂有白霜、无虫蛀孔洞、果肉洁白、质地紧密、富含汁液、有清爽气息者为佳。

本草验方

● **发热口干，小便赤涩**：取甘蔗去皮，嚼汁咽下。饮浆亦可。

● **反胃吐食**：用甘蔗汁七升，生姜汁一升，和匀，每日细细饮服。

● **干呕不息**：甘蔗汁温服半升，每日三次。加姜汁更好。

● **虚热咳嗽，口干涕唾**：用甘蔗汁一升半，青粱米四合，煮粥吃。每日二次。非常滋润心肺。

● **眼暴赤肿**：甘蔗汁二合，黄连半两，入铜器内慢火煎浓，去渣，点之。

● **小儿口疳**：蔗皮烧研，掺之。

五、水果类

莲藕

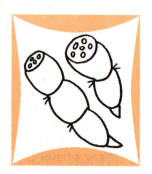

别名 芙蕖，菡萏。

莲实

别名 藕实，石莲子，水芝，泽芝。

性味 甘，涩，平，无毒。

功能主治 补中养神，增加气力，治疗百病，抵抗衰老。主治五脏不足，伤中气绝，补益十二经脉血气。止渴祛热，安心止痢，治腰痛和遗精。使心肾两脏经气交通，厚肠胃，固精气，强筋骨，补虚损，利耳目，除寒湿，止脾泄久痢，赤白浊，女人带下崩中诸血病。捣碎和米当粥饭吃。能轻身益气，令人身体强健。

藕

性味 甘，平，无毒。

功能主治 主治热渴，散留血，生肌。久服令人心欢。止怒止泄，消食解酒毒，及病后干渴，捣汁服，止闷除烦开胃，治霍乱，破产后血闷。膏：医金疮并伤折，止暴痛。蒸煮食之，大能开胃；生食，治霍乱后虚渴。蒸食，甚补五脏，实下焦；同蜜食，令人腹脏肥，不生诸虫，亦可休粮。汁：解射罔毒、蟹毒。

莲花

性味 苦，涩，性温，无毒。

功能主治 镇心安神，养颜轻身。

莲薏

别名 莲子心。

性味 苦，寒，无毒。

功能主治 主治贫血，产后渴，生研末，饮服二钱。另可治腹泻，清心去热。食莲子不去心，令人作吐。

莲房

别名 莲蓬壳。

性味 苦，涩，无毒。

功能主治 有破血之功。能治血胀腹痛及产后胎衣不下，用酒煎煮饮服。水煎饮服，解野菌毒。可止血崩、便血、尿血。

荷叶及蒂

别名 荷叶嫩的称荷线，贴水者称藕荷，露出水面的称芰荷。蒂又叫荷鼻。

性味 苦，平，无毒。

功能主治 荷叶止渴，落胞破血，治产后烦躁口干。荷鼻能安胎，去恶血，止血痢，杀蕈毒。还能生发元气，补助脾胃，散瘀血，涩精滑，消水肿痈肿，发痘疮。治吐血、咯血、鼻血、便血等诸多出血证。

莲蕊须

别名 佛座须。

性味 甘，苦，温，涩，无毒。

功能主治 清心通肾，固精气，补血止血，养发养颜。

🍃**用法用量** 煎汤，6~15克。

🍃**用药禁忌** 肥胖者宜少食，产妇不宜过早食用。一般产后1~2周吃，可以逐瘀。

🍃**选购贮存** 以节部黑褐色、两头白色、干燥、无须根及泥土者为佳。置干燥处，防潮，防蛀。

➤➤ 本草验方

- **双目红痛：** 用莲子去皮，研为末，取一碗，加粳米半斤，常煮粥吃。
- **反胃吐食：** 用石莲子为末，加少量肉豆蔻粉，米汤调服。
- **焦痰热：** 用藕汁、梨汁各半碗，和匀后服下。
- **小便热淋：** 用生藕汁、生地黄汁、葡萄汁，各等份。每服半碗，加蜜，温服。
- **跌伤瘀血：** 用干藕根为末，每服一匙，酒送下。一天服二次。
- **脚冻发裂：** 把藕蒸熟后，捣烂涂患处。
- **遗精白浊：** 用藕节、莲花须、莲子肉、芡实肉、山药、白茯苓、白茯神各二两，共研为末；另用金樱子二斤，捶碎，加水一斗熬至八成，去渣，再熬成膏，把膏药和药末调匀，再调一点面做成丸子，如梧子大。每服七十丸，米汤送下。此方名"金锁玉关丸"。
- **清心通肾，益血止血：** 亦治久近痔漏（三十年者，三服亦可除根）。用莲须、黑牵牛（头末）各一两半，当归五钱，共研为末，每服二钱，空服，酒送下。忌食热物，几天见效。
- **坠跌呕血：** 用干荷花为末，每次用酒冲服一匙，有特效。
- **天泡湿疮：** 用荷花贴上。
- **浮肿：** 用败荷叶烧存性，研为末。每服二钱，米汤调下，一天服三次。
- **各种痈肿：** 用叶蒂不限量，煎汤淋洗患处，洗后擦干。以飞过的寒水石调猪油涂搽。
- **跌打损伤，恶血攻心：** 用于荷叶五片烧存性，研为末，水调服。
- **牙齿疼痛：** 用荷叶蒂七个，加浓醋一碗，煎成半碗，去渣，熬成膏，时时擦牙，有效。
- **服食耐饥：** 石莲肉蒸熟去心，研末，炼蜜做丸梧子大，每日服三十丸。
- **清心宁神：** 用干石莲子肉，在石盆中擦去红皮，留心，同为末，加龙脑，冲汤饮服。

芡实

别名 鸡头实，刺莲蓬实，鸡头果，苏黄，鸡头苞。

性味 甘，涩，平。

功能主治 健脾祛湿：用于脾虚泄泻、日久不止等。
益肾固精：用于肾虚不固、遗精、滑精、遗尿、尿频、白带过多等。

芡茎

别名 鸡头菜。

性味 甘、涩，平，无毒。

功能主治 止烦渴，除虚热，生熟都适应。

芡根

性味 咸、甘，平，无毒。

功能主治 主治小腹结气痛，则煮食用。

用法用量 煎汤，9~15克。

用药禁忌 凡外感疟痢，痔、气郁痞胀、溺赤便秘、食不运化及产后孕妇皆忌之。

选购贮存 以颗粒饱满均匀、粉性、无碎末及皮壳者为佳。置于通风干燥处保存。

▶ 本草验方

● **白浊**：用芡实粉、白茯苓粉，化黄蜡和蜜做如梧桐子大的丸子。每服百丸，盐汤送服。此方叫做"分清丸"。

● **小便频数及遗精**：用秋石、莲子、白茯苓、芡实各二两，共研末。加蒸枣做成如梧桐子大的丸子。每服三十丸，空心盐汤送服。此方叫做"四精丸"。

荸荠

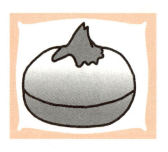

别名 凫茨,乌芋。

性味 甘,微寒,无毒。

功能主治 主治消渴,祛体内瘅热,温中益气。健胃消食,治呃逆,消积食,此果宜饭后食。还可治便血、血崩等血证。研末食,明耳目,消黄疸,令肠胃不饥。

本草验方

- **大便下血**:用荸荠捣汁大半杯,加好酒半杯,空心温服。几天后好见效。
- **赤白痢**:取完好荸荠洗净拭干,勿令破损,泡入好酒中,密封收存。用时取二枚细嚼,空心用原酒送下。
- **小儿口疮**:用乌芋烧灰存性,研末涂搽。

卷六 谷部

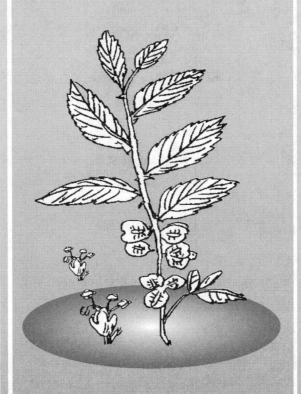

一、稻谷

稻

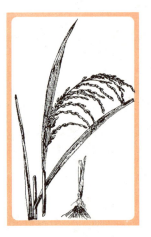

别名 稌，糯。

性味 甘，温，无毒。

功能主治 温中，使人发热，大便干结。使人气血充足、通畅，可解莨毒、斑蝥的毒。有益气止泄的功能，把一碗糯米碾碎后和水服用，可以止霍乱后呕吐不止的情况，与骆驼脂调和后做成煎饼服食，可以治痔疮。做成粥服食，可以治消渴。

米泔

别名 淘糯米水。

性味 甘，凉，无毒。

功能主治 益气，止烦渴霍乱，解毒。

糯稻花

功能主治 阴干后供擦牙、乌须的配方使用。

稻秆

别名 稻穰。

性味 辛、甘，热，无毒。

功能主治 黄疸，可将它煮成汁，浸洗，接着再将谷芒炒黄研为末，和酒服用。将它烧成灰，可以医治跌打损伤。烧成灰浸水喝，可以止消渴。将稻秆垫在鞋内，可以暖脚，祛寒湿气。

糯糠

功能主治 牙齿发黄，烧后取它的白灰，天天擦牙。

用法用量 煎汤，30～60克。

用药禁忌 糖尿病、体重过重或其他慢性病如肾脏病、高血脂的人要禁食。脾胃不好者应禁食。

选购贮存 选粒大均匀完整，颜色不发黄，无发黑或坏掉，色白者为佳。置干燥处保存。

本草验方

● **久泄食减**：糯米一升，水浸一宿沥干，慢炒熟，磨筛，入怀庆山药一两。每日清晨用半盏，入砂糖二匙，胡椒末少许，以极滚汤调食。其味极佳，大有滋补。久服令人精暖有子，秘方也。

● **劳心吐血**：糯米半两，莲子心七枚，为末，酒服。（孙仲盈云）曾用多效。或以墨汁做丸服之。

● **打扑伤损诸疮**：寒食日浸糯米，逐日易水，至小满取出，晒干，炒黄为末，用水调涂之。

● **虚劳不足**：糯米入猪肚内蒸干，捣作丸子，每日服之。

● **腰痛虚寒**：糯米二升，炒熟，袋盛，拴靠痛处。内以八角茴香研酒服。

粳

别名 秔。

性味 甘，平，无毒。

🍀**功能主治** 主益气，止烦，止渴，止泻痢。温中，和胃气，长肌肉。健壮筋骨，益肠胃，通血脉，调和五脏，益精强志，聪耳明目，轻身，使人肌肤润泽，精力旺盛，不易衰老。

浙二泔

🍀**别名** 米泔。

🍀**性味** 甘，寒，无毒。

🍀**功能主治** 此物可清热，止烦渴，利小便，凉血。

炒米汤

🍀**功能主治** 益胃除湿。

粳谷奴

🍀**功能主治** 粳谷奴可以治奔跑后气喘喉痛，将它烧后研碎，和酒服方寸匕，立即见效。

禾秆

🍀**功能主治** 解砒毒。先将它烧成灰，然后以刚打出的井水淋汁，所得汁再过滤清澈，冷服一碗，毒当下可排除。

🍀**用法用量** 煎汤或煮粥服。

🍀**用药禁忌** 应少食。糖尿病患者少食。

🍀**选购贮存** 米粒一般呈椭圆形、乳白色、不透明或呈半透明、黏性大者为佳。置干燥处保存。

▶▶ 本草验方

- **赤痢热燥**：粳米半升，水研取汁，入油瓷瓶中，蜡纸封口，沉井底一夜，平旦服之。
- **自污不止**：粳米粉绢包，频频扑之。
- **卒心气痛**：粳米二升。水六升，煮六七沸，服。小儿甜疮，生于面耳：令母频嚼白米，卧时涂之。不过三五次，即愈。

二、麦类

荞麦

别名 荍麦，乌麦，花荞。

性味 甘，寒，无毒。

功能主治 实肠胃，益气力，续精神，能炼五脏滓秽；作饭食，压丹石毒，甚良；以醋调粉，涂小儿丹毒赤肿热疮；降气宽肠，磨积滞，消热肿风痛，除白浊白带，脾积泄泻。以砂糖水调炒面二钱服，治痢疾，炒焦，热水冲服，治绞肠痧痛。

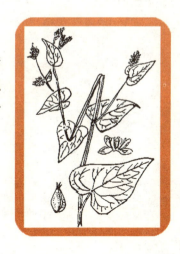

叶

功能主治 当做饭吃，能下气，对耳目有好处。吃多了，可使人轻微腹泻。

秸

功能主治 将它烧成灰淋汁用碱熬干，用等量的石灰和蜜收炼，治溃烂的痈疽，祛除坏死组织和面痣，效果最好。

用法用量 佐餐，50克左右。

用药禁忌 脾胃虚寒、消化功能不佳、经常腹泻的人及体质敏感之人应忌食。

选购贮存 以麦粒卵形、有三锐棱、顶端渐尖、黄褐色、光滑者为佳。置干燥处保存。

本草验方

● **咳嗽上气**：用荞麦粉四两，茶末二钱，生蜜二两，加水一碗，搅极匀，饮服。引气下降，即愈。

● **水肿气喘**：用生大戟一钱，荞麦面二钱，加水做饼炙熟为末，空心服，茶送下。以大小便通畅为度。

● **赤白带下**：用荞麦炒焦为末，加鸡蛋白和成丸子，如梧子大。每服五十丸，盐汤送下。一天服三次。

● **汤火伤**：用荞麦面炒黄，研末，水调敷伤处，有特效。

● **蛇盘瘰疬**：用荞麦（炒，去壳）、海藻、白僵蚕（炒，去丝），等份为末，白梅浸汤取肉，取一半和药末做成丸子，如绿豆大。每服六七十丸，与淡菜同服更好。

● **腹痛微泻**：用荞麦做饭。连食三四次，即愈。

燕 麦

别名 杜姥草，牛星草，雀麦。

性味 甘，平，无毒。

功能主治 主要能充饥滑肠。

苗

性味 甘，平，无毒。

功能主治 将它煮成汁饮用，主治女人难产。

本草验方

● **胎死腹中及胞衣不下**：用燕麦一把，水五升，煮为二升，温服。

● **齿并虫，积年不瘥，从少至老者**：用燕麦一把，苦瓠叶三十枚，洗净。

取草剪长二寸,以瓠叶作五包包之,广一寸,厚五分。以三年酢渍之。至日中,以两包火中炮令热,纳口中,熨齿外边,冷更易之。取包置水中解视,即有虫长三分。老者黄色,少者白色。多即二三十枚,少即一二十枚。此方甚妙。

大麦

别名 牟麦。

性味 咸,微寒,无毒。

功能主治 消渴除热,益气调中。补虚劳,壮血脉,益颜色。实五脏,化谷食,止泄,不动风气。久食,令人肥白,滑肌肤。面:平胃止渴,消食疗胀满。久食,头发不白。和针砂、没石子等,染发黑色。宽胸下气,凉血,消积进食。

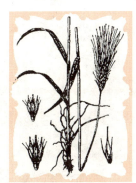

用法用量 煎汤,1～2两。

用药禁忌 孕产妇禁食。

选购贮存 选籽粒扁平,中间宽,两端较尖,成熟时皮大麦的籽粒与内、外稃紧密黏合。

本草验方

● **食饱烦胀**(但欲卧者):大麦面熬微香,每白汤服方寸匕,佳。

● **小儿伤乳**(膻胀烦闷欲睡):大麦面生用,水调一钱服。白面微炒亦可。

● **汤火伤灼**:大麦炒黑,研末,油调搽之。

● **肿毒已破**:青大麦去须,炒爆花为末,敷之。成靥,揭去又敷。数次即愈。

● **膜外水气**:大麦面、甘遂末各半两,水和做饼,炙熟食,取利。

● **麦芒入目**:大麦煮汁洗之,即出。

小麦

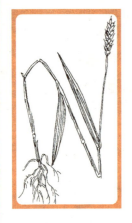

别名 麸麦，浮麦，浮小麦，空空麦，麦。

性味 甘，寒，无毒。

功能主治 新麦性热，陈麦性平。它可以除热，止烦渴、咽喉干燥，利小便，补养肝气，止漏血唾血，可以使女子易于怀孕。补养心气，有心病的人适宜食用。将它煎熬成汤食用，可治淋病。磨成末服用，能杀蛔虫，将陈麦煎成汤饮用，还可以止虚汗。将它烧成灰，用油调和，可涂治各种疮及汤火灼伤。

浮麦

性味 甘、咸，寒，无毒。

功能主治 主益气除热，止自汗、盗汗。治大人、小孩结核病虚热，妇女劳热。

麦麸

功能主治 主治瘟疫和热疮、汤火疮溃烂、跌伤折伤的瘀血，用醋和麦麸炒后，贴于患处即可。将它醋蒸后用来熨手脚风湿痹痛、寒湿脚气，交替使用直到出汗，效果都很好。将它研成末服用，能止虚汗。凡人身体疼痛及疮肿溃烂流脓，或者小孩夏季出痘疮，溃烂不能睡卧，都可以用夹褥盛麦麸缝合来垫铺，因麦麸性凉并且柔软，这的确是个好方法。

面

性味 甘，温，有微毒。

功能主治 主治补虚，长时间食用，使人肌肉结实，养肠胃，增强气力。它可以养气，补不足，有助于五脏。将它和水调服，可以治疗中暑、马病肺热。将它敷在痈疮伤处，可以散血止痛。

麦粉

性味 甘，凉，无毒。

功能主治 可补中，益气脉，和五脏，调经络。炒一碗麦粉和汤服下，能止痢疾。将麦粉和醋熬成膏状，能消一切痈肿、汤火伤。

面筋

性味 甘，凉，无毒。

功能主治 能解热和中，有劳热之人，适宜煮食，能宽中益气。

麦苗

性味 辛，寒，无毒。

功能主治 消酒毒暴热、酒疸目黄，将它捣烂绞成汁，每日饮用。它还可以解虫毒，即将麦苗煮成汁服用。此外，可以解除瘟疫狂热，除烦闷消胸膈热，利小肠。制成粉末吃，使人面色红润。

秆

功能主治 烧灰，入祛疣痣、蚀恶肉膏中用。

用法用量 煎汤或煮粥。

用药禁忌 无特殊禁忌。

选购贮存 以质硬、断面白色、粉性、味淡、无异味者为佳。置干燥处保存。

▶ 本草验方

- **消渴心烦**：用小麦作饭及粥食。
- **虚汗盗汗**：用浮小麦（文武火炒），为末。每服二钱半，米饮下，日三服。
- **走气作痛**：用酽醋拌麸皮炒热，袋盛熨之。
- **小儿眉疮**：小麦麸炒黑，研末，酒调敷之。
- **夜出盗汗**：麦面做弹丸，空心、卧时煮食之。次早服妙香散一帖取效。
- **咽喉肿痛，卒不下食**：白面和醋，涂喉外肿处。

- **远行脚趼成疱者**：水调生面涂之，一夜即平。
- **折伤瘀损**：白面、栀子仁同捣，以水调，敷之即散。
- **白秃头疮**：白面、豆豉和研，酢和敷之。

三、麻类

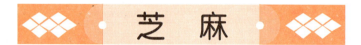

芝麻

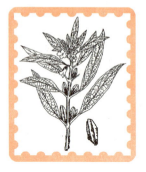

别名 蛾眉豆，温萬豆，胡麻。

性味 甘，温，无毒。

功能主治 补养五脏，止呕吐。长久服食，可使头发不白。可解一切草木之毒，生嚼吃和煮汁喝，都有效。使人体内的风气通行，治女子白带过多，又可解酒毒、河豚鱼之毒。可以治愈痢疾，消除暑热，温暖脾胃，除祛湿热，止消渴。研末和醋一起服下，可治疗霍乱呕吐、腹泻不止。

白油麻

别名 脂麻。

性味 甘，寒，无毒。

功能主治 可以治疗体虚、劳累过度，滑肠胃，舒经络，通血脉，去除头皮屑，滋润肌肤。饭后生吃一杯胡麻，使人终身受益。将它做成汁饮用，可治外来邪热。生嚼胡麻，用它敷治小孩头上的各种疮，治疗效果非常好。

胡麻油

别名 香油。

性味 甘，微寒，无毒。

功能主治 利大肠，治产妇胎盘不下。生油搽摩疮肿，止痛消肿，且生秃发。能祛除头面游风。主治流行性热病，肠内热结，服一合后便通为度。可治暗哑之疾，下三焦热毒之气，通利大小肠，治蛔虫所致心痛，外敷治恶疮疥癣，杀虫。取一合和鸡蛋两枚，芒硝一两搅服，少顷泻下热毒。陈油敷膏，能生肌拔毒，祛腐生新，消肿止痛。治痈疽热病。能解热毒、虫毒及杀各种虫、蝼蚁等。

胡麻叶

别名 青蘘。

性味 甘，寒，无毒。

功能主治 主五脏邪气，风寒湿痹。益气，补脑髓，使人筋骨强壮。长期服用，可使人耳聪目明，不感饥饿不衰老，可延长人的寿命。用它熬成汁来洗头，可祛头屑，润滑肌肤，增添血色。用它来治疗月经不调，方法是将一升青蘘捣烂，用热水淋成汁，服用半升，立即可愈。

胡麻花

功能主治 主秃顶生发，润滑大肠。人身上的赘肉，用它来擦，就能治愈。七月间采摘最好的胡麻花，取汁和面吃，可以令肌肤光滑有弹性。

麻秸

功能主治 烧灰，用于点痣、去腐肉。

用法用量 胡麻子：三钱至五钱，煎汤内服。
胡麻仁：三钱至一两，打碎，煎服。

用药禁忌 无特殊禁忌。

选购贮存 以褐红色，具有清澈油质、浓郁芳香的胡麻油，皮肉皆为黑的胡麻子较好。置阴凉干燥处保存。

本草验方

- **伤寒发黄：** 生乌麻油一盏，水半盏，鸡子白一枚，和搅服尽。
- **辛热心痛：** 生麻油一合，服之良。
- **梅花秃癣：** 用清油一碗，以小竹子烧火入内煎沸，沥猪胆汁一个，和匀，剃头擦之，二三日即愈。勿令日晒。
- **赤秃发落：** 香油、水等份，以银钗搅和。日日擦之，发生乃止。
- **发落不生：** 生胡麻油涂之。
- **令发长黑：** 生麻油、桑叶煎过，去滓，沐发，全长数尺。
- **冬月唇裂：** 香油频频抹之。

大麻

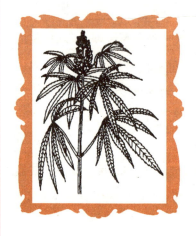

别名 火麻，黄麻，汉麻。

麻

性味 辛，平，有毒。

功能主治 五劳七伤。多服，使人产生幻觉，但它对五脏有利，能破积下血，止痹散脓。长时间服用，可以通神明，使人年轻。

麻仁

性味 甘，平，无毒。

功能主治 补中益气。久服，肥健不老。治中风汗出，逐水气，利小便，破积血，复血脉，治乳妇产后余疾。沐发，长润。润五脏，利大肠风热结燥及热淋。补虚劳，逐一切风气，长肌肉，益毛发，通乳汁，止消渴，催生难产；取汁煮粥，祛五脏风，润肺，治关节不通，发落；利女人经脉，润大肠下痢，涂诸疮癞，杀虫。取汁煮粥食，止呕逆。

麻勃

别名 麻花。

性味 辛，温，无毒。

功能主治 主治各种恶风，黑色遍身苦痒。

用法用量 内服：煎汤，3~6钱，或入丸、散。外用：捣敷或榨油涂。

用药禁忌 畏牡蛎、白薇，恶茯苓。肠滑者尤忌。

选购贮存 籽粒饱满、干燥、无异味者为佳。置于阴凉干燥处，密闭，防蛀。

四、稷粟类

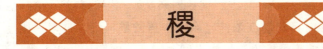

稷

别名 粢。

稷米

性味 甘，寒，无毒。

功能主治 益气，补不足。治热，压丹石毒发热，解苦瓠毒。作饭食，安中利胃宜脾。凉血解暑。

根

功能主治 止心气痛，可用于女人产难。

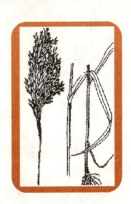

用法用量 煮食，研米。

用药禁忌 忌多食。

选购贮存 粒大小似粟，有光泽感，有红、白、黄、黑四色，颗粒硬者为佳。置干燥处保存。

本草验方

● **背部痈疽**：将米粉熬黑，以鸡子白调和涂于绢帛上，剪孔贴患处，干了则换，效果最好。

● **反胃吐食，脾胃气弱，消化不良**：用稷米半升，磨半分，加水调成梧桐大的丸子七枚，空腹和汁吞下。

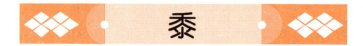

黍

别名 黍米。

性味 甘，温，无毒。

功能主治 益气，补中。将它烧成灰后，用油调和，涂抹于棒伤处，可以止痛。还可以将它嚼成浓汁，涂治小孩的鹅口疮。过多食用使人发热，心烦，使人瞌睡，筋骨乏力。将黍米同葵菜、牛肉同食，使人腹内易患寄生虫。小儿多吃，会延迟他的行走能力。

丹黍米

别名 红黍米。

性味 甘，微寒，无毒。

功能主治 用治咳嗽哮喘、霍乱，止泻痢，除热，止烦渴。下气，止咳嗽，退热。食鳖引起的包块，用新收的红黍米的淘米水，生服一升，不超过两三天就可以治愈。

穰、茎、根

性味 辛、热,有小毒。

功能主治 利小便,止喘,去浮肿。

用法用量 煎汤,煮粥,适量。

用药禁忌 不宜长期食用。

选购贮存 以颗粒饱满、色泽黄润者为佳。置阴凉处保存。

本草验方

- **男子阳痿**:黍米三两,煮成稀粥,和酒同饮,发汗至足即愈。
- **心痛久不愈**:黍米淘汁温服。
- **骨关节脱臼**:用黍米粉、铁浆粉各半斤,葱一斤,同炒存性,研成末。用醋调服三次后,水调入再加少许醋贴之,大效。
- **小儿鹅口疮,不吃乳**:丹黍米嚼汁涂搽。

小 米

别名 籼粟,粟。

性味 咸,寒,无毒。

功能主治 养肾气,脾胃中热,益气。陈粟米,味道苦,性寒,主治胃热消渴,利小便,止痢,抑制丹石毒。加水服用,能治热腹痛和鼻出血。制成粉末,用水过滤成汁,能解多种毒,治霍乱以及转筋入腹,又以镇静安神。能解小麦毒及发热、反胃和热痢。

粟泔汁

功能主治 霍乱卒热,心烦渴,饮数升立瘥。臭泔:止消渴,尤良。酸泔及淀:洗皮肤瘙疥,杀虫。饮之,主五痔。和臭樗皮煎服,治小儿疳痢。

粟糖

功能主治 痔漏脱肛，和诸药薰之。

粟奴

功能主治 粟苗抽穗时长出煤黑色的就是粟奴。有利小肠、除烦闷的作用。

酸泔和淀

功能主治 用来洗浴瘙疹，能杀虫。喝它，治痔。把它和臭樗一同煎熬服用，能治小孩消化不良和腹泻。

臭泔

功能主治 止消渴，特别有效。

用法用量 煮粥，饮；外用，适量。

用药禁忌 忌与杏仁同食，胃寒者少食。

选购贮存 粟米以表面粗糙、质坚、断面白色粉性者为佳。

▶▶ 本草验方

- **反胃吐食**：脾胃气弱，食不消化，汤饮不下。用粟米半升杵粉，水丸梧子大。七枚煮熟，水少盐，空心和汁吞下。或云：纳醋中吞下，得下便也。

- **汤火灼伤**：粟米炒焦投水，澄取汁，煎稠如糖。频敷之。能止痛，灭瘢痕。一方：半生半炒，研末，酒调敷之。

- **鼻衄不止**：粟米粉，水煮服之。

- **孩子赤丹**：嚼粟米敷之。

- **小儿重舌**：嚼粟米哺之。

- **杂物眯目不出**：用生粟米七粒，嚼烂取汁，洗之即出。

- **胃热消渴**：以陈粟米炊饭，食之，良。

- **眼热赤肿**：粟米泔淀（极酸者）、生地黄等份，研匀摊绢上，方圆二寸，贴目上熨之。干即易。

- **疳疮月蚀**：寒食泔淀，敷之良。

- **满肚疼**：用粟米一把，焙干研面和水拌吃。

- **妊娠黄白带**：粟米、黄芪各十钱，水煎服。

- **胃弱或消化不良引起的失眠**：小米五钱，制半夏二钱，水煎服。

梁

别名 黄粱米。

性味 甘，平，无毒。

功能主治 益气，和中，止泄痢。除邪风顽痹，止霍乱，利小便，除烦热。

用法用量 煎汤，30～90克。

用药禁忌 忌与杏仁同食。胃寒的人不宜多食。

选购贮存 粒大、饱满、色黄、有光泽感者为佳。

青粱米

性味 甘，寒，无毒。

功能主治 主治胃痹，热中消渴。有止泄痢，利小便，益气补中，使人年轻长寿的作用。煮成粥吃，能健脾，治泄精。

用法用量 煎汤，30～90克。

用药禁忌 胃寒者少食。

选购贮存 以颗粒大且色呈青黑色者为佳。置干燥处保存。

白粱米

性味 甘，寒，无毒。

功能主治 主除热，益气。舒缓筋骨。凡是患有胃虚并且呕吐的人，用二碗米汁，一碗姜汁，一起服用，效果很好。做成饭食用，有和中、止烦渴的作用。

用法用量 煎汤，30～90克。

用药禁忌 胃寒者少食。

选购贮存 以粒粗扁长、白、大者为佳。置于通风、干燥处保存。

本草验方

- **小儿鼻干（无涕，脑热）**：用黄米粉、生矾末，每次一钱，水调后贴囟门上，每日二次。
- **小儿丹毒**：用土番黄米粉和鸡蛋清敷，即愈。
- **小儿遍身生疮**：以黄粱米研粉，用蜜水调涂搽，治好即停用。
- **霍乱不止**：用白粱米五合，水一升，一起煮粥食。
- **手足生疣**：取白粱米粉，铁铫炒红研成末，以众人唾沫和之，厚一寸，涂上立即消。
- **脾虚泄痢**：用青粱米半升，神曲一合，日日煮粥食，即愈。
- **老人血淋**：用车前子五合，绵裹煮汁；加青粱米四合，煮汁常食。
- **中一切药毒，烦闷不止**：用甘草三两，水五升，煮剩二升，去渣，加入青粱粉一两，白蜜三两，煎食。

薏苡

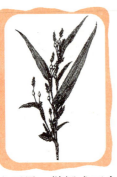

别名 薏珠子，回回米。

仁

性味 甘，寒，无毒。

功能主治 治筋急拘挛、不能伸展弯曲、长时间患有风湿麻痹的患者。可通气。长时间食用，使人舒爽益气。消除筋骨中的邪气，有利于肠胃，消水肿，使人开胃。做饭或面食，能使人不饿。煮粥喝，能解渴，杀蛔虫。还可以治肺部慢性疾病、积脓血、咳嗽、流鼻涕、气喘。煎服，能解毒肿。它还可治脚气，健脾益胃，补肺清热。

根

性味 甘，寒，无毒。

功能主治 主治除肠虫。用它煮汁至烂后很香，可以打蛔虫，很有效。也能用它来堕胎以及治疗心急腹胀、胸胁痛，只需将它锉破后煮成浓汁服下三升即可。将它捣成汁和酒服用,能治黄疸。

叶

功能主治 将它作为饮料,味道清香,益中空膈。在夏季煎熬饮服,能暖胃益气血。刚生下来的小孩用它来洗浴,可以使孩子不生病。

用法用量 (仁)煎服,9~30克。

用药禁忌 孕妇慎服。

选购贮存 薏苡仁以粒大、饱满、色白、坚硬、光滑、完整、无破碎者为佳。置干燥通风处保存。

▶▶ 本草验方

● **月经不能**:薏苡根一两,水煎服。

● **丘疹性荨麻疹**:薏苡、赤小豆各十七钱,大枣十五枚,红糖十钱。水煎服,每日一剂。

● **急性咽喉炎**:取生薏苡仁五钱至十钱,水煎至发黏后,先饮液汁,再食薏苡仁。连用三至五天咽喉肿痛即可消失。

五、菽豆类

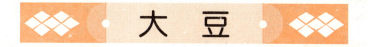

大豆

别名 菽。

黑大豆

性味 甘,平,无毒。

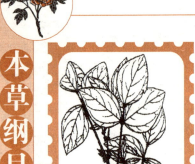

功能主治 将它生的研碎，涂在疮肿处，有一定疗效。将它煮成汁喝，能杀邪毒。它能治水肿，消除胃中热毒，伤中淋露，祛瘀血，散去五脏内寒，除乌头毒。煮食治湿毒水肿。通关利脉，解金石药毒。驱牛马瘟疫。

豆皮

功能主治 生用，治疗痘疮和目视物不清。嚼烂敷涂治小儿痘疮。

豆花

功能主治 主治目盲、翳膜。

豆叶

功能主治 能治蛇咬，捣碎敷在伤处，常更换，可愈。

黄大豆

性味 甘，温，无毒。

功能主治 主治宽中下气，利于调养大肠，消水胀肿毒。研成末，加开水调和，涂在出痘后有感染的地方。

豆油

性味 辛，甘，热，微毒。

功能主治 主治疮疥，解发。

用法用量 黑大豆，煎汤，9~30克；或入丸、散；豆皮，煎汤，6~15克。

用药禁忌 脾虚腹胀、肠滑泄泻者忌服。

选购贮存 （黑大豆）豆粒椭圆略扁、表面黑、有光泽、质坚、具有豆腥味者为佳。置阴凉干燥处，密封保存。

▶▶ 本草验方

- **令人长肌肤，益颜色，填骨髓，加气力**：大豆五升，如做酱法，取黄捣末，以猪脂炼膏和丸梧子大。每服五十丸至百丸，温酒下。神验秘方也。肥人不可服之。

- **颈项强硬（不得顾视）**：大豆一升，蒸变色，囊裹枕之。

- **风入脏中（治新久肿，风入脏中）**：以大豆一斗，水五斗，煮取一斗二升，去滓。入美酒斗半，煎取九升。旦服三升取汗，神验。

- **风毒攻心（烦躁恍惚）**：大豆半升淘净，以水二升，煮取七合，食后服之。

- **卒风不语**：大豆煮汁，煎稠如饴，含之，并饮汁。

- **卒然中恶**：大豆二七枚，鸡子黄一个，酒半升，和匀顿服。

- **一切下血**：雄黑豆紧小者，以皂角汤微浸，炒熟去皮为末，炼猪脂和丸梧子大。每服三十丸，陈米饮下。

- **肾虚消渴（难治者）**：黑大豆（炒）、天花粉等份，为末，面糊丸梧子大。每黑豆汤下七十丸，日二。名"救活丸"。

- **消渴饮水**：乌豆置牛胆中，阴干百日，吞尽即瘥。

- **昼夜不眠**：以新布火炙熨目，并蒸大豆，更番囊盛枕之，冷即易，终夜常枕之，即愈。

- **酒食诸毒**：大豆一升，煮汁服，得吐即愈。

- **小儿头疮**：黑大豆炒存性研，水调敷之。

- **染发令乌**：醋煮黑大豆，云豆煎稠，染之。

- **牙齿不生（不拘大人、小儿，年多者）**：用黑大豆三十粒，牛粪火内烧令烟尽，研入麝香少许。先以针挑破血出，以少许揩之。不得见风，忌酸、咸物。

- **牙齿疼痛**：黑大豆煮酒，频频漱之，良。

- **妊娠腰痛**：大豆一升，酒三升，煮七合，空心饮之。

- **子死腹中（月数未足，母欲闷绝者）**：用大豆三升，以醋煮浓汁，顿服，立出。

- **肝虚目暗（迎风下泪）**：用腊月牡牛胆，盛黑豆悬风处。取出，每夜吞三七粒，久久自明。

- **小儿胎热**：黑豆二钱，甘草一钱，入灯芯七寸，淡竹叶一片，水煎，不拘时候服。

- **腹泻**：黄豆皮二十钱，烧炭研末，每次服三钱，一日两次，开水送服。

赤豆

别名 赤小豆，红豆，叶名藿。

性味 甘、酸，平，无毒。

功能主治 能消除水肿，排除痈肿和脓血。治消渴，止泻痢，利小便，除腹胀吐逆。解小麦热毒，煮汁服解酒、解油。瘦肌肉，坚筋骨。解热毒，散恶血，通气除烦满，健脾助消化。能辟瘟疫，治难产，下胞衣，通乳汁，和鲤鱼、鲫鱼、黄母鸡煮食，都可利水消肿。

叶

功能主治 可祛烦热，止尿频。煮食，可聪耳明目、轻身，使人肌肤润泽，精力旺盛，不易衰老。

芽

功能主治 主治漏胎和房事伤胎，则用芽为末，温酒服方寸匕，每日三次。

用法用量 煎汤，10～30克。

用药禁忌 阴虚津伤者应谨慎服用。此外，忌过量服用。

选购贮存 以颗粒饱满、色紫红发暗者为佳。置阴凉处保存。

本草验方

● **小儿不语，四五岁不语者**：赤小豆末酒和，敷舌下。

● **牙齿疼痛**：赤豆末，擦牙吐涎，及吹鼻中。一方入铜青少许。一方入花硇少许。

● **中酒呕逆**：赤小豆煮汁，徐徐饮之。

● **产后闷满，不能食**：用赤小豆三至七枚，烧研，冷水顿服，佳。

● **腮颊热肿**：赤小豆末，和蜜涂之，一夜即消。或加芙蓉叶末尤妙。

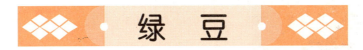

绿 豆

别名 青小豆，植豆。

性味 甘，寒，无毒。

功能主治 消肿通气，清热解毒。将生绿豆研碎绞成汁水吞服，可医治丹毒，烦热风疹，药石发动，热气奔腾。补肠胃。可作枕头，使眼睛清亮；可治伤风头痛，消除呕吐。经常吃，补益元气，和调五脏，安神，通行十二经脉，除去皮屑，滋润皮肤，煮汁汤可解渴，解一切药草、牛马、金石之毒。

绿豆粉

性味 甘，凉、平，无毒。

功能主治 能清热，补益元气，解酒食等毒。治发于背上的痈疽疮痛肿，烫伤烧伤，痘苗疮不结痂，湿烂有腥臭味的，用干豆粉扑在上面，很有效。治霍乱抽筋，解蘑菇毒、砒霜以及各种药物引起的中毒，心窝尚热的人，可用刚打的井水调和绿豆粉灌服，就能救活。

豆皮

性味 甘，寒，无毒。

功能主治 解热毒，退目翳。

豆芽

性味 甘，平，无毒。

功能主治 解酒毒，热毒。

豆花

功能主治 解酒毒。

豆荚

功能主治 疗长期血痢，经久不愈的，用绿豆荚蒸米吃，效果很好。

豆叶

🌸 **功能主治** 呕吐下泄，用绿豆叶绞出汁和少许醋，温热时服。

🌸 **用法用量** （绿豆粉）水调，0.3~1两。

🌸 **用药禁忌** 脾胃虚弱者少食。

🌸 **选购贮存** 绿豆以颗粒饱满均匀、色泽新亮、无白点、无杂质者为佳；绿豆粉以清白发亮有透明感、柔软者为佳。将绿豆放入瓷器罐中，放在干燥处保存。

▶▶ 本草验方 ●●●

● **赤痢不止**：以大麻子，水研滤汁，煮绿豆食之，极效。粥食亦可。

● **消渴饮水**：绿豆煮汁，并作粥食。

● **心气疼痛**：绿豆甘一粒，胡椒十四粒。同研，白汤调服即止。

● **多食易饥**：绿豆、黄麦、糯米各一升，炒熟磨粉。每以白汤服一杯，三五日见效。

◆·扁 豆·◆

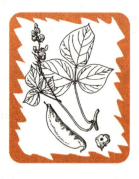

别名 蛾眉豆，沿篱豆。

性味 甘，温，无毒。

🌸 **功能主治** 补养五脏，止呕吐。长久服食，可使头发不白。可解一切草木之毒，生嚼吃和煮汁喝，都有效。使人体内的风气通行，治女子白带过多，又可解酒毒、河豚鱼之毒。可以治愈痢疾，消除暑热，温暖脾胃，祛湿热，止消渴。研末和醋一起服下，可治疗霍乱呕吐腹泻不止。

花

🌸 **功能主治** 女子赤白带下，干末，米汤服之。焙干研服，治崩带。作馄饨食用，治泄痢。擂水饮，解中一切药毒。功用同扁豆。

藤

功能主治 治霍乱。同芦箨、人参、仓米等份,煎服。

叶

功能主治 主治霍乱呕吐不止,呕吐泻下后抽筋,捣烂一把生扁豆叶,加入少许酢绞出汁液下,立即就愈。浇上醋炙烤后研成末服用,可治结石。杵烂后敷在被蛇咬伤的地方,可解毒。

用法用量 煎汤,10~15克。

用药禁忌 忌多食。外感寒邪及疟疾患者要忌用。

选购贮存 (扁豆)以个大、色白、饱满者为佳。置干燥处保存。

▶▶ 本草验方

● **霍乱吐利**:取扁豆、香薷各一升,加水六升煮成两升,分次服。

● **赤白带下**:用白扁豆炒为末,每服两钱,米汤送下。

● **霍乱转筋**:取白扁豆研为细末,调醋服。

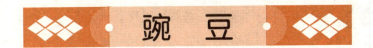

豌豆

别名 胡豆。

性味 甘,平,无毒。

功能主治 清煮吃,治消渴,除去呕吐,止下泄疾病。可调颜养身,益中平气,催乳汁。煮成汤喝,可驱毒除心病,解除乳食毒发作。研成末,涂除痈肿痘疮。用豌豆粉洗浴,可除去污垢,面色光亮。

用法用量 煎汤,60~125克。

用药禁忌 脾胃虚寒、腹胀者忌食。

选购贮存 以色白、粒大者为佳。置干燥处保存。

本草验方

● **小儿痘中有疔，或紫黑而大，或黑坏而臭，或中有黑线，此证十死八九，惟牛都御史得秘传此方，点之最妙**：用豌豆四十九粒（烧存性），头发灰三分，真珠十四粒。炒研为末，以油胭脂同杵成膏。先以簪挑疔破，咂去恶血，以少许点之，即时变红活色。

● **高血压，心脏病**：豌豆苗一把，洗净捣烂，布包，榨汁，每次半杯，略加温服，一日两次。

● **霍乱吐利**：豌豆三合，香附三两，为末，水三盏，煎一盏，分二服。

刀 豆

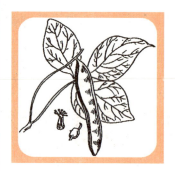

● **别名** 挟剑豆。

● **性味** 甘，平，无毒。

● **功能主治** 温中通气，利于调养肠胃，止呃逆，益肾补元气。

● **用法用量** 煎汁，研末。

● **用药禁忌** 胃肠热盛者忌食。

● **选购贮存** 以个大、饱满、无霉点者为佳。晒干后置于阴凉干燥处保存。置于冰箱保存，最适宜储存温度为0℃。

本草验方

● **老年咳喘，百日咳**：取刀豆五钱，水煎取汁，调蜜服用，一日一剂。

● **鹅口疮**：刀豆壳烧灰，研末搽患处。

● **跌打损伤**：刀豆不拘量，烧存性研为末，每次以黄酒送服一钱，一日三次。

● **胃寒呃逆**：新鲜刀豆壳二两，水煎取汁，用红糖调汁温服，一日两次。

卷七 虫部

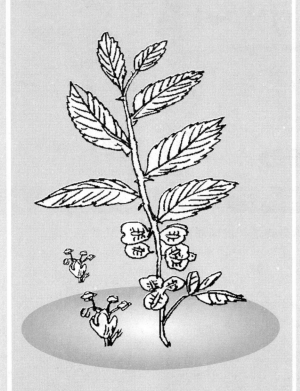

一、卵生类

蜜蜂

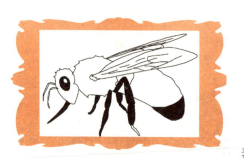

别名 蠟蜂。

蜂子

性味 甘、平、微寒，无毒。

功能主治 主治风头，除蛊毒，补虚羸，伤中。长期服用使人有光泽，脸色好看，不衰老。轻身益气，治疗心腹疼痛，面目黄，大人小孩腹中五虫从口中吐出。主治丹毒风疹，腹内留热，利大小便涩滞，祛除浮血，下乳汁，除妇人带下病。大风病疾。

用药禁忌 气虚弱及肾功能不全者慎服。

▶▶ 本草验方

● **大麻风病须眉掉落，皮肉烂疮**：用蜜蜂子、胡蜂子、黄蜂子各一分（炒）、白花蛇、乌蛇（一并酒浸，去皮、骨，炙干）、全蝎、白僵蚕（一并炒）各一两，地龙、蝎虎、赤足蜈蚣各十五枚（炒），丹砂一两，雄黄（醋熬）一分，龙脑半钱，研成细末。每服一钱匕，用温蜜汤调下，一日三到五次。

大黄蜂

别名 蝍蜂，壳蜂。

蜂子

性味 甘，凉，有小毒。

功能主治 治心腹胀满痛，干呕，可轻身益气。

本草验方

● **雀斑面：** 七月七日取露蜂子，于漆碗中水酒浸过，滤汁，调胡粉敷之。

土 蜂

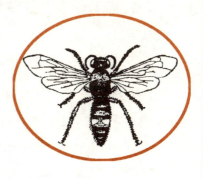

别名 马蜂，蜚零。

蜂

功能主治 烧末，油和敷蜘蛛咬疮。利大小便，主治妇人带下。

蜂子

性味 甘，平，有毒。

功能主治 主痈肿。利大小便，治妇人带下病。

房

功能主治 主痈肿不消。

>> **本草验方**

● **疗肿疮毒**：用土蜂房一个，蛇蜕一条，用黄泥固济，煅成性，研成末。每服一钱，空腹用酒冲服。轻者一付见效，重者二付即愈。

五倍子

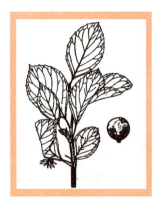

别名 百仓虫，文蛤，木附子，漆倍子，红叶桃，旱倍子，乌盐泡。

性味 酸，涩，寒。

功能主治 用于肺虚久咳及痰火咳嗽等。尤善治咳嗽咯血者。用于肾虚不固、遗精滑精等。用于自汗、盗汗、崩漏、久泻、久痢等。此外，本品外用还可治疗湿疮流水、疮疖肿毒、溃疡不敛、子宫下垂等。

百药煎

性味 酸、咸、微甘，无毒。

功能主治 能清肺化痰定嗽，解热生津止渴，收湿消酒，乌须发，止下血、久痢、脱肛以及牙齿宣露虫蛀、面鼻疳蚀、口舌糜烂、风湿诸疮。

五陪子内虫

功能主治 能治赤眼烂弦，同炉甘石末乳细，点之。

用法用量 煎汤，3～9克。

用药禁忌 外感风寒或肺有实热之咳嗽及积滞未清之泻痢者忌服。

选购贮存 以个大、皮厚、质坚、完整者为佳。置于干燥处保存。

本草验方

- **心疼腹痛**：五倍子生研末。每服一钱，铁杓内炒，起烟黑色者为度。以好酒一盅，倾入杓内，服之立止。
- **消渴饮水**：五倍子为末，水服方寸匕，一日三服。
- **小儿呕吐**：用五倍子二个（一生一熟），甘草一握（湿纸裹，煨过）同研为末。每服半钱，米泔调下，立瘥。
- **泻痢不止**：五倍子一两，半生半烧，为末，糊丸梧子大。每服三十丸，红痢烧酒下，白痢水酒下，水泄米汤下。又方：用五倍子末，海米饮服一钱。
- **滑痢不止**：用五倍子醋炒七次，为末。米汤送下。
- **脾泄久痢**：五倍子（炒）半斤，仓米（炒）一升，白丁香、细辛、木香各三钱，花椒五钱，为末。每服一钱，蜜汤下，日二服。忌生冷、鱼肉。
- **肠风下血**：五倍子、白矾各半两，为末，顺流水丸梧子大。每服七丸，米饮下。忌酒。
- **口舌生疮**：赴筵散：用五倍子、密陀僧等份，为末。浆水漱过，干贴。又一：用五倍子一两，滑石半两，黄柏（蜜炙）半两，为末。漱净掺之，便可饮食。
- **下部疳疮**：用五倍子、枯矾等份研末，搽。又一：用五倍子、花椒（去子，炒）各一钱，细辛（焙）三分为末。先以葱汤洗净，搽。一二日可生肉。
- **小儿遗尿**：五倍子适量研成细末，敷于患儿脐部，纱布覆盖，外用胶布固定，次日晚上洗净脐部，继续敷用，一般七至十四天可治愈。

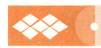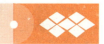

蚕

别名 孕丝虫。

白僵蚕

别名 僵蚕，天虫，僵虫。

性味 咸、辛，平，无毒。

功能主治 主治小儿惊痫夜啼，祛三虫，灭黑黯，令人面色好，治男子阴痒病；女子崩中赤白，产后余痛，灭诸疮瘢痕。为末，封疔肿，拔根极效。治口噤发汗。同衣中白鱼、鹰屎白等份，治疮灭痕；以七枚为末，酒服，治中风失音，并一切风疾。焙研姜汁调灌，治中风、急喉痹欲绝，下喉立愈。散风痰结核瘰疬，头风，风虫齿痛，皮肤风疮，丹毒作痒，痰疟症结，妇人乳汁不通，崩中下血，小儿疳蚀鳞体，一切金疮，疔肿风痔。

用法用量 煎汤，3～6克；或入丸、散。

用药禁忌 中风口噤、心虚不宁、血虚生风、产后余痛者慎服。

选购贮存 以色白而条直、食桑叶的蚕为佳。置通风干燥处，防虫蛀，防潮。

蚕蜕

别名 马明退，佛退，蚕退。

性味 甘，平，无毒。

功能主治 治血风病，益妇女。还能疗肿翳障及痔疮等病证。

用法用量 烧灰研末，1.5～5克。

用药禁忌 妇人血虚无风湿者慎用。

选购贮存 以家蚕的蜕皮为佳。置通风干燥处，防虫蛀，防潮。

蚕蛹

功能主治 炒食，治风及劳瘦。研成末饮服，治小儿疳瘦，长肌退热，除蛔虫。煎汁饮服，止消渴。

用法用量 煎汤，1.5～5克，或研末敷。

用药禁忌 患有脚气病和有过敏史的人应少食。不新鲜的蚕蛹或变颜色、有异味的不要食用。

选购贮存 一定要选用新鲜的蚕蛹，蚕蛹唯一的一点白色，应为半透明的白色、乳白色。如果变成黄褐色，说明它已经变质，无法食用。去除外壳，装入保鲜袋中，在低温下保存。

蚕茧

性味 甘,温,无毒。

功能主治 烧灰酒服,治痈肿无头,次日即破。又疗诸疳疮,及下血血淋血崩。煮汁饮,止消渴反胃,除蛔虫。

蚕连

功能主治 治吐血、鼻出血、肠风泻血、崩中带下、赤白痢。还治妇人难产及吹乳疼痛。

▶▶ 本草验方

● **小儿惊风**:白僵蚕、蝎梢等份,天雄尖、附子尖各一钱,微炮研末。每服三分或半钱,以姜汤调灌。效果极佳。

● **风痰喘嗽,夜不能卧**:用白僵蚕(炒过,研细)、好茶末各一两,共研末。每服五钱,睡前开水泡服。

● **喉风喉痹**:用白僵蚕(炒)、白矾(半生半烧),等份研末。每服一钱,自然姜汁调灌,吐出顽痰,即见效。小儿服,则加少许薄荷、生姜同调。又方:白僵蚕(炒)半两,生甘草一钱,共研末,姜汁调服,涎出立愈。又方:白僵蚕二十一枚,乳香一分,共捣研末。每取一钱烧烟,熏入喉中,涎出即愈。

● **偏正头风,夹头风,两太阳穴痛**:白僵蚕研末,葱茶调服一匙。又方:白僵蚕、高良姜等份研末。每服一钱,睡前茶送服。一天服两次。

● **突然头痛**:白僵蚕研末,每服二钱,熟水送服。

● **风虫牙痛**:用白僵蚕(炒)、蚕蜕纸(烧),等份研末擦痛处,过一会用盐汤漱口。

● **疟疾不止**:白僵蚕(直者)一个切作七段,棉裹为丸,朱砂为衣。一次服,桃李枝七寸,煎汤送服。

● **痔疮**:僵蚕十钱,全蝎三钱,藕节五钱。将上药研细、调匀,分为十等份。鸡蛋打一个小口,放入一份药,煮熟,每日食一枚,十天为一疗程。

● **糖尿病周围神经病变**:僵蚕五钱,全蝎三钱,二药烘干研末,每日用蜂蜜水冲服,三个月为一个疗程。

● **脸上黑斑**:用白僵蚕末,水调涂擦。

● **瘾疹风疮**:白僵蚕焙过,研末,酒送服一钱。

蝎

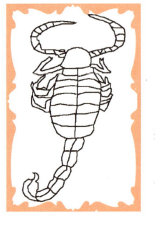

别名 主簿虫，杜伯。

性味 甘、辛，平，有毒。

功能主治 治诸风瘾疹及中风、半身不遂、口眼歪斜、语涩、手足抽掣。小儿惊痫风搐，大人疟痢，耳聋疝气，诸风疮，女人带下，阴脱。

用法用量 煎汤，2~5克；研末或入丸、散，0.5~1克；蝎尾用量为全蝎的三分之一。

用药禁忌 血虚生风者忌服；孕妇忌用。

选购贮存 以色黄、完整、腹中少杂物者为佳。置干燥处，防蛀。

本草验方

- **天钓惊风，翻眼向上**：用干蝎全者一个（瓦炒好），朱砂约三粒绿豆大。共研为末，加饭做成丸子，如绿豆大。另以朱砂少许，同酒化服一丸，立愈。

- **肾气冷痛（肾脏虚冷，冷气攻脐腹，两胁疼痛）**：用干蝎七钱半。焙为末，以酒及童便各三升，煎如稠膏，做成丸子，如梧子大。每服二十丸，酒送下。

- **肾虚耳聋**：用小蝎四十九个，生姜（如蝎大）四十九片，同炒至姜干，研为末，温酒送服。至一二更时，再服一次，醉不妨。次日耳中如闻笙簧声，即为有效。

- **偏正头风**：用全蝎二十一个，地龙六条，上狗三个，五倍子五钱，共研为末，酒调匀，摊贴太阳穴上。

- **风牙疼痛**：用全蝎三个，蜂房二钱，炒，研细，擦痛处。

- **肠风下血**：用干蝎（炒）、白矾（烧）各二两，共研为末。每服半钱，米汤送下。

- **诸痔发痒**：用全蝎不拘多少，烧烟熏痒处，即效。

二、化生类

蚱蝉

别名 鸣蝉，秋蝉。

性味 咸、甘，寒，无毒。

功能主治 小儿惊痫夜啼，癫病寒热；惊悸，妇人乳难，胞衣不出，能堕胎；小儿痫绝不能言；小儿惊哭不止，杀疳虫，祛壮热，治肠中幽幽作声。

用法用量 煎汤，1~3个。

用药禁忌 孕妇慎服。

选购贮存 以体轻、质脆、气微腥者为佳。置干燥处保存。

▶▶ 本草验方

- **百日内小儿发惊**：用蚱蝉（去翅、足，炙）三分，赤芍药三分，黄芩二分，加水二盏，煎取一盏，温服。
- **破伤风痫，角弓反张**：用秋蝉一个，地肤子（炒）八分，麝香少许，研成细末，用酒送服二钱。
- **头风疼痛**：用蚱蝉二枚生研，加入乳香、朱砂各半分，做成小豆大的丸子。每次一丸，纳入患侧鼻中，有黄水流出即见效。
- **肾病综合征**：熟地六钱，山萸肉三钱，黄芪五钱，玉米须四钱，益母草三钱，泽泻三钱，山药六钱，秋蝉衣一钱，紫苏叶二钱，丹皮三钱，桃仁五粒，水煎服，每日一剂。

蝉蜕

别名 蝉壳,枯蝉,金牛儿。

性味 咸、甘,寒,无毒。

功能主治 小儿惊痫,妇人生子不下。烧灰水服,治久痢。小儿壮热惊痫,止渴。研末一钱,井华水服,治哑病。除目障翳。以水煎汁服,治小儿疮疹出不快,甚良。治头风眩晕,皮肤风热,痘疹作痒,破伤风及疔肿毒疮、大人失音、小儿噤风天吊、惊哭夜啼,阴肿。

用法用量 煎汤,3~6克,或入丸、散。

用药禁忌 孕妇慎用。

选购贮存 以色黄、体轻、完整、无泥沙者为佳。置于干燥处保存。

▶ 本草验方

● **小儿天吊（头目斜视,痰塞内热）**：用蝉蜕在浆水中煮一天,晒干,研为末。每服二三分,冷水调下。

● **破伤风病（发热）**：用蝉蜕炒过,研为末,酒送服一钱,极效。又方：用蜕研为末,加葱涎调匀,涂破处,流出恶水,立效。此方名"追风散"。

● **皮肤风痒**：用蝉蜕为末,每服一钱,羊肝煎汤送下。一天服二次。

● **痘后目翳**：用蝉蜕为末,每服一钱,羊肝煎汤送下。一天服二次。

● **耳出脓**：用蝉蜕半两（烧存性）,麝香半钱（炒）,共研为末,棉裹塞耳中,追出恶物,即效。

● **小儿阴肿（多因坐地风袭,或为虫蚁所伤）**：用蝉蜕半两,煎水洗,同时服五苓散,即肿消痛止。

● **胃热吐食**：用蝉蜕五十个（去泥）,滑石一两,共研为末,每服二钱,水一碗,加蜜调服,此方名"清膈散"。

● **小儿夜啼**：蝉蜕二十七枚,辰砂少许。为末,炼蜜丸,令儿吸吮。

三、湿生类

蟾蜍

别名 癞蛤蟆。

性味 辛,凉,微毒。

功能主治 能治外阴溃烂、恶疽疮、疯狗咬伤。能化合玉石。又治温病发斑危急,去掉蟾蜍的肠生捣食一二只,没有不愈的。还可杀疳虫,治鼠瘘和小儿劳瘦疳疾,面黄,破腹内结块。

蟾酥

性味 甘、辛,温,有毒。

功能主治 治小儿疳疾,脑疳。又可治背部疔疮及一切肿毒。蟾酥与牛酥,或与茱萸苗汁同调,涂腰眼、阴部,治腰肾冷,并助阳气。又疗虫牙、牙疼及牙疼出血。

▶▶ 本草验方

- **脱肛**:将蟾蜍皮烧烟熏患处,效果很好。

- **发背肿毒未成者**:活蟾一个,系放疮上半日,蟾必昏愦,再易一个,如前法,其蟾必踉跄;再易一个,其蟾如旧,则毒散矣。若势重者,以活蟾一个,或二三个,破开连肚乘热合疮上,不久必臭不可闻,再易二三次即愈。

- **早期瘰疬**:蟾蜍,将其腹切开1厘米创口,不去内脏,放入少许红糖。将患指伸入其腹内,经2小时后,可另换一只蟾蜍，共用十只左右可愈。治其他炎症也有效。

● **疗毒**：蟾蜍一个，黑胡椒七粒，鲜姜一片，将上药装入蟾蜍腹内，再放沙锅或瓦罐内，慢火烧焦，研细末。每次五厘，日服二次。

● **气臌**：大蛤蟆1个，砂仁不拘多少，为末，将砂仁装入蟆内令满，缝口，用泥周身封固，炭火煅红，候冷，将蟆研末，作三服，陈皮汤送下。

● **五疳八痢，面黄肌瘦，好食泥土，不思乳食**：大干蟾蜍一枚（烧存性），皂角（去皮、弦，烧存性）一钱，蛤粉（水飞）三钱，麝香一钱，为末，糊丸粟米大，每空腹米饮下三十至四十丸，日二服。

 蛙

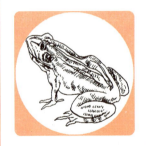

别名 田鸡，坐鱼，长股，蛤鱼。

性味 甘，寒，无毒。

● **功能主治** 治小儿热毒，肌肤生疮，脐伤气虚。蛙肉能止痛，解虚劳发热，利水消肿。尤其对产妇有补益作用。捣汁服，治蛤蟆瘟病。

● **用法用量** 内服或研末外敷。

● **用药禁忌** 小便苦淋者慎用，忌多食。

● **选购贮存** 以四月蛙食用佳。置于干燥处保存。

➤➤ 本草验方

● **诸痔疼痛**：青蛙丸，用青蛙一只，烧灰存性研为末，和上雪糕，制成丸如梧桐子大，空腹吃两匙饭，再用枳壳汤冲服十五丸。

● **癌症如眼**：颗颗累垂，裂如人眼，带有青色，头上各露一舌，里面透毒，用生井蛙皮，烧存性为末掺，或用蜜水调和敷患处。

蜈蚣

别名 蒺藜，天龙。

性味 辛，温，有毒。

功能主治 能治疗鬼疰、蛊毒、温疟等传染病，蛇、虺、鱼毒等，神志谵妄，精神失常，去蛔、赤、蛲三虫。能治疗心腹寒热积聚，能堕胎，祛恶血。能治疗癥积癖、小儿惊痛风搐、脐风口噤、丹毒、秃疮、瘰疬、便毒、痔疮、蛇瘕、蛇瘴、蛇伤。

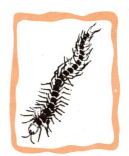

用法用量 煎汤，0.5~1.5钱，或入丸、散服。

用药禁忌 孕妇忌服。

本草验方

● **破伤风**：用蜈蚣研末擦牙，吐出涎沫即愈。又方：蜈蚣头、乌头尖、附子底、蝎梢，等份研末。每用一分至三分，热酒灌服。另以药末敷患处，出汗即愈。

● **口眼歪斜，口内麻木**：用蜈蚣三条，一条蜜炙，一条酒浸，一条纸裹火煨，均去头足；天南星一个，切作四片，一蜜炙，一酒浸，一纸裹火煨，一生用；半夏、白芷各五钱。各药一起研末，加麝香少许。每服一钱，热水调服。一天服一次。

● **小儿秃疮**：大蜈蚣一条，盐一分，放油内浸七天，取油涂擦，即效。

● **痔疮疼痛**：用赤足蜈蚣焙干研末，加片脑少许，调好敷涂。又方：用蜈蚣三四条，浸入煮开一二次的香油中，再加入五倍子末二三钱，瓶封收存。在痔痛不可忍时，取油点涂，痛即止。

● **小儿急惊风**：用万金散调乳汁和丸如绿豆大，每岁服一丸，用乳汁送服，方用蜈蚣一条（去足，炙）为末，加丹砂、轻粉等份，研匀。

● **小儿撮口**：用指甲刮破生在小儿舌上及腭上如粟米大的疮，将蜈蚣研汁敷，也可用干蜈蚣。

蚯蚓

别名 地龙，土龙。

性味 咸，寒，无毒。

功能主治 主治蛇瘕，三虫伏尸，鬼疰蛊毒，杀长虫。将它化为水，治疗伤寒，大腹黄疸、温病、大热狂言，饮汁水皆愈。将它炒成屑，祛蛔虫。将它去泥，用盐化成水，主天行诸热，小儿热病癫痫，涂丹毒，敷漆疮。将它与葱化成汁，治疗耳聋。治中风、喉痹。干的炒研成末，主蛇伤毒。治脚风、疟疾。可解蜘蛛毒。

用法用量 煎汤，5~10克；研末，1~2克。

用药禁忌 脾胃虚寒、阳气虚损、肾虚喘促者慎用；孕妇禁服。炮制时，不宜炒或直接浸泡，以免影响疗效。畏葱、盐。

选购贮存 广地龙以干燥、条大、肥壮、不碎、无泥者为佳。沪地龙以身干、条大、不碎者为佳。置干燥处保存，防虫蛀。

▶ 本草验方

- **老人尿闭**：用蚯蚓、茴香等份，捣汁饮服，即愈。
- **风热头痛**：用蚯蚓炒过，研细，加姜汁、半夏饼、赤茯苓，各药等份为末，每取三分至五分，以生姜荆芥汤送服。
- **偏正头痛**：用蚯蚓（去土，焙干）、乳香，等份为末，每取三分作纸捻烧出烟，以鼻嗅入。
- **伤寒热结**：用大蚯蚓半斤，去泥，以人尿煮汁饮服。
- **小便不通**：蚯蚓捣烂，浸水中，滤取浓汁服下，立通。
- **小儿慢惊**：用乳香半钱，胡粉一钱，研匀，加活地龙捏去土，捣烂，和药做丸子，如麻子大，每服七至十五丸，葱白煎汤送下。

卷八 鳞部

一、龙类

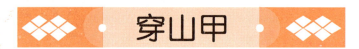

穿山甲

别名 龙鲤，石鲮鱼，鲮鲤。

甲

性味 咸，微寒，有毒。

功能主治 主治五邪，惊啼悲伤，烧灰，酒服方寸匕，疗蚁瘘。小儿惊邪，妇人鬼魅悲泣，及疥癣痔漏。疗疮癞，及诸痊疾。烧灰敷恶疮。又治山岚瘴疟。除痰疟寒热，风痹强直疼痛，通经脉，下乳汁，消痈肿，排脓血，通窍杀虫。

用法用量 内服：煎汤1.5~3钱，或入散剂。外用：研末撒或调敷。

用药禁忌 气血虚弱者、孕妇慎用。痈肿已溃者忌用。

选购贮存 以片色棕黑或棕黄、不带皮肉者为上品。置干燥处，防蛀。

本草验方

● **中风瘫痪，手足不举**：用穿山甲（左瘫用右甲，右瘫用左甲）炮熟，大川乌头炮熟，穿山甲、大川乌头、红海蛤如子大者各二两，共研为末。每用半两同葱白同捣汁，和成厚饼，径约半寸，随病所在侧贴脚心，捆好，静坐泡脚于热水中，等身麻汗出，急去药，手足渐能上举。半月后再照此治疗一次，可以除根。治疗期间注意饮食，避风，保养身体。

● **妇女阴肿，硬如卵块**：随病之左右取穿山甲之左右五钱，以火炒焦黄，研为末。每服二钱,酒送下。

● **乳汁不通**:用穿山甲炮过,研为末,每服一匙,酒送下。一天服二次。外以油梳梳乳,即通。此方名"涌泉散"。

● **耳出脓**:用穿山甲烧存性,加麝香少许,吹入耳内,三日后,水干即愈。

● **耳鸣耳聋(突然耳聋,肾虚,耳内如有风水钟鼓声)**:用穿山甲一大片,以蛤粉炒赤。加蝎梢七个、麝香少许,共研为末,另以麻油化蜡,调末作成挺子。棉裹塞耳内。

● **火眼赤痛**:用穿山甲一片为末,铺白纸上卷成捻子,烧烟熏眼。

壁 虎

别名 辟宫,守宫,蝎虎,辟宫子,地塘虫、天龙、爬壁虎。

性味 咸,寒,有小毒。

功能主治 能治中风瘫痪,手足不举,或关节风痛,小儿疳痢,血积成痞,疗蝎蛰。

本草验方

● **久年惊痫**:用守宫一个(剪去四足,连血研烂),入珍珠、麝香、龙脑香各一字,研匀,以薄荷汤调服。先令病人吐过或赶下痰涎,而后用此,大有神效。

● **心虚惊痫**:用褐色壁虎一枚,连血研烂,入朱砂、香末少许,薄荷汤调服,继服二陈汤,神效。

● **瘫痪走痛**:用蝎虎(即堰蜓)一枚(炙黄),陈皮五分,罂粟壳(蜜炒)一钱,甘草、乳香、没药各二钱半,为末,每服三钱,水煎服。

● **破伤中风**:身如角弓反张,筋急口噤者,用守宫丸治之。守宫(炙干去足)七枚,天南星(酒浸三日晒干)一两,腻粉半钱,为末,以薄面糊丸绿豆大,每以七丸,酒灌下,少顷汗出得解,更与一服,再汗即瘥。或加白附子一两,以蜜丸。

二、蛇类

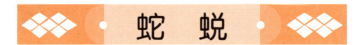

蛇蜕

别名 蛇皮，蛇壳，龙退，龙子衣，龙子皮，弓皮，蛇符，蛇筋。

性味 咸、甘，平，无毒。

功能主治 主治惊痫蛇痫，癫疾，弄舌摇头，寒热肠痔，蛊毒。大人五邪，言语僻越，止呕逆，明目。烧之疗诸恶疮。主喉痹，百鬼魅。炙用辟恶，止小儿惊悸客忤。煎汁敷疬疡，白癜风。催生。安胎。止疟。烧末服，治妇人吹奶，大人喉风，退目翳，消木舌。敷小儿重舌重腭，唇紧解颅，面疮月蚀，天泡疮，大人疔肿，漏疮肿毒。煮汤，洗诸恶虫伤。

用法用量 煎汤，3~6克；研末，每次1.5~3克。

用药禁忌 孕妇禁服。

选购贮存 以色白、皮细、条长、粗大、整齐不碎、无泥沙杂质者为佳。置干燥处保存，防虫蛀。

▶▶ 本草验方

- **小儿重舌**：用蛇蜕研末，调醋敷涂。
- **小儿口紧（不能开合、不能饮食）**：蛇蜕为末敷口内（先将口洗净）。
- **小儿头面生疮**：蛇蜕烧灰，乳汁调服半钱。
- **小便不通**：用全蛇蜕一条，烧存性，研末，温酒送服。
- **恶疮似癞，年久不愈**：用全蛇蜕一条烧灰，调猪油擦疮。另烧蛇蜕一条，温酒送服。

乌梢蛇

别名 乌蛇，黑花蛇。

肉

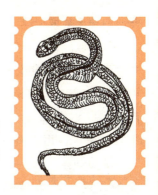

性味 甘，平，无毒。

功能主治 主治顽痹诸风、皮肤不仁、风瘾瘙痒、疥癣、皮肤生癞、眉毛胡须脱落。功效与白花相同，而性善无毒。

膏

功能主治 主治耳聋，用棉花裹豆粒大的膏塞进耳朵，有神效。

胆

功能主治 主治大风疠疾、木舌胀塞。

皮

功能主治 主治风毒风、胆生翳、唇紧唇疮。

卵

功能主治 主治大风癞疾。

用法用量 煎汤，6~12克；或焙干研末，1.5~3克。

用药禁忌 血虚生风者忌用；忌犯铁器。

选购贮存 以身黑褐色、脊背有棱、质坚实者为佳。

本草验方

● **大麻风**：用乌蛇三条蒸熟，取肉焙干，研末，加蒸饼做成丸子，如米粒大。以此喂乌鸡，待食尽即杀鸡烹熟。取鸡肉焙干，研为末。每服一钱，酒送下。或加蒸饼制丸服亦可。吃过三五只乌鸡，即愈。又方：捕大乌蛇一条，打死，待烂后，加水二碗浸泡七天，去掉皮、骨，倒入糙米一升浸泡一天。取米晒干，喂白鸡一只（令鸡先饿一日）。等到羽毛脱落，即杀鸡煮吃，适量饮酒，鸡吃尽后，再用热水一盆，洗浴大半天，其病自愈。

● **紫白癜风**：用乌蛇肉（酒炙）六两，枳壳（麸炒）、羌活、牛膝、天麻各二两，熟地黄四两、白蒺藜（炒）、五加皮、防风、桂心各二两，各锉成细片，装袋中，用酒二斗浸泡，密封七天。每次温服一小盏。忌鸡、鹅、鱼肉及发物。

● **婴儿撮口，不能吸乳**：用乌蛇（酒浸过，去皮、骨，炙干）半两，麝香一分，共研为末。每用半分，以荆芥汤灌下。

● **破伤中风（项强，身直）**：用白花蛇、乌蛇，各取后端二寸，酒洗润，刮出肉，加全蜈蚣一条，共炙为末。每服三钱，温酒调下。此方名"定命散"。

● **木舌胀塞**：用蛇胆一枚，焙干，研为末，敷舌上。有涎即去。

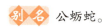

水 蛇

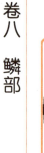

别名 公蛎蛇。

皮

性味 甘、咸，寒，无毒。

功能主治 烧灰油调，敷小儿骨疽脓血不止。又治手指天蛇毒疮。

用法用量 煮食或入丸、散。

用药禁忌 血虚生风者忌用；忌犯铁器。

选购贮存 蛇背面暗灰棕色、有不规则小黑点、腹面淡黄色、有黑斑、尾部略侧扁者为佳。

▶▶ 本草验方

- **小儿骨疮，骨痛不堪言**：取水蛇皮一个，烧灰油抹敷疼痛处。
- **手指天蛇毒疮**：用水蛇一条，截去头尾，取中间如手指长一段，刮去骨肉，以蛇皮包手指上几天后即愈。

白花蛇

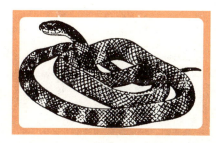

别名 蕲蛇。

肉

性味 甘、咸，平，有毒。

功能主治 主治风及肢体麻木不仁、筋脉拘急、口眼歪斜、半身不遂、骨节疼痛、脚软不能长久站立。瘙痒及疥癣。又能治肺风鼻塞、瘾疹、身上白癜风、疬疡斑点；破伤风，小儿风热及急慢惊风抽搐。

用法用量 内服：煎汤，0.8~1.5钱。

用药禁忌 阴虚内热者忌用。

选购贮存 头大扁豆，呈三角形，体背呈灰褐色，两侧有"Λ"形暗褐色，大斑纹，腹面黄白色，两侧有黑色圆斑者为佳。

▶▶ 本草验方

- **驱风膏**：治风瘫疬风，遍身疥癣。用白花蛇肉四两（酒炙），天麻七钱半，薄荷、荆芥各二钱半，为末，好酒二升，蜜四两，石器熬成膏。每服一盏，温汤服，日三服。急于暖处出汗，十日效。

- **疬风，手足麻木，眉毛脱落，皮肤瘙痒及一切风疮**：白花蛇、乌梢蛇、土蝮蛇各一条（并酒浸，取肉晒干），苦参（头末）四两，为末，以皂角一斤切，酒浸，去酒，以水一碗，煎取浓汁，石器熬膏，和丸梧子大，每服七十丸，煎通圣散下，以粥饭压之，日三服。三日一浴，取汗避风。若无蝮蛇，可用飞枫子肉三两代替。

● **九漏俗传白花蛇丸：** 治杨梅疮先服发散药，后服此。用白花蛇肉（酒炙）、龟板（酥炙）、穿山甲（炙）、蜂房（炙）、汞粉、朱砂各一钱，为末，红枣肉捣，丸梧子大，每服七丸，冷茶下，日三。忌鱼肉，服尽即定，后服土茯苓药调之。

● **托痘花蛇散：** 治痘疮黑陷。白花蛇（连骨炙，勿令焦）三钱，大丁香七枚，为末，每服五分，以水和淡酒下，神效。移时身上发热，其疮顿出红活。

三、鱼类

鲤鱼

别名 鲤鱼，鲤拐子。

肉

性味 甘，平，无毒。

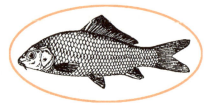

功能主治 煮食鲤鱼可治疗咳逆上气，黄疸，可以止渴。生用可治疗水肿脚满，下气；治疗怀孕身肿、胎气不安。煮鲤鱼吃可以下水气，利小便。做成鱼块吃，温补，去冷气，痃癖气块。横关伏梁、结在心腹。治上气。咳嗽喘促。将鲤鱼烧焦研末，能发汗，平喘止咳，通乳，消肿。米饮调服治大人小儿暴痢。用童便浸煨，止反胃及恶风入腹。

胆

性味 苦,寒,无毒。

功能主治 主目热红痛等症状,还可治青光眼,有明目作用。久服使人强悍健壮,益志气。点眼,可除红肿疼痛,视物不清。滴耳,治聋病。

脂

功能主治 食之,治小儿惊忤诸痫。

目

功能主治 刺疮伤风、伤水作肿,烧灰敷之,汁出即愈。

脑髓

功能主治 治诸痫。与鲤鱼胆相同分量和在一起,常点眼角,治疗青光眼失明。

骨

功能主治 治女性白带多、带血、阴部疮疔。又治鱼鲠不出。

血

功能主治 治小儿红肿疮毒。涂于患处立即见效。

皮

功能主治 治瘾疹。烧研成灰,用水服,治鱼鲠六七日不出者。

肠

功能主治 治小儿皮肤生疮。同醋捣烂,棉布裹后塞入耳内。治疗痔瘘时,切断鱼肠烤熟,棉布裹后贴于患处。

鳞

功能主治 治产妇滞血腹痛。又可治吐血、崩中漏下和痔疮脱出,鱼刺鲠喉。

用法用量 蒸汤或煮食,100~240克。

用药禁忌 风热慎服。忌与绿豆、芋头、牛油、羊油、猪肝、鸡肉、荆芥、南瓜和狗肉同食。

🔶**选购贮存** 色泽鲜艳、两鳃鲜红者为佳。低温冷冻。

▶▶ 本草验方

- **水肿**：用大鲤鱼一尾，加醋三升煮干吃下。一天吃一次。又方：用大鲤鱼一尾，赤小豆一升，加水二斗煮汁，一次服完，下泻即愈。
- **胎动不安**：用鲤鱼一尾（洗净），阿胶（炒）一两，糯米二合，水二升，加葱姜、橘皮、盐各少许，煮汤服下五七天见效。
- **乳汁不通**：用鲤鱼一尾，烧为末，每服一钱，酒调下。
- **咳嗽气喘**：用鲤鱼一尾，去鳞，纸裹炮熟，去刺研末，同糯米煮粥，空心服下。
- **一切肿毒（无论已溃未溃）**：用鲤鱼烧灰。调醋涂搽，直至病愈。
- **小儿咽肿、痹痛**：用鲤鱼胆二十个，和灶底土调匀涂咽外，立效。
- **睛上生晕**：用体长一尺二寸鲤鱼的胆，滴汁在铜器上，阴干后，竹刀刮下。每取少许点眼。
- **赤眼肿痛**：用鲤鱼胆十个，腻粉一钱，和匀，收存瓶中，每日点眼。又方：用鲤鱼胆五个，黄连末半两，和匀，加蜂蜜少许，收存瓶中，放在饭上蒸熟。每天取药涂眼五至七次。
- **女人阴痿**：用鲤鱼胆、雄鸡肝各一个，共研为末，加鱼卵和成丸子，如小豆大。每服一丸。

青鱼

🔶**别名** 乌青，鲭，铜青。

🔶**肉**

🔶**性味** 甘，平，无毒。

🔶**功能主治** 同韭菜一同煎煮，可治疗脚气和下肢软弱无力，又能补气，解除烦闷。

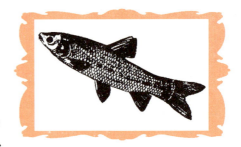

胆

性味 苦，寒，无毒。

功能主治 腊月收取阴干，点眼，能消除眼睛赤红肿痛症状。又能治疗恶疮，吐出因咽喉痹引起的痰多及鱼骨鲠喉。

用法用量 煮食，100~200克。

用药禁忌 脾胃蕴热者不宜食用，瘙痒性皮肤病、内热、荨麻疹、癣病者应忌食。青鱼忌与李子、荆芥、蒜、豆酱同食；青鱼忌用牛、羊油煎炸。

选购贮存 以冬季食此鱼最佳。低温冷冻。

本草验方

- **乳蛾喉痹**：青鱼胆含咽。一方：用汁灌鼻中，取吐。又方：用胆矾盛青鱼胆中，阴干，每用少许，吹喉取吐。又方：用朴硝代胆矾。

- **赤目障翳**：青鱼胆频频点之。一方：加黄连、海螵蛸末等份。又方：用黄连切片，井水熬浓，去滓待成膏，入大青鱼胆汁和就，入片脑少许，瓶收密封，每日点之，甚妙。

- **一切障翳**：用青鱼胆、鲤鱼胆、青羊胆各七个，牛胆半两，熊胆二钱半，麝香少许，石决明一两。为末，糊丸梧子大。每空心茶下十丸。

黄花鱼

别名 石头鱼，䱘（音免）鱼，江鱼，石首鱼。

肉

甘，平，无毒。

功能主治 与莼菜一起做成羹，能开胃益气。

鲞（鱼干）

功能主治 治暴下痢及平腹胀，食不消，消宿食，主中恶。鲜者不及。

头中石枕

🍀 **功能主治** 下石淋水磨服,也可烧灰饮服,一日三次。研末服,可解砒霜毒、野菌毒和蛇毒。

🍀 **用法用量** 煎、炖,100～250克。

🍀 **用药禁忌** 宜与海参、苹果同食。忌与荆芥、芥麦同食。患风疾、痰疾及疮疡者慎服。

🍀 **选购贮存** 以肉质紧密不软,洁净有光泽,气味清香,不泛油者为佳。低温冷冻。

▶▶ **本草验方** ◆◆◆

- **开胃益气:** 用石首鱼与菜做汤吃。
- **胃有积食:** 用石首鱼炙熟吃。
- **蜈蚣咬伤:** 用鱼皮贴伤处。
- **石淋:** 用石首鱼头中石(耳石)十四具,与当归等份为末,加水二升,煮成一升,一次饮服,立愈。
- **耳出脓:** 用石首鱼头中石研为末,或烧存性后研为末,敷涂耳内。

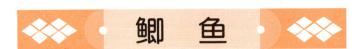

鲫鱼

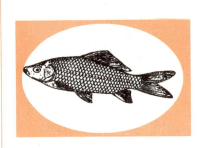

 鲋鱼,鲫瓜子。

肉

 甘,平,无毒。

🍀 **功能主治** 合五味一起煮食,治疗身体虚弱消瘦的病证。可以温中下气,治下痢、肠痔,夏天热痢有效,冬天不宜。同莼菜一起做羹,主治胃虚、消化不好,可以调中益五脏。合茭白做羹,主治丹石发热。生鲫鱼捣烂,涂摩患处治疗恶核肿毒不散及病疮。同小豆捣烂,涂治丹毒。烧和酱汁,涂治各种长期不愈的疮疡。以猪油煎灰服,治肠痈。用小豆煮汁服,可以消水肿。炙油涂摩妇女阴部,治疗阴疮和各种疮,能杀虫止痛。酿白矾烧研饮服，治肠风血痢。酿硫黄煅研，酿五倍子煅研，酒服，治疗下血。酿茗叶煨服，治疗消渴。酿胡蒜煨研饮服，治膈气。酿绿矾锻研饮服，治反胃。酿盐花烧研，掺齿疼。酿当归烧研，揩牙町以乌须上血。酿砒烧研，治急疳疮。酿白盐烧研，搽骨疽。酿附子炙焦同油涂头，治头白秃。

骨

💊**功能主治** 治疗虫咬引起的烂疮，烧成灰敷于患处。

头

💊**功能主治** 治疗小儿头疮和口疮、重舌和眼睛视物不清。烧成灰研末冲服，可治疗咳嗽及下痢。用酒送服，治疗脱肛及女性子宫脱垂，也可用油调擦。烧灰和酱汁涂抹，治疗面部黄水疮。

胆

💊**功能主治** 涂于各种恶疮上，杀虫止痛。点于喉中，治疗骨鲠，竹刺不出。

子

💊**功能主治** 调中，益肝气。

脑

💊**功能主治** 治疗耳聋。将其放在竹筒中蒸后，滴入耳中。

💊**用法用量** 适量。煮食或研入丸、散。

💊**用药禁忌** 不宜与砂糖、大蒜、芥菜、猪肝、沙参、蜂蜜、野鸡肉、鸡肉、鹿肉一同食用。吃鱼前后忌喝茶。感冒发热期间忌多吃。

💊**选购贮存** 选购鲜活的，以冬季生产为佳。置冰箱冷藏。

▶▶ 本草验方

● **脾胃虚冷**：用鲫鱼半斤切碎，放入煮开的豉汁中，加胡椒、莳萝、干姜、橘皮末，空腹吃下。此方名"鹘突羹"。

● **突患水肿**：用鲫鱼三尾，去肠留鳞。以商陆、赤小豆等份，填满鱼腹，扎定，加水三升久煮，去鱼，吃豆饮汁。两日吃一次，不过三次，小便通畅，即愈。

● **消渴饮水**：用鲫鱼一尾，去肠留鳞，以茶叶填满，湿纸包好，煨熟吃下。吃过数尾即愈。

● **妊娠感寒**：用大鲫鱼一尾烧成灰，酒送服一匙。无汗、腹中缓痛者，用醋送服。

四、无鳞鱼

黄鳝

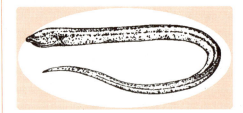

别名 鳝鱼，黄鲤。

肉

性味 甘，大温，无毒。

功能主治 补中益血，治疗口中唾液过多。补虚损，妇女产后恶露淋沥、血气不调、消瘦均可食用。可以止血，除腹中冷气肠鸣及湿痹气，驱除十二经的风邪。患有风恶气、体虚出汗、食肉后消化不良的人可以食用。另外，治各种痔、瘘、疮疡。

血

功能主治 治疥癣及痔瘘；治口眼歪斜，用少量麝香调匀，左歪涂右，右歪涂左，正后就洗去；治耳痛及鼻衄，分别滴数滴入耳、鼻。治疹后出翳；治赤疵、赤游风。

皮

功能主治 烧成灰后空腹以温酒送服，可治疗妇女乳房红肿疼痛。

头

性味 苦，平，无毒。

功能主治 烧成灰后研成末服用，止痢疾，治疗消渴症，除内脏冷气，及消化不良、食物积滞。同蛇头、地龙头一起烧成灰后用酒服下，治小肠痛。将它烧成灰研末包好塞耳，能治疗虫类入耳。

用法用量 煮食，100～250克。

用药禁忌 虚热及外感病患者慎服；有瘙痒性皮肤病、支气管哮喘、痢疾、淋巴结结核、癌症、红斑狼疮者慎用。鳝鱼不宜与狗肉、狗血、南瓜、菠菜、红枣同食。

选购贮存 选购鲜活、小暑前后产生者最佳。置冰箱冷藏保存。

➤ 本草验方

● **内痔出血：** 煮食鳝鱼可以治愈。

● **湿风恶气：** 用鳝鱼做汤，空腹饱食，食后暖卧使汗出，有效。

● **口眼歪斜：** 用鳝鱼血加麝香少许，左歪涂右侧，右歪涂左侧，正后将鳝血洗去。

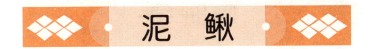

泥鳅

别名 鳛鱼，鳅鱼，鳝鱼。

肉

性味 甘，平，无毒。

功能主治 食泥鳅可暖中益气，醒酒，解消渴。

用法用量 煮食或烧存性入散剂。

选购贮存 选体细长、头尖眼小、体背及两侧呈灰黑色、鲜活者为佳。

本草验方

● **消渴饮水**：用泥鳅十条，阴干，去头尾，烧灰，加干荷叶各等份，共研末。每服二钱，水调下。一天服三次，此方叫做"沃焦散"。

● **阳痿**：煮食泥鳅可治。

比目鱼

别名 鞋底鱼。

性味 甘，平，无毒。

功能主治 能补虚益气，多吃动气。

选购贮存 选购鲜活，且形如牛脾和女人鞋底，有呈紫白色的细鳞，有半边平瑩无鳞者。低温冷冻。

乌贼鱼

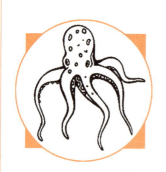

别名 墨鱼，缆鱼。

肉

性味 甘、咸，平，无毒。

功能主治 益气，增志，通行月经。

骨

别名 海鳔蛸。

性味 咸，微温，无毒。

功能主治 主治女子赤白漏下，经血闭。阴蚀肿痛，寒热腹痛，无子。惊气入腹，腹痛环脐，丈夫阴中肿。令人有子，又止疮多脓汁不燥。疗血崩，杀虫。炙研饮服，治妇人血不畅，大人小儿下痢，杀小虫。治眼中热泪，及一切浮翳，研末和蜜点之。久服益精。也能治牛马障翳。主女子血枯病，伤肝唾血下血。治疟消瘿，敷小儿疳疮，痘疮臭烂，丈夫阴疮，汤火伤，跌伤出血，烧存性，酒服，治妇人小户嫁痛。同鸡蛋黄，涂小儿重舌。同蒲黄末，敷舌肿，血出如泉。同槐花末吹入鼻中，止鼻出血。同银朱吹入鼻中，治喉痹。同白矾末吹入鼻中，治蝎螫疼痛。同麝香吹耳，治耳有脓及耳聋。

血

功能主治 主治疗女子赤白漏下、闭经、阴痒肿痛、寒热往来、不孕、惊气入腹、腹痛绕脐、男子睾丸肿痛，杀虫，以及妇女下腹包块，大人、小儿腹泻。经常服用可补益精血，治疗女子血枯病以及肝伤咳血、尿血、便血、阴道流血、疟疾和结核病。研成末外敷，治疗小儿疳疮、痘疹臭烂、水火烫伤及外伤出血。烧存性，和鸡蛋黄一同研成外涂，治疗小儿鹅口疮。同蒲黄末外涂治疗舌体肿胀。同槐花末一起吹入鼻，止鼻衄出血。同银朱一起吹入鼻，治疗喉痹。同白矾末一起吹入鼻，治疗蜂蝎蛰咬疼痛。同麝香吹耳，治疗中耳炎及耳聋。

腹中墨

功能主治 主治胸部刺痛。

用法用量 煮食，1~2条。

用药禁忌 忌多食。舌苔厚腻、习惯性便秘者忌食。

选购贮存 以形体完整、洁净、肉体平展、宽厚、呈棕红色半透明状、有清香味、足够干、淡口的为优质品。低温冷冻。

▶ 本草验方

● **赤白目翳**（伤寒之后热毒攻眼所致）：用乌贼骨一两，去皮，研末，加龙脑少许点眼。一天三次。又方：用乌贼骨、五灵脂等份，把熟猪肝切成片，蘸药末吃。一天吃两次。

● 夜盲：用乌贼骨半斤，研末，化黄蜡三两，调末捏成铜钱大的饼子。每次取一饼，夹入切开的两片猪肝中，扎定，加淘米水半碗煮熟吃下。

● 耳底出脓：用乌贼骨半钱，麝香二分，共研末，吹入耳中。

● 小便血淋：用乌贼骨末一钱，生地黄汁调服。又方：乌贼骨、生地黄、赤茯苓等份研末，每服一次，柏叶、车前汤送服。

● 阴囊湿痒：用乌贼骨、蒲黄研末扑敷。

虾

别名 鰕。

性味 甘，温，有小毒。

功能主治 主治五野鸡病，小儿赤白游肿，捣碎敷之。作羹，试鳖症，托痘疮，下乳汁。法制，壮阳道；煮汁，吐风痰；捣膏，敷治虫疽。

用法用量 煎汤或煮食。适量。

用药禁忌 忌与葡萄、石榴、柿子、山楂同食。正值上火之时不宜食虾；有宿疾者、体质过敏者、皮肤疥癣者忌食。

选购贮存 药用以淡水虾为首先。宜现买现食，吃不完则入冰箱冷藏。

▶▶ 本草验方

● 补肾兴阳：用虾米一斤，蛤蚧二枚，茴香、蜀椒各四两。并以青盐化酒炙炒，以木香粗末一两和匀，乘热收新瓶中密封。每服一匙，空心盐酒嚼下，甚妙。

● 宣吐风痰：用连壳虾半斤，入葱、姜、酱煮汁。先吃虾，后吃汁，紧束肚腹，以翎探引取吐。

● 血风臁疮：生虾、黄丹捣和贴之，日一换。

海马

别名 水马。

性味 甘,温、平,无毒。

功能主治 主治妇人难产,甚验。临时烧末饮服,并手握之,即易产。主产难及血气痛。暖水脏,壮阳道,消瘕块,治疗疮肿毒。

用法用量 煎汤,3~9克;研末,1~1.5克。

用药禁忌 孕妇、阴虚阳亢者忌服。

选购贮存 以个大、色白、个体完整为首先。低温冷冻。

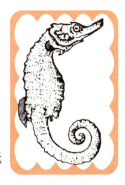

本草验方

● **发背恶疮:** 海马拔毒散,用海马(炙黄)一对,穿山甲(黄土炒)、朱砂、水银各一钱,雄黄三钱,龙脑、麝香各少许为末,入水银研不见星。每以少许点之,一日一点,毒自出。

鲍鱼

别名 萧折鱼,干鱼。

肉

性味 辛、臭,平,无毒。

功能主治 用以治疗骨折、扭伤、瘀血不散、女子阴道流血。煮汤可治疗女子贫血并利肠。鱼肉同麻仁、葱、豉一起煎煮,可以通乳汁。鲍鱼头煮汁,治眼闭;烧成灰,可治疮肿及瘟疫。

❤**用法用量** 煎服或煮食,适量。

❤**用药禁忌** 鲍鱼忌与鸡肉、野猪肉、牛肝同食。

❤**选购贮存** 以个体均匀、个大、椭圆形、体洁净、背面凸起、肉厚、紫红色有黄色、有光泽、味香鲜、干货表面有白霜者为佳。低温冷冻。

▶▶ 本草验方

● **鱼脐疔疮:** 似新火针疮,四边赤,中央黑。可针刺之,若不大痛,即杀人也。用腊月鱼头(鲍鱼)灰、发灰等份,以鸡溏屎和,涂之。

● **预辟瘟疫:** 鲍鱼头烧灰方寸匕,合小豆七枚末,米饮服之,令瘟疫气不相染也。

卷九 介部

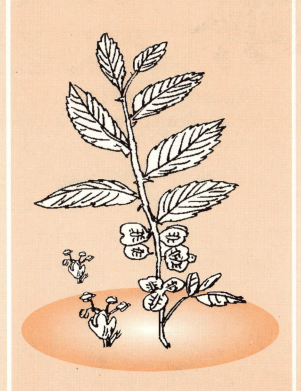

一、鱼鳖类

水龟

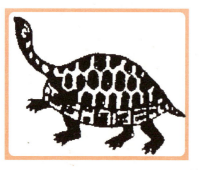

别名 玄衣督邮。

龟甲

别名 神屋，败龟版。

性味 甘，平，无毒。

功能主治 治漏下赤白、腹内包块、疟疾、外阴溃烂、痔疮、湿痹、四肢痿缩、小儿囟门不合，经常服用，可以轻身不饥。还可压惊解烦，治胸腹痛、不能久立、骨中寒热、伤寒劳复或肌体寒热欲死，用甲做汤饮服，效果好。烧灰，治小儿头疮瘙痒、女子阴疮。

龟肉

性味 甘、酸，温，无毒。

功能主治 酿酒，治疗大风缓急，四肢拘挛，或者长期瘫痪不收，都会痊愈。煮食，除湿痹风痹，身肿骨折。治疗筋骨疼痛及一二十年寒嗽，止泻血、血痢。

龟血

性味 咸，寒，无毒。

功能主治 治脱肛。治疗打扑伤损，和酒饮下，再捣生龟肉涂在患处。

龟胆汁

- **性味** 苦，寒，无毒。
- **功能主治** 主治痘疹后眼睛浮肿，闭经。取汁点，效果好。

溺

- **功能主治** 将龟放在荷叶上用镜子照，它的尿就会自然流出来。将尿滴入耳中，治耳聋；点舌下，治大人、小孩中风，惊邪不语，摩擦胸背，可治小儿龟胸、龟背。
- **用法用量** （龟甲）煎汤，10～30克；（龟肉）煮食，0.5～1克。
- **用药禁忌** 脾胃虚寒者及孕妇慎用；不可与猪肉、瓜、苋菜同食。
- **选购贮存** 以新鲜者佳。冷冻保存。

▶▶ 本草验方

- **阴虚血弱**：用龟下甲（炙酒）、熟地黄（九蒸九晒）各六两，黄檗（盐水浸炒）、知母（酒炒）各四两，在石器内研为末，加猪脊髓和丸，如梧子大。每服百丸，空心温酒下。一方：与上方同，但去地黄，加五味子（炒）一两。
- **疟疾不止**：用龟甲烧存性，研为末。每服一匙，酒送下。
- **难产催生**：用龟甲烧存性，研为末，酒送服一匙。又方：治经过三五天还分娩不出以及女子交骨不开，用干龟壳一个（酥炙），妇女头发一把（烧灰），川芎、当归各一两，每取七钱水煎服。隔半小时左右，再服药一次，生胎、死胎都能产下。
- **肿毒初起**：用龟甲一枚，烧过，研为末，酒送服四钱。
- **小儿头疮**：用龟甲烧灰敷涂。
- **臁疮朽臭**：用生龟一个，取壳，醋炙黄，更煅存性，出火气后，加入轻粉、麝香。先用葱汤洗净患处，再搽药。
- **热气湿痹，腹内积热**：用龟肉同五味煮食，微泄为效。
- **筋骨疼痛**：用乌龟一个，分作四脚，每用一脚，加天花粉、枸杞子各一钱二分，雄黄五分，麝香五分，槐花三钱，水一碗，煎服。
- **下痢及泻血**：用乌龟肉拌砂糖，和椒，炙煮吃下。多吃几剂即愈。
- **多年咳嗽不愈**：用生龟三个，照平常吃龟方法洗净，去肠，以水五升，煮取三升，浸曲，酿秫米四升，常取饮服。

● **年久痔漏**：用乌龟二三只，煮取肉，加茴香、葱、酱，常吃，忌食糟、醋等热物。

● **虚劳咯血**：用葱、椒、酱油煮乌龟吃。

鳖

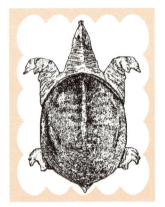

别名 团鱼，神守。

甲

性味 咸，平，无毒。

功能主治 主补中益气。治胸腹包块、积滞寒热，祛瘀块息肉、温疟、腹内积气结块及腰痛、小儿胁下肿胀。隔夜食，治脐腹或胁肋硬条块、冷腹胀气、虚劳羸瘦，除骨热、骨节间劳热、结滞壅塞、下气、妇人漏下杂质。鳖甲治下瘀血，祛血气，破结石恶血，堕胎，消疮肿肠痈及跌损瘀血。能滋阴补气，祛复发性疟疾，阴毒腹痛，治积劳成病、饮食不当、旧病复发、斑痘烦闷气喘、小儿惊痫、妇人经脉不通、难产、产后阴户开而不闭、男子阴疮石淋。还可收敛疮口。

肉

性味 甘，平，无毒。

功能主治 伤中益气，补不足。热气湿痹，腹中激热，与五味子煮食，当微泄。妇人漏带下五色，瘦弱，适宜经常食用。祛血热，补虚。久食，性冷。补阴。做成肉羹食用，治疗久痢，成丸服下，治疗虚劳痃癖脚气。

鳖头血

功能主治 治脱肛，风中血脉，口眼歪斜，小儿疳劳潮热。

🍀 **用法用量** （甲）煎服，9~24克，捣碎，先煎。

🍀 **用药禁忌** 脾胃虚寒者慎服。

🍀 **选购贮存** 以鲜者佳。于冰箱冷藏保存。

➤ 本草验方

● **老疟劳疟**：鳖甲醋炙，研末，每服一匙，酒送服。隔夜一服，清早一服，病发时一服，加雄黄少许效果更佳。

● **突然腰痛，不可俯仰**：用鳖甲炙过，研末，每服一匙，酒送服，一天服两次。

● **阴虚梦泄**：用鳖甲烧过，研末。每用一字，和酒半碗，葱白七寸同煎，去葱，下午饮服。

蟹

🍀 **别名** 螃蟹，横行介士，郭索，无肠公子。

🍀 **性味** 咸，寒，有小毒。

🍀 **功能主治** 能治胸中邪气、热结疼痛、口眼㖞斜、面部浮肿，可解漆毒。能化漆为水，所以用涂漆疮。蟹夹烧烟，可将鼠全部引出来。有活血散结、消食、益气养筋、利关节、解热之功。可以治胃气不畅、漆疮。蘸醋食祛五脏中烦闷；和酒食用，治产后瘀血腹痛；去壳同黄生捣、微炒，外敷治骨伤筋断；前夹与白及末同捣外涂，治小儿囟门不合。解莨菪毒、鳝鱼毒、漆毒，治疟疾、黄疸。捣烂外涂治疥癣，捣汁滴耳治耳聋。

🍀 **用法用量** 烧存性研末，或入丸剂，5~10克。

🍀 **用药禁忌** 脾胃虚寒者慎服；伤风、发热者，有消化道炎症或溃疡、胆囊炎、胆结石者，肝炎活动期的病人不宜食蟹；患有冠心病、高血压、动脉硬化、高血脂者应少吃或不吃蟹黄；体质过敏者不宜吃蟹；孕妇禁服；忌多食。不可与柿子、梨、花生、泥鳅、羊肉及狗肉同食，不宜与茶水同用。

选购贮存 以鲜活者为佳。置冰箱冷冻保存。

本草验方

- **中鳝鱼毒**：食蟹即解。
- **湿热黄疸**：蟹烧存性，研末，酒糊丸如梧桐子大小。每服五十丸，白开水饮下，一日二次。
- **骨节脱离**：生蟹捣烂，以热酒倒碗内，连饮数碗，用余渣涂患处。半日内，骨内有响声即好。干蟹烧灰，服酒亦可。

二、蚧蚌类

牡蛎

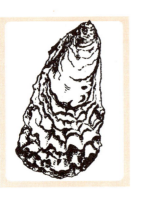

别名 牡蛤，蛎蛤，古贲，豪。

性味 咸，平、微寒，无毒。

功能主治 主治伤寒寒热，温疟洒洒，惊恚怒气，除拘缓鼠瘘，女子带下赤白。久服，强骨节，杀邪鬼，延年。男子虚劳，补肾安神，祛烦热，小儿惊痫。化痰软坚，清热除湿，止心脾气痛，痢下赤白浊，消癥瘕积块，瘰疬结核。

肉

性味 甘，温，无毒。

功能主治 煮食后可治虚损，且能调中，解丹毒及妇人血气。拌以姜、醋生吃，治丹毒、酒后烦热。

壳

性味 咸，平、微寒，无毒。

功能主治 伤寒、寒热、温疟、风疟，消气，除急性或慢性淋巴结炎、女子白带含血。长期服用，能壮筋骨，辟邪，延年益寿。除去留在骨节之间的热结、虚热、心中烦满疼痛气结。能止汗止渴，除瘀血，治泄精，充实大小肠，止大小便频繁。

用法用量 煎汤，15～30克，先煎。

用药禁忌 虚且有寒者忌食。

选购贮存 以个大、整齐、内部光洁者为佳。冷藏保存。

▶▶ 本草验方

- 心脾气痛，有痰：用牡蛎煅成粉，酒送服二钱。
- 气虚盗汗：用牡蛎粉、杜仲，等份为末。每服一匙，酒送下。
- 小便淋闭（服治血药无效者）：用牡蛎粉、黄檗（炒），等份为末。每服一钱，小茴香汤送下。
- 小便数多：用牡蛎五两，加小便三升，煎成二升，分三次服。极效。
- 月经不止：用牡蛎煅过研细。加米醋揉成团，再煅再研，加米醋调艾叶末熬膏，做成丸子，如梧子大。每服四五十丸，醋汤送下。

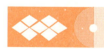 蚌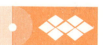

别名 河歪，河蛤蜊。

肉

性味 甘、咸，冷，无毒。

功能主治 能除热止渴，解酒毒，清肝热，聪耳明目，轻身，使人肌肤润泽，精力旺盛，不易衰老，除湿。能治妇女劳损下血、白带过多、痔瘘，解丹石毒。放入黄连末取汁，点眼，可治耳眼红肿、视物不明。

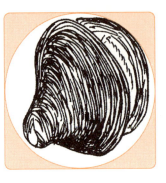

用法用量 煮食，90～150克。

蚌粉

性味 咸，寒，无毒。

功能主治 能治各种疳瘘，止痢及呕吐呃逆。

用法用量 入丸、散，3～6克。

烂壳粉

功能主治 主治反胃、心悸短气、呕吐白沫，解热除湿，化痰消积，止小便白色浑浊、带下痢疾、消水肿及痰漫咳嗽，聪耳明目、轻身，使人肌肤润泽，精力旺盛，不易衰老等。

用药禁忌 孕妇及脾胃虚寒者慎服。

选购贮存 以鲜者为佳。冰冻保存。

本草验方

- **痰疽赤肿**：用蚌粉调醋涂搽，药干即换。
- **雀目，夜盲**：用蚌粉三钱研为末，水飞过，放入一片切开的猪肝中，扎定。以第二道淘米水煮七分熟。另取蚌粉蘸食，以汁送下，一天一次。
- **脚趾湿烂**：用蚌粉干搽。极验。
- **婴儿湿疹**：蚌壳，火煅透研细末，加冰片少许搽患处。

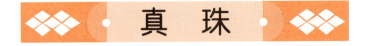

真珠

别名 珍珠，蚌珠。

性味 咸、甘，寒，无毒。

功能主治 可以镇心。点目，能去除肤翳障膜。涂面部，会让人润泽，容颜美好。涂在手脚上，可以去掉皮肤逆胪。用绵帛裹住塞进耳朵，可以治疗耳聋。能够磨翳坠痰。除面上黑点，止泄。配合上知母，治疗烦热消渴。调配上左缠根，治小儿麸豆疮入眼。除小儿惊热。安魂魄，止遗精白浊，解痘疗毒。主治难产，下死胎胞衣。

用法用量 入丸、散，0.3～1克。

用药禁忌 孕妇、疮疖内毒未净、非实证火热者慎服。珍珠粉需研细，否则伤人。

选购贮存 以颗粒圆整、光泽透明、有宝光、质地坚硬者为佳。冷藏保存。

本草验方

- **脚趾湿烂**：用蚌粉搽涂即可。
- **痈疽红肿**：用米醋和蚌粉调涂。
- **痰饮咳嗽**：将蚌粉放入新瓦器中炒红，加入少许青黛，用麻油调匀，每次服用二钱。
- **反食吐食**：将二钱蚌粉，一盏姜汁，用米醋调好，送服，立即见效。

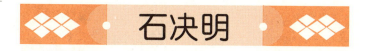

石决明

别名 九孔螺，千里光。

肉

性味 咸，平，无毒。

功能主治 治目生翳障、青盲。长期服用能益精轻身。除肝肺风热，骨蒸功极。通各种淋证。

壳

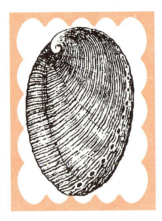

别名 千里光。

功能主治 有明目磨障、补肝益精、除肝肺风热之功。能治眼生翳障、视物模糊不清、青盲内障、劳热骨蒸等病证。能通淋。

用法用量 煎汤，10～30克，先煎入汤。

用药禁忌 脾胃虚寒，消化不良，胃酸缺乏者忌服，忌多食。

选购贮存 以身形完好者为佳。置冰箱冷藏。

本草验方

● **畏光**：石决明、黄菊花、甘草各一钱，水煎，冷后服。

● **肝虚目翳**（气虚、血虚、肝虚。眼睛充血，夜如鸡啄，生出浮翳）：用石决明（烧成灰）、木贼（焙），等份研末。每取二钱，与姜、枣同用水煎，连渣服下。每天服两次。

● **青盲、雀目**：用石决明一两（烧存性），加苍术三两（去皮），共研末。每取三钱，放入切开的猪肝中，扎定，加水煎熟，乘热熏目，待转温后，食肝饮汁。

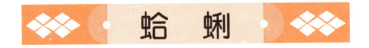

蛤蜊

别名 沙蛤，沙蜊，蛤梨。

肉

性味 咸，冷，无毒。

功能主治 滋润五脏，止消渴，开胃。治寒热引起的结胀、妇女瘀血，宜煮食。又能醒酒。

用法用量 煮食，50~100 克。

用药禁忌 不宜多食。忌与田螺、橙子、芹菜同食。脾胃虚寒、腹泻便溏、寒性胃痛腹痛、受凉感冒者忌食；女子月经来潮期间及妇人产后忌食。

选购贮存 以鲜活者为佳品。

粉

性味 咸，寒，无毒。

功能主治 治疗各种热痰湿痰，老痰顽痰，疝气白浊带下。同香附末、姜汁调服，主心痛。可以清热利湿，化痰饮，定喘嗽，止呕逆，消除浮肿，利小便，止遗精白浊，心脾疼痛，化积块，解结气，消瘰核，散肿毒，治疗妇人血病用油调和，可以涂烫伤。

用法用量 煎汤，50~100 克；入丸、散，3~10 克。

用药禁忌 阳虚体质、脾胃虚寒腹痛和泄泻者慎用。

选购贮存 以紫口蛤蜊烧煅成粉者为佳。置干燥处保存。

▶ 本草验方

- **气虚水肿：** 一妪令以大蒜十个捣如泥，入蛤粉，丸梧子大。每食前，白汤下二十丸。服尽，小便下数桶而愈。

- **心气疼痛：** 真蛤粉沙过白，佐以香附末等份，白汤淬服。

- **白浊遗精：** 洁古云：阳盛阴虚，故精泄也，真珠粉丸主之。用蛤粉一斤，黄柏一斤，为细末，白水丸如梧子大。每服一百丸，空心用温酒下，日二次。蛤粉味咸而且能补肾阴，黄柏苦而降心火也。

- **雀目夜盲：** 真蛤粉炒黄为末，以油蜡化和，丸皂子大，内于猪腰子中，麻扎定，蒸食之。一日一服。

- **心烦口渴，干咳：** 蛤蜊肉、百合各一两，玉竹一两，淮山一两，同煮汤食用。

- **糖尿病：** 蛤蜊肉适量，煮熟经常食用有效。

- **慢性气管炎：** 蛤蜊粉，青黛七钱，炼蜜为丸，每次五钱，早、晚各服一次。

贝子

别名 贝齿，白贝，海肥。

性味 咸，平，有毒。

功能主治 目翳，五癃，利水道，鬼注蛊毒，腹痛下血。除温痒寒热，解肌，散结热。烧研，点目去翳。伤寒狂热。下水气浮肿，小儿疳蚀吐乳。治鼻渊出脓血，下痢，男子阴疮，解漏脯、面诸毒，射罔毒，药箭毒。

用法用量 煎汤，2～5钱，或入散剂。宜先煎。

用药禁忌 孕妇慎服。

选购贮存 以个小完整、色白、壳厚者为佳。置干燥处保存。

本草验方

- **目花翳痛**：用贝子一两，烧研成粉，加龙脑少许点眼。若有息肉，再加真珠末等份。
- **鼻渊脓血**：用贝子烧研，每服二钱，酒送下。一天服三次。
- **大便不通**：用贝子二个，甘遂二铢，共研为末，浆水调下，不久即通。
- **小便不通**：用贝子一对，一个生用，一个烧过，共研为末，温酒送服。
- **下疳阴疮**：用贝子三个，煅红，研为末，搽患处。

海 螺

别名 流螺，假猪螺。

肉

性味 甘，冷，无毒。

🍀**功能主治** 主治目痛累年，或三四十年。生螺，取汁洗之。或入黄连末在内，取汁点之。合菜煮食，治心痛。

🍀**用法用量** 煮食或煎汤，1~2两。

🍀**用药禁忌** 肠胃虚寒者忌。

🍀**选购贮存** 以鲜活、螺壳坚厚者为佳。置冰箱冷藏。

▶ 本草验方

● **心痛**：将生螺肉取汁洗，或将黄连末放入眼内，取其汁点。同菜煮食，治心痛。

● **目痛累年**：取生螺一枚，洗之内燥，抹螺口开，以黄连一枚纳螺口中，令其螺饮黄连汁，以绵注取汁，着眦中。

● **慢性骨髓炎**：海螺壳煅成炭一两，入中白三钱，冰片八分，研细，用陈猪油或麻油调成稀糊状，外敷。

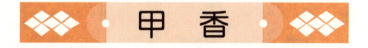

甲 香

🍀**别名** 水云母，海月，催生子。

🍀**性味** 咸、平、无毒。

🍀**功能主治** 治心腹满痛、气急，止痢下淋。和气清神，主肠风痔，治瘘疮疥癣、头疮馋疮甲疽。

🍀**用法用量** 内服：煎汤，1~3钱。外用：煅存性研末撒。

🍀**用药禁忌** 肠胃虚寒者禁用。

🍀**选购贮存** 以质坚硬而重、味咸、气微者为佳。

▶ 本草验方

● **狐臭，汗臭，脚臭**：甲香、檀香各一钱，沉香三十钱，零陵香、丁香、麝香各十五钱，熏陵香、甘松香各二钱，藿香、丁子香各三钱。十味过筛，蜜和，用熏衣瓶装。沐浴之后，取适量涂于身上。

● **暴肿生疮**：甲香、熏六香、青木香、羚羊角、丁香、犀角、鳖甲（炙）、升麻、乌鸢、黄芩、黄柏、黄连、甘草各四两，吴茱萸三分。上述药物捣筛为末，水服六寸匕，每日三次。

田 螺

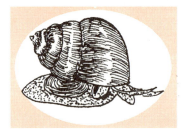

别名 田中螺，黄螺。

肉

性味 甘，大寒，无毒。

功能主治 治眼睛红肿疼痛，解渴。煮汁能清热醒酒。用珍珠、黄连末放入汁中，隔一会儿，取汁点目，可以治愈目痛。煮食，利大小便。除腹中结热、眼胞黄、脚气向上冲心、小腹拘急、小便短赤、手足浮肿。利湿热，治黄疸，压丹石毒。生肉浸汁饮，止消渴。捣肉，可敷热疮。捣烂贴脐，能退热，止痢疾，饮食不进，下水肿淋闭。煮水，可搽痔疮、狐臭。不可多食，否则会腹痛。

用法用量 煎汤，取涎，煅存性研末。

用药禁忌 脾胃虚寒者忌食；风寒感冒期间忌食；妇人产后忌食；忌多吃。

选购贮存 以鲜活者为佳。置阴凉处保存。

壳

性味 甘，平，无毒。

功能主治 烧炙，研粉，主治肺结核心腹疼痛，失精。浸泡在水中，饮汁，可以止泻。烂壳可以炙烧研为粉末，用水服下，能止反胃，祛猝心痛。烂壳研成细末服下，可以止下血，及小儿惊风有痰、疮疡脓水等证。

用法用量 煅研为末，3~6克。

用药禁忌 脾胃虚寒、便溏腹泻之人忌食。

选购贮存 以个体完整、壳大、洁净者为佳。置阴凉处保存。

本草验方

● **消渴饮水**（日夜不止，小便频数）：用田螺五升，在水一斗中浸一夜，渴即取此水饮用。每日水及田螺均换一次。用田螺煮食饮汁亦可。

● **肝热目赤**：用大田螺七个，洗净，在水中养去泥秽。换水一升，再次浸洗，取出放碗中加少许盐。从壳内吸自然汁点眼。

● **酒醉不醒**：水中螺、蚌加葱、豉，煮食饮汁，即解。

● **小便不通**（腹胀如鼓）：用田螺一个，盐半匙，生捣，敷脐下一寸三分，即可。

● **痔瘘疼痛**：田螺一个，放入片脑一分，取汁水擦患处。擦前用冬瓜汤洗净痔瘘。又方：用田螺一枚，针刺破后，加入白矾末，埋藏一夜后取出，以螺内汁水涂患处，痛立止。

● **腋下狐臭**：用活田螺一个，塞入巴豆仁一粒，待壳内有水汁流出，即以汁擦患处。照此方坚持，狐臭可以断根。

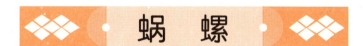

蜗 螺

别名 螺蛳。

肉

性味 甘，寒，无毒。

功能主治 聪耳明目、轻身，使人肌肤润泽，精力旺盛，不易衰老。利尿，止渴，醒酒解热，利大小便。消黄疸水肿。治反胃、痢疾、脱肛、痔疮出血。但多食令人腹痛不消。

壳

功能主治 治痰饮及胃脘痛、反胃膈气、痰嗽及鼻窦炎、脱肛、痔疮及水火烫伤。

本草验方

- **小儿哮喘**：取朝南的墙上年久的螺蛳为末，下午用水调匀，晚上吞服。
- **黄疸酒疸**：将小螺蛳用水喂养，让它吐出泥土，每天煮食饮汁，自愈。
- **各种淋证及小便白浊**：将一碗螺蛳连壳炒热，倒入三碗白酒，煮至一碗，挑肉吃，用此酒送下。几次即愈。
- **湿痰心痛**：白螺蛳壳洗净，烧存性，研末，酒服方寸匕，立止。
- **膈气痰痛**：用壁上陈白螺蛳烧存，每服一钱，酒下。
- **痘疮不收**：墙上白螺蛳壳，洗净研末，掺之。

卷十 禽部

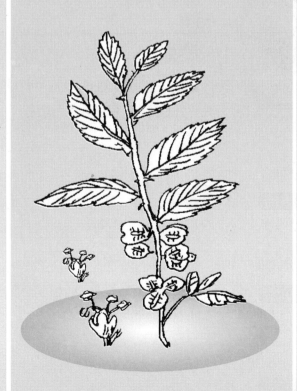

一、水禽类

鹅

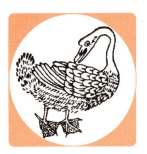

别名 家雁，舒雁。

肉

性味 甘，平，无毒。

功能主治 通利五脏。解五脏热，服食丹石的人适宜吃鹅肉。煮汤汁能止消渴。

血

性味 咸，平，微毒。

功能主治 白鹅血主治射工中毒，可饮用，并用鹅血涂抹全身。

胆

性味 甘，寒，无毒。

功能主治 热毒及痔疮初起，频涂抹之，自消。

卵

性味 甘，温，无毒。

功能主治 补中益气，过食易引发旧病。

白鹅膏

性味 甘，微寒，无毒。

功能主治 灌耳，治卒聋。涂面急，令人悦白。唇沸，手足皴裂，消痈肿，解石毒。

毛

功能主治 解射工水毒。小儿惊痫。又烧灰酒服，治噎疾。

月翠

功能主治 又名尾罂，即尾部的肉。外涂治疗手足皲裂。将它塞入耳中，可治疗耳聋。

掌上黄皮

功能主治 烧过研末，搽脚，治疗脚趾缝湿烂流水。焙好研末，外用治疗冻疮。

尿

功能主治 绞汁服用，治疗小儿鹅口疮。

用法用量 鹅血：内服，趁热生饮，100至200毫升，或制成糖浆、片剂。

用药禁忌 温热内蕴、瘙痒者，肝病者忌食；高血压者、高脂血症者、动脉硬化等人忌食；忌多吃。

选购贮存 冬季采杀的鹅肉最鲜，入食以羽毛白色的为佳；鹅血以羽毛为白色或灰色的血为佳；鹅卵以新鲜者为佳。

▶▶ 本草验方

- **通气散**：治疗误吞铜钱和钩绳，取鹅毛一钱烧灰，磁石皂子大一枚，煅好，象牙一钱，烧存性，一同研末。每次服用半钱。

- **饮食不下**：将白鹅尾毛烧成灰，每次用米汤送服一钱。

- **鹅口疮**：将食草白鹅的清粪过滤取汁加砂糖少许，外搽。

- **消渴病**：鹅肉三十钱，熟地十钱，花粉、莲肉、扁豆各五钱，水煎，去药渣，饮汤食鹅肉，每日一次。

● 气血不足，头晕目眩，手足麻木：鹅肉三十钱，当归、枸杞子各五钱，党参、黄芪、淮山各十钱。水煎，去药渣，饮汤食鹅肉。每日一次。

● 中气不足，消瘦，食欲不振：鹅一只，去毛及内脏，北芪、党参、淮山药各十钱，同煮，每日一次。

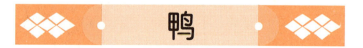

鸭

别名 鹜，舒凫，家凫。

肉

性味 甘，冷，微毒。

功能主治 补虚，除热，调和脏腑，通利水道，定小儿抽风，解丹毒，止热痢，生肌敛疮。和葱、豆豉同煮，除心中烦热。白鸭的肉最好；黑鸭的肉有毒，食用害人，易损伤中焦致中焦虚寒、生脚气等。便血的人不能吃用。

肪

性味 甘，寒，无毒。

功能主治 主治风虚感冒、水肿。

血

性味 咸，冷，无毒。

功能主治 解诸毒。热饮，解野葛毒。将死者，入咽即活。热血，解中，生金、生银、丹石、砒霜诸毒，射工毒。以血鸭的最好。

胆

性味 苦、辛，寒，无毒。

功能主治 除痔核，很有效。又点赤目起初，亦有效。

卵

性味 甘、咸，性微寒，无毒。

功能主治 治疗心腹及胸膈热邪，多食易损伤阳气，令人气短。小孩多食导致下肢乏力。不宜和鳖肉、李子一同食用。

头

功能主治 煮服，治疗水肿、小便不利。

脑

功能主治 外用，治疗冻疮。

舌

功能主治 治痔疮，杀虫。

涎

功能主治 治小儿惊风，角反张。

肫衣

功能主治 治疗诸骨鲠喉。将它烧后研末，用水送服一钱，取它有消食导滞之功。

▶ 本草验方

- **瘰疬汁出**：用鸭脂调半夏末敷之。
- **大腹水病**：小便短少者，用青头雄鸭煮汁饮，厚盖取汗。
- **阳水暴肿，面赤，烦躁喘急，小便涩，其效如神**：鸭头丸，用甜葶苈（炒）二两（煎膏），汉防己末二两，以绿头鸭血同头全捣三千杵，丸梧子大，每用木通汤下七十丸，日三服。
- **慢性肾炎浮肿**：老鸭一只去毛及内脏，填入大蒜头5个煮至烂熟，不加盐，喝汤吃鸭和蒜。
- **妇女产后无乳**：鸭一只去毛及内脏，猪脚二只同煮汤调味食用。
- **肾阴不足，虚损**：鸭一只去毛及内脏，砍成大块，冬虫夏草五钱同蒸熟食用。
- **肺胃阴虚**：老鸭一只，去毛及内脏，北沙参、玉竹各50克，同煮汤，调味食用。
- **脾虚水肿，糖尿病**：老鸭一只去毛及内脏，切成大块，芡实五两，同煮汤，调味食用。

二、原禽类

鸡

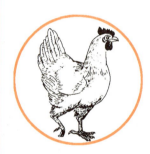

别名 烛夜。

丹雄鸡肉

性味 甘,微温,无毒。

功能主治 主治女人崩中漏下赤白带下,通神,杀恶毒,辟不祥,补虚温中止血,能愈久伤乏疮不瘥者。补肺。

白雄鸡肉

性味 酸,微温,无毒。

功能主治 下气消积。治疗狂躁,安五脏,调中祛邪,止消渴,利小便,治丹毒。

乌雄鸡肉

性味 甘,微温,无毒。

功能主治 补中止痛,补虚,安胎。治疗肚痛、风湿麻痹、虚弱羸瘦、骨折痈疽等。生的捣细,可涂肉中刺入竹木。

黑雄鸡肉

性味 甘、酸,温、平,无毒。

功能主治 做羹食，治风寒湿痹、五缓六急，安胎定志，辟除邪气，破血化瘀。治疗痈疽，补血及产后虚弱，益气。治反胃及腹痛、骨折、乳痈。孕妇产后，用一只黑雌鸡加五味炒香，再加二升酒，密封一夜后饮服，可使人长得肥白。

黄雌鸡肉

性味 平，甘，酸、咸。

功能主治 补水气，助阳气，止泄精，暖小肠。主治伤中消渴（糖尿病）、小便频数、产后虚弱、痢疾腹泻。

乌骨鸡

性味 甘，平。

功能主治 补肝肾，益气血，延缓衰老，强筋健骨。主治气血两虚、身体瘦弱、消渴、遗精、久泻、久痢、崩中、带下。

鸡血

性味 咸，平，无毒。

功能主治 （乌鸡、白鸡的鸡血最好）能治筋骨折伤疼痛，四肢痿软，痹阻不通，中恶腹痛，难产。用热鸡血涂抹患处，治疗驴马蹄伤和马咬伤。取雄鸡翅下的血可治白癜风、疬疡风。鸡血乘热饮用，可治小儿便血和惊风。清解丹毒、蛊毒、阴毒。安神定志，治疗忽受惊吓、精神失常、神志恍惚。

鸡冠血

性味 咸，平，无毒。

功能主治 眼睛流泪不止，用鸡冠血点眼，效果好。用鸡冠血点眼，还可治暴发性红眼病，能祛除经络间的风热。涂在颊部，治口眼㖞斜；涂在面部，治中恶；快速饮用，可治自缢将死。治小儿急惊风、疮癣。蜈蚣、蜂、蛛、马咬伤形成的疮毒，可用本品涂搽。点耳还可治百虫入耳。丹鸡，治白癜风。

肝

性味 甘、苦，温，无毒。

功能主治 （雄鸡鸡肝较好）补肾壮阳。治疗心腹疼痛，安胎止漏，则用一具肝，切碎和五合酒服。治妇女阴痒，则切片纳入阴道。还治肝虚视物昏花。

胆

性味 甘，寒，无毒。

功能主治 聪耳明目、轻身，使人肌肤润泽，精力旺盛，不易衰老，生肌敛疮。用灯芯蘸胆汁点胎赤眼，很好，用水化后搽痔疮，也有效。

肪

性味 甘，寒，无毒。

功能主治 主治耳聋、头发脱落。

脑

功能主治 主治小儿惊痫。烧成灰后用酒送服，治妇女难产。

嗉

功能主治 主治小便失禁以及噎食不消。

肠

功能主治 治疗遗尿、小便失禁以及遗精，用鸡肠烧存性，每次服三指长，酒送下。

肋骨

功能主治 治小儿多食易饥，形体消瘦。

鸡内金

性味 甘，平，无毒。

功能主治 治泄痢，小便频遗，除热止烦。止泄精和尿血，崩中带下，肠风泻血。治疗小儿食疟，大人淋漓反胃，消酒积，主治喉闭乳娥，一切口疮、牙疳等。

鸡蛋

性味 甘，平，无毒。

功能主治 除热火灼烂疮。镇心，安定五脏。止惊安胎，治疗妊娠热疾不安，男子阴囊湿痒，以及开喉失音。用醋煮后服食，治疗赤白久痢，以及产后虚痢。光粉一同炒干，止疳痢，以及妇人阴疮。同豆一起调和浸酒服下，治疗贼风麻痹。用醋浸泡直至发臭败坏，贴敷在疵点上。作酒，止产后血晕，暖水脏，缩小便。和蜡炒，治耳鸣和聋，以及疳痢。益气。用浊水煮一个鸡蛋，连水一同服下。主治产后痢。和蜡煎，止小儿痢。大人及小孩发烧，用一合白蜜和三颗鸡蛋搅匀服下，马上就好。

蛋清

性味 甘，微寒，无毒。

功能主治 治目热赤痛，除心下伏热，止烦满咳逆，小儿下泄，妇人产难，胞衣不出，并生吞之。醋浸一宿，疗黄疸，破大烦热。产后血闭不下，取白一枚，入醋一半搅服。和赤小豆末，涂一切热毒、丹肿、腮痛神效。冬月以新生者酒渍之，密封七日取出，每夜涂面，令人悦色。

蛋黄

性味 甘，温，无毒。

功能主治 醋煮，治产后虚及痢，小儿发热。煎食，除烦热。炼过，治呕逆。和常山末为丸。竹叶汤服，治久疟。炒取油，和粉，敷头疮。卒干呕者，生吞数枚，良。小便不通者，亦生吞之，数次效。补阴血，解热毒，治下痢，甚验。

蛋壳

功能主治 烧成灰后用油调好外用，治疗疥癣。用酒送服二钱，可治疗反胃。研成末，可以磨障翳。伤寒劳复，熬令它的颜色变成黄黑时，捣成末，用热汤和一合服，汗出即愈。

蛋壳中白皮

功能主治 主治日久咳嗽,用麻黄、紫菀同服,效果明显。

本草验方

● **精神狂乱**:用白雄鸡一只,煮以五味,和做羹粥吃。又方:用白雄鸡一只,常法洗治,加入真珠四两,薤白四两,再加水三升,煮成二升,食鸡饮汁。

● **突然心痛**:用白雄鸡一只,治洗干净,加水三升,煮至二升,去鸡,煎至六合,加苦酒六合,真珠一钱,再煎至六合,投入麝香约两颗豆大的量。一次服完。

● **赤白痢**:用白雄鸡一只做汤及馄饨吃,食前须空腹。

● **水气浮肿**:用小豆一升,白雄鸡一只(治洗干净),加水三斗,煮熟吃下,将汤喝完。

● **反胃吐食**:用乌雄鸡一只,如常法治净,鸡腹内放入胡荽子半斤,烹食。吃过两只,即见疗效。

● **肾虚耳聋**:用乌雄鸡一只,治净,加酒三升煮熟,乘热吃。三五只可以见效。

● **水癖水肿**:用黄雌鸡一只,治净,和赤小豆一升,同煮汁饮。白天饮二次,夜间饮一次。

● **流行性发黄病**:用黄雌鸡一只,治净,煮熟吃下,并尽量饮汁,至多吃鸡两只即愈。鸡汤中放少许盐、豉亦可。

● **脾虚滑痢**:用黄雌鸡一只,炙过,以盐、醋涂上,煮熟,空腹吃下。

● **脾胃弱乏,人瘦黄瘦**:用黄雌鸡肉五两、白面七两,做馄饨,下五味煮熟,空腹吃。每天一次。

● **脾虚滑泄**:用乌骨母鸡,治净,在鸡腹内装入豆蔻一两,草果二枚(烧存性),扎定,煮熟,空心吃下。

● **睡中遗尿**:用乌雄鸡肝、桂心等份,捣烂做成如小豆大的丸子。每服一丸,米汤送下。一天服三次。

● **伤寒发狂,热极烦躁**:生吞鸡蛋一枚,有效。

● **妇女白带**:用酒及艾叶煮鸡蛋。每天取食。

● **汤火烧灼**:用鸡蛋白和酒调匀,勤洗痛处。

● **消灭瘢痕**:用鸡蛋五至七枚煮熟。取黄炒黑,一天涂三次,直至消除瘢痕。

● **头疮白秃**:用鸡蛋壳七个,炒过,研末,调油敷涂。

鸽

别名 鹁鸽，飞奴。

肉

性味 咸，平，无毒。

功能主治 能解诸药毒，治疗人、马经久不愈的疥疮。能调经益气，治恶疮疥癣、风疹瘙痒、白癜风、疬疡风，炒熟后用酒送服。此物虽对人体有益，但过食恐怕会影响药物的疗效。

用药禁忌 忌多食。

血

功能主治 解药物及虫蛇毒。

卵

功能主治 解疮毒、痘毒。

用药禁忌 食积胃热者、孕妇忌食。

屎

性味 辛，温，微毒。

功能主治 治人、马疥疮，炒干研末敷贴。消肿以及腹中痞块。消疮疡和各种疮，治疗破伤风以及阴毒垂死的人，并能杀虫。

选购贮存 入药，宜选鲜活白鸽。

▶ 本草验方

● **消渴饮水不知足**：白花鸽一只，切成小片，以土苏煎，口含咽其汁。

● **麻疹，猩红热，神昏**：白鸽一个，剖腹去内脏，贴患儿胸前，绷带包扎。

● **阴证腹痛，面色青紫**：将鸽子屎大炒，然后研末，用一种加热滚烫的酒和匀，然后澄清，一次服用，即愈。

● **鹅掌风：** 用鸽粪和雄鸡屎炒过研末，然后煎水外洗。

雀

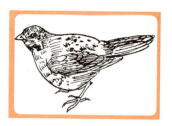

别名 瓦雀，宾雀。

肉

性味 甘，温，无毒。

功能主治 十一、十二月食用，可以壮阳，令人有子，益气，暖腰膝，缩小便。固崩止带，益精髓，滋养五脏六腑。

卵

性味 酸，温，无毒。

功能主治 五月捕雀食用，能生精壮阳，利小便，消除腹内包块。和天雄、菟丝子末和为丸，空腹时用酒服五丸，治男子阳痿不举、女子带下、便溺不利，并可以除疝瘕。

肝

功能主治 主治肾阳虚衰。

脑

功能主治 棉裹塞耳，治聋，又涂冻疮。

雄雀屎

别名 白丁香，青丹，雀苏。

性味 苦，温，微毒。

功能主治 疗目痛，决痈疖，治女子带下，溺不利，除疝瘕。疗龋齿。和首生男子乳点目中、肉、赤脉贯瞳子者即消，神效。和蜜丸服，治癥瘰久瘤冷病。和少干姜服之，大肥悦人。痈苦不溃者，点涂即溃。急黄欲死者，汤化服之立苏。腹中癖、诸块、伏梁者，和干姜、桂心、艾叶为丸服之，能令消烂。和天雄、干姜丸服，能强阴。消积除胀，通咽塞口噤，治女人乳肿、疮疡中风、风虫牙痛。

用法用量 煨食、熬膏，煅存性研末成为丸。

用药禁忌 阴虚火旺者忌服。

选购贮存 入药，宜选鲜活雀。

本草验方

- **睾丸湿冷坠胀及疝气**：用三只雀，同毛及肠，将茴香三钱，胡椒一钱，缩砂、桂肉各二钱，纳于雀腹中，用湿纸将雀包好，煨热，空腹食用。用酒送下较好。

- **霍乱，腹部胀闷难忍**：用雄雀粪二十一粒，研末，温酒送服。没有效则再服。

- **咽喉堵塞不利**：用雄雀屎研末，温水送服半钱。

- **喉痹乳蛾**：白丁香二十个，用砂糖合制丸，将一丸用布包好含化。病情较重的，不超过二丸。

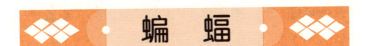

蝙蝠

别名 伏翼，夜燕，天鼠。

肉

性味 咸，平，无毒。

功能主治 明目，通淋利小便。长期服用可欢畅情志。治疗妇女产后痛、带下病、不孕，及久咳上气，治久疟和淋巴结核，疮疡痔瘘，小儿惊风。

脑

功能主治 涂面，治女人面部疱疹；内服，增强记忆力。

血及胆

功能主治 滴眼,能聪耳明目、轻身,使人肌肤润泽,精力旺盛,不易衰老,甚至夜中也能见物。

屎

别名 夜明砂。

性味 辛,寒,无毒。

功能主治 主治面部痈肿、血气和腹中疼痛。破寒热积聚,除惊悸。烧灰用酒送服,下死胎。炒后研末服用,治疗颈淋巴结核。捣后熬为末,拌饭让小儿食用,可治小儿疳积。

用法用量 入丸、散。1~3克。

用药禁忌 服多下痢,勿轻易使用。

选购贮存 选质平、洁净、无发霉异味者为佳。冷藏保存。

本草验方

- **久咳上气**:多年服药无效用蝙蝠除去翅足,烧焦,研为末,米汤送服。
- **久疟不止**:用蝙蝠一个(炙),蛇蜕一条(烧),蜘蛛一枚(去足,炙),鳖甲一枚(醋炙),麝香半钱,共研为末,加炼蜜做成丸子,如麻子大。每服五丸,温酒送下。此方名"伏翼丸"。

卷十一 兽部

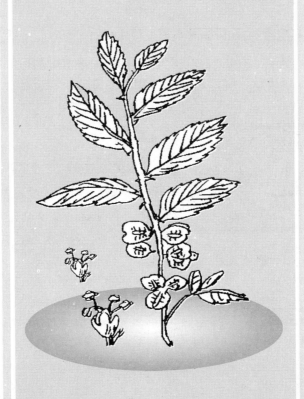

一、畜类

猪

别名 猪豚，豕。

猪肉

性味 咸，冷，无毒。

功能主治 治狂病经久不愈，可压丹石，解热毒，适宜肥热人食用。补肾气虚竭，可治疗水银风，并中土坑恶邪气。久食公猪肉，会使血脉闭固，筋骨衰弱，肌肉虚软，所以忌长久食用。金属器物所致的金疮患者尤其要忌食。

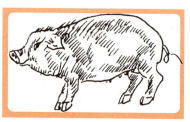

猪头肉

功能主治 寒热所致的尿闭证。与五味一同煮吃，可补气虚乏力，治小儿惊风和五痔，下丹石，但也会使人脏腑功能失调、气血逆乱，有风病的人应忌食。腌腊的猪头烧成灰，治鱼脐疮，效果十分神验。

项肉

功能主治 主治酒积引起的面黄、腹胀诸证。用项肉一两，切碎如泥，与甘遂末一钱调和，做成丸子，用纸包裹后煨香，用酒服食。

脂膏

性味 甘，寒，无毒。

功能主治 可解地胆、亭长、野葛、硫黄等毒，也可解各种肝的毒性。利于调养胃肠，通调小便，治五疸水肿，生毛发。破冷结，散瘀血，养血脉，散风邪挟热，润肺。可杀虫，治皮肤病，涂在顽恶的疮上，可以治疗痈疽，荣养皮肤。若作手膏涂手，可使皮肤不皲裂。产后胎盘不下，用利多服，疗效很好。

脑

性味 甘，寒，有毒。

功能主治 治风眩脑鸣、冻疮。主痈肿，涂在纸上贴患处，干后再换。治手足破裂出血，用酒化猪脑洗破裂手足，并涂敷在裂口处。

髓

性味 甘，寒，无毒。

功能主治 治扑损毒疮。外涂，治小儿解颅头疮及脐肿眉疮。服用，补骨髓，益虚劳。

血

性味 咸，平，无毒。

功能主治 可生血，治疗奔豚暴气、海外的瘴气、脑血管意外等疾患，以及头痛眩晕和淋沥病证。下身突然出血不止，用清酒合猪血炒食，可以治愈。猪血还可压丹石，解诸毒。用清油炒食，可治嘈杂有虫。服用地黄、何首乌等补药的人应忌，据说能损阳。与黄豆同食，会滞气。

心

性味 甘、咸，平，无毒。

功能主治 主治惊邪忧愤、虚悸气逆，妇女产后中风和血气惊恐。补养血亏、虚劣。经常吃会损耗心气，更不可与吴茱萸同食。

肺

性味 甘，微寒，无毒。

功能主治 主补肺，疗肺虚咳嗽，方法是取猪肺一具，用竹刀切成碎片，再用麻油炒熟，同粥一起吃。又可治肺虚嗽血，方法是猪肺煮熟后，蘸薏苡仁末吃。

脾

性味 涩，平，无毒。

功能主治 治脾胃虚热，方法是猪脾同陈橘红、人参、生姜、葱白、陈米煮羹食。

肝

性味 温，苦。

功能主治 养肝养目，补气健脾。主治肝虚目昏、夜盲、疳眼、脾胃虚弱、小儿疳积、脚气浮肿、水肿、久痢脱肛、带下。

肾

别名 猪腰子。

性味 咸，平，无毒。

功能主治 补肾益阳，利水。主治肾虚耳聋、遗精盗汗、腰痛、产后虚羸、身面浮肿。

用药禁忌 肝忌多食。忌与维生素C同服。

胰

别名 肾脂。

性味 甘，平，微毒。

功能主治 能祛垢除腻，染练宜用。脾虚的人忌食。猪胰可治慢性肺病引起的咳嗽，方法是同枣肉浸酒后服吃。胰也治痃癖羸瘦，疗肺气干胀喘急，润养五脏，可祛皴疱昆虫、地胆、亭长等毒，还可治冷痢引起的虚弱和肺病咳嗽，脓血不止，方法是用薄竹筒盛装，然后在塘火中煨熟，抹于食物上面。胰还可通畅乳汁。

肚

性味 甘，微温，无毒。

功能主治 补中益气止渴，断暴痢虚弱。补虚损，杀劳虫。酿黄糯米蒸捣为丸，治劳气，并小儿疳蛔黄瘦病。主骨蒸热劳，血脉不通，补羸助气，四季宜食。消积聚癥瘕，治恶疮。

蹄

性味 甘、咸，小寒，无毒。

功能主治 煮汁服，下乳汁，解百药毒，洗伤挞诸败疮。滑肌肤，祛寒热。煮羹，通乳脉，托痈疽，压丹石。煮清汁，洗痈疽，溃热毒，消毒气，祛恶肉，有效。

脬

性味 甘、咸，寒，无毒。

功能主治 主治梦中遗尿，疝气坠痛，阴囊湿痒，阴茎生疮。

胆

性味 苦，寒，无毒。

功能主治 主治伤寒热渴、肺痿病、消渴、小儿五痔开杀虫，还可用来敷小儿头疮。治便秘，可用芦苇筒从肛门纳入三寸灌汁，立即就会解下。通小便，敷恶疮，治眼红视物不清，可聪耳明目、轻身，使人肌肤润泽，精力旺盛，不易衰老。清心，凉肝脾。加在热水中沐发，可去油腻，使头发有光泽。

舌

功能主治 健脾补不足，使人增加食欲，方法是和五味调料煮汤食。

猪卵

别名 猪外肾。

性味 味甘，性温，无毒。

功能主治 治小儿惊厥癫疾，除寒热。可除阴茎中痛。治阴阳易病，小腹急痛。

肠

性味 甘，微寒，无毒。

功能主治 止虚渴，治小便数，补下焦虚竭。止小便，祛大小肠风热，宜食之。润肠治燥，调血痢脏毒。治人洞肠挺出，血多。

尾

功能主治 腊月者，烧灰水服，治喉痹。和猪脂，涂赤秃发落。

用药禁忌 忌久食。

本草验方

● 上气咳嚷：将猪肉切成短条，猪油｜煎熟吃下。

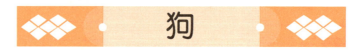

狗

别名 犬，地羊。

肉

性味 咸、酸、温，无毒。

功能主治 可以安五脏，补绝伤，轻身益气，宜养肾，补胃气，壮阳道，暖腰膝，益气力。可补五劳七伤，益养阳事，补血脉。增加肠胃运化能力和肾、膀胱的功能，填补精髓，它的方法为，和五味烹煮，空腹食用。凡是吃肉，不可去血，去血则力少不益人。

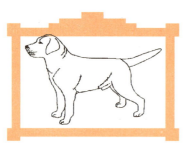

乳汁

功能主治 治十年不愈的青光眼。方法是：取白犬生小犬后（小犬目未开时）的乳，不断点眼，待小犬眼睁开时即愈。另外，赤秃发落者，用犬乳汁经常涂搽，甚妙。

肾

性味 平，微毒。

功能主治 治妇人产后肾劳如患疟疾。妇人体热，可用猪肾；体冷，可用犬肾。

脑

功能主治 主治头风痹、鼻中息肉、阴部䘌疮。狂犬咬伤后，取本犬脑髓敷涂，以后就不会复发。

心

功能主治 主治忧愤气，除邪，治风痹所致的鼻出血及阴部疮。也可治狂犬咬伤。

肝

功能主治 肝与心同捣，外涂治狂犬咬伤。又可以治脚气攻心，狗肝生切开，用姜醋佐餐食用，取其致泻作用，但是旧有腹泻的人不要食用。

胆

性味 苦，平，有小毒。

功能主治 明目。外敷治结痂疮疡及恶疮。治疗鼻塞不通，鼻中疽肉。治鼻出血、耳病，止消渴，杀虫除积。能破瘀血，凡血气痛者以及跌打损伤者，用热酒服下半个，瘀血就可除去。治刀箭疮伤。祛除肠中脓水。

皮

功能主治 治腰痛，用烤热的黄狗皮裹腰，经常用即可痊愈。烧成灰，可治各种风病。

骨

【性味】 甘、平、无毒。

【功能主治】 烧成灰，主生肌。可治各种疮瘘和妒乳痈肿。补虚，理小儿受到外界惊吓引起的惊痫。煎汁，同米煮成粥，可以补妇人，令其有子。用米汤每日一服，可治休息久痢。用猪脂调，可敷鼻疮。

【用法用量】 内服，煮食，适量。

【用药禁忌】 阴虚内热、素多痰火及热病后者慎服。狗肉不宜与蒜、虾、甲鱼、鳝鱼同食。

本草验方

- **元气不足**：用黄犬肉一只，煮一伏寸，捣如泥，和汁拌炊糯米三斗，入曲如常酿酒，候熟，每旦空心饮之。
- **男子、妇人一应诸虚不足，骨蒸潮热等证**：用黄童子狗一只，去皮毛肠肚同外肾，于沙锅内用酒醋八分，水二升，入地骨皮一斤、前胡、黄芪、肉苁蓉各四两，同煮一日，去药，再煮一夜去骨，再煮肉如泥，擂入当归末四两，莲肉、苍术末各一斤，厚朴、橘皮末十两，甘草末八两，和杵千下，丸梧桐子大，每空腹服。
- **虚寒疟疾**：黄狗肉煮，入五味，食之。
- **下痢腹痛**：狗肝一具切，入米一升煮粥，合五味食。
- **心风发狂**：用狗肝一具劈开，以黄丹、消石各一钱半，研匀擦在肝内，用麻缚定，水一升煮熟，细嚼，以本汁送下。
- **肝虚目暗**：白犬胆一枚，萤火虫十四枚，阴干为末，点之。
- **拔白换黑**：狗胆汁涂之。
- **打损接骨**：狗头一个，烧存性为末，热醋调涂，暖卧。
- **鼻中息肉**：狗头灰方寸匕，苦丁香半钱，研末吹之，即化为水，或同砂少许，尤妙。
- **血气撮痛不可忍者**：用黑狗胆一个割开，以篦子排丸绿豆大，蛤粉滚过，每服五丸，以烧生铁淬酒送下，痛立止。
- **反胃吐食**：不拘丈夫妇人老少，用五灵脂末，黄狗胆汁和，丸龙眼大，每服一丸，好酒半盏磨化服，不过三服，即效。
- **梦中遗精**：狗头鼻梁骨烧研，卧时酒服一钱。

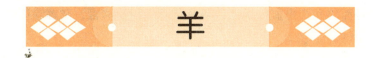

羊

别名 公羊叫羧，母羊叫羚，阉后叫羯。

肉

性味 苦、甘，大热，无毒。

功能主治 缓中，治生育以后遗留的疾病，以及头面受风而致的汗出、虚劳寒冷。补中益气，安心神，止惊悸。羊肉能止痛，有补养产妇的作用。治风眩、瘦病，主治丈夫五劳七伤，小儿惊痫。开胃益气。

头、蹄

性味 甘、平，无毒。

功能主治 主治风眩、瘦疾，小儿惊痫，脑热头晕。安心止惊，缓中，止汗，补胃，治男子五劳引起的阴虚、潮热、盗汗。热病后宜于食用，患冷病的人不要多食。还可疗肾虚精竭。

皮

功能主治 治一切风和脚中虚风，补虚劳，则去毛做肉羹食用。取湿皮卧伏后，可治散打伤青肿；干皮烧后服用，可治蛊毒导致的下血。

脂

性味 甘，热，无毒。

功能主治 生脂肪：止下痢，治脱肛，祛风毒，妇人产后腹中绞痛，治鬼疰，祛游风。熟脂：主贼风痿痹，辟瘟气，止劳痢，滋润肌肤，杀虫治疮癣。加入膏药，能透入肌肉经络，清除风热毒气。

血

性味 咸，平，无毒。

功能主治 治女人中风、血虚、烦闷，及产后血晕、心胸烦闷欲死。

趁热饮下羊血一升即可缓解过来。热饮一升，治产后败血上冲，胎衣不下，治突受惊恐而致九窍出血等病证，解莽草毒、胡蔓草毒，又解除因久服丹药而发生的中毒病证。

乳

性味 甘，温，无毒。

功能主治 补寒冷虚乏，润心肺，治糖尿病、尿崩证等引起的消渴，疗虚劳，益精气，补肺和肾气，调小肠气。同羊脂一起做羹，可补肾虚和男女中风。利大肠，治小儿惊痫。含在口中，可治口疮。治心突然疼痛，可以温热后服食。另外，如果蚰蜒入耳，灌耳即使它化成水。大人干呕和反胃，可时时温饮。可解蜘蛛咬毒。

脑

功能主治 有毒，食用害人。加到面脂手膏中，可润皮肤，祛黯黡，还可涂搽损伤、丹瘤、肉刺。可发风病。与酒和服，迷人心，成风疾。男子吃后，会损精气，少子。食白身黑头羊的脑，肠会长结块。

髓

性味 甘，温，无毒。

功能主治 治男子、女人脏腑受损，阴阳气血不足，通利血脉，补益经气，用酒服下羊髓。祛除风热邪气，解毒。久服不损伤人的脏腑。和入酒中服，补血。主治女人血虚感受风邪而致的心胸憋闷。滋润肺脏，润泽皮肤毫毛，祛除痈痕。

心

性味 甘，温，无毒。

功能主治 治疗因忧郁怨恨、气机郁结而致的噎气。有补心作用。

肺

性味 甘，温，无毒。

功能主治 补肺，止咳嗽。伤中，补不足，祛风邪。治渴，止小便数，同小豆叶煮食之。

肾

性味 甘，温，无毒。

功能主治 补肾气虚弱，益精髓。补肾虚耳聋阴弱，壮阳益胃，止小便，治虚损盗汗。合脂做羹，疗劳痢甚效。蒜、薤食之一升，疗癥瘕。治肾虚消渴。

肝

性味 苦、寒，无毒。

功能主治 补肝，治肝风虚热，目赤暗痛，热病后失明，并用羊肝七枚，作生食，神效。亦切片水浸贴之。

胆

性味 甘，寒，无毒。

功能主治 主青盲，明目，点赤障、白翳、风泪眼，解蛊毒。疗疥湿时行热疮，和醋服用，效果好。治各种疮，还能生人的血脉。同蜜一道蒸九次后，点赤风眼，有效。

胃

别名 羊肚。

性味 甘，温，无毒。

功能主治 主反胃，止虚汗，治虚弱，小便频数，方法是做羹食用，三五次即愈。

脐

功能主治 治下虚遗尿，将水盛入脐中，炙热，空腹食用，四五次即愈。

胰

功能主治 治各种疮疡。加到面脂中，可祛面上黑斑，使肌肤光泽明润，祛除瘢痕。

舌

功能主治 主补中益气。用羊舌二枚，羊皮二具，羊肾四枚，蘑菇、糟姜做羹，食用肉汤。

羊角

性味 咸，温，无毒。

功能主治 主青盲，明目，止惊悸寒泄。久服，可安心益气轻身。杀疥虫。可疗百节中结气、风头痛和蛊毒吐血，妇人产后余痛。共灰可治漏下，退热，御山瘴溪毒。

头骨

性味 甘，平，无毒。

功能主治 主风眩瘦疾，小儿惊痫。

脊骨

性味 甘，热，无毒。

功能主治 主虚劳寒中羸瘦。补肾虚，通督脉，治腰痛和下痢。

尾骨

功能主治 益肾明目，补下焦虚冷。

胫骨

性味 甘，温，无毒。

功能主治 治虚冷劳，脾弱，肾虚不能摄精，白浊，治误吞铜钱。

须

功能主治 小儿口疮，蠼螋尿疮，烧灰和油敷。

用药禁忌 阴虚血热者慎服；忌与地黄、何首乌等一切补药同服。

牛

黄牛肉

性味 甘,温,无毒。

功能主治 安中益气,养脾胃。对腰脚有补益作用,可以止消渴和唾涎。

水牛肉

性味 甘,平,无毒。

功能主治 消渴止吐,安中益气,养脾胃。补虚壮健,强筋骨,消水肿,除湿气。吃水牛肉的宜忌与黄牛相同。

头蹄

性味 甘,凉,无毒。

功能主治 下热风。患有寒证的人如果多食就会令人生肉刺。

鼻

功能主治 主治消渴,与石燕煮汤汁服用。治疗产后缺乳,将牛鼻子做成肉、羹、汤食用,不过两日,乳汁就流个不停,体质强壮的人效果更明显。

皮

功能主治 治水气浮肿,小便涩滞量少。治疗时用水牛皮蒸熟,切烂,加入豆豉汁食用。将牛皮熬制成胶最好。

乳

性味 甘,寒,无毒。

功能主治 补虚羸,止渴。养心肺,解热毒,润皮肤。冷补,下热气。和蒜煎沸后食饮,祛冷气所致的胸腹胀痛。患热风的人宜于食饮。老人煮食有益。加姜、葱,可以治愈小儿吐乳,补劳。治反胃热哕,补益劳损,润大肠，治气痢，除黄疸，老人煮粥食十分适宜。

血

性味 咸，平，无毒。

功能主治 主解毒利肠，治金疮折伤垂死，又下水蛭。煮后拌醋吃，治血痢、便血。

脂

性味 甘，温，微毒。

功能主治 治各种疮疥癣所致的白秃，也可以加到面脂中。

髓

性味 甘，温，无毒。

功能主治 补中，填骨髓，久服增寿。安五脏，平三焦，续绝伤，益气力，止泄痢，祛消渴，都以清酒暖服。平胃气，通十二经脉。治瘦病，用黑牛髓、地黄汁、白蜜各等份。煎服。润肺补肾，荣泽肌肤，调理折擦损痛，十分好。

胆

性味 苦，大寒，无毒。

功能主治 可制成丸药。除心腹热渴，止下痢和口干焦燥，益目养精，腊月酿槐子服，聪耳明目、轻身，使人肌肤润泽，精力旺盛，不易衰老，治痔湿的效果非常好。酿黑豆，一百日后取出，每夜吞一粒，可镇肝、聪耳明目、轻身，使人肌肤润泽，精力旺盛，不易衰老。酿南星末，阴干服，可治惊风而且有神奇的功效。除黄杀虫，治痈肿。

角

性味 苦，寒，无毒。

功能主治 水牛的角经过烧烤，可治时气寒热头痛。煎汤，可治热毒风和壮热，沙牛的角可治扁桃体炎肿塞欲死，方法是烧成灰后用酒冲服，每次一钱，又治淋证破瘀血。

心

功能主治 虚忘，补心。

脾

功能主治 补脾。腊月淡煮，日食一度，治痔瘘。和朴硝作脯食，消痞块。

肺

功能主治 补肺。

肝

功能主治 补肝，明目。治疟及痢，醋煮食之。

肾

功能主治 补肾气，益精。治湿痹。

胃

性味 甘，温，无毒。

功能主治 消渴风眩，补五脏，醋煮食之。补中益气，解毒，养脾胃。

骨

性味 甘，温，无毒。

功能主治 烧灰后可治吐血鼻洪，崩中带下，肠风泻血，火泻，治邪疟。烧成灰与猪脂调和后涂痔疮，有效。

蹄甲

功能主治 治妇人经血过多，漏下赤白。烧灰后用水冲服，可治牛痫。研成细末后贴于脐上，可止小儿夜啼。

▶▶ 本草验方

- **牛皮风癣**：每天五更时烤牛肉一斤，再用轻粉敷涂癣上。

- **水肿尿涩**：取牛肉一斤蒸到烂熟，用生姜与醋辅助吃下。
- **手足肿痛**（伤寒时邪之气，毒邪攻冲手足，肿痛欲断，使人难以忍受）：用牛肉裹起手足，肿胀就可消除，疼痛也可消失。
- **病后虚弱**：取七岁以下、五岁以上黄牛的牛乳一升，水四升，煎取一升，稍稍饮，至十日止。
- **补益劳损**：钟乳粉三两，袋盛，以牛乳一升，煎减三分之一，去袋饮乳，日三。又方：白石英末三斤，与十岁以上生犊牸牛食，每日与一两和黑豆，七日取牛乳，或热服一升，或做粥，其粪以种菜食。百无所忌，能润脏腑，泽肌肉，令人健壮。
- **消渴不止**：用生栝楼根十斤，以水三斗，煮至一斗，滤净，入炼净黄牛脂一合，慢火熬成膏，瓶收，每酒服一杯，日三。
- **补精润肺，壮阳助胃**：用炼牛髓四两，胡桃肉四两，杏仁泥四两，山药末半斤，炼蜜一片，同捣成膏，以瓶盛汤煮一日，每服一匙，空心服之。
- **劳损风湿**：用牛髓、羊脂各二升，白蜜、姜汁、酥各三升，煎三上三下，令成膏，随意服之。
- **玉茎生疮**：牛蹄甲烧灰，油调敷之。
- **损伤接骨**：牛蹄甲一个，乳香、没药各一钱为末，入甲内烧灰，以黄米粉糊和成膏，敷之。

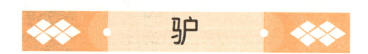

驴

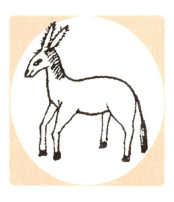

别名 胪。

性味 甘，凉，无毒。

功能主治 解心烦，止风狂。酿酒可治一切风。治忧愁不乐，能安心气。同五味煮食，或以汤做粥食，补血益气，治多年劳损。可煮汤后空腹饮，疗痔引虫。野驴肉功效与此相同。食驴肉后动风，脂肥者尤甚，屡试屡验。

头肉

功能主治 煮汁，服二三升，治多年消渴，无不瘥者。又以渍曲酝酒服，去大风动摇不休者。亦洗头风风屑。同姜齑煮汁日服，治黄疸百药不治者。

脂

功能主治 治一切恶疮疥癣及风肿。和酒服三枚为丸，治多年疟，未发时服三十丸。又生脂和生椒捣熟，棉裹塞耳，治积年聋疾，和酒等份服，治猝咳嗽。和盐涂身体，治手足风肿。

髓

性味 甘温，无毒。

功能主治 耳聋。

血

性味 咸，凉，无毒。

功能主治 主利大小肠，润燥结，下热气。

乳

性味 甘，寒，无毒。

功能主治 小儿热急黄等，但服得太多反而会使人腹泻。疗大热，止消渴，小儿高热引起的惊邪赤痢，小儿痫疾，突然心痛而连至腰脐者，可热服三升。蜘蛛咬疮，用器具盛来浸泡。蚰蜒和飞虫入耳，滴之当化成水。频频热饮，可治郁气，解小儿热毒，不生痘疹。浸泡在黄连中，然后取汁，点风热赤眼。

皮

功能主治 煎煮成胶食下，治疗一切风毒，骨节痛，呻吟不止。和酒服疗效更好。用生皮覆在疟疾患者身上也有效。煎煮成胶食下，治疗鼻出血，吐血，肠风血痢，崩中带下。

头骨

功能主治 烧煅成灰后和油，涂小儿解颅。

骨

功能主治 煮成汤洗浴，治历节风。母驴骨煮的汤汁服，可治多年消渴,极有效。

悬蹄

功能主治 烧灰敷痈疽,可涂小儿头颅内缝分裂、前囟一闭。

毛

功能主治 主治骨头中一切风病,用一斤炒黄,投入一斗酒中,浸三日。空腹慢饮,使自己醉,然后暖卧发汗。第二天煎再次。同时忌食陈仓米、麦面。

用药禁忌 脾胃虚寒,有慢性肠炎、腹泻、瘙痒性皮肤病者忌食驴肉;孕妇忌食;食驴肉后忌饮荆芥茶。

▶▶ 本草验方

- **风入头脑,头晕目眩:** 用乌驴头一个,与豆豉汁煮后食用。立止。
- **小儿口噤,不啼不哭:** 驴乳、猪乳各一升,煎至一升后作五次服,大效。
- **中风口眼斜:** 将乌驴皮拔掉毛,如常物一样制干净后蒸熟,加豆豉汁,和五味煮食,即愈。此方又治骨节疼痛。
- **多年耳聋:** 严重者用三两次,初起者用一次便见效。将驴前脚胫骨打破,在太阳下沥出髓,用瓷器收储。每次用都以棉球点少许入耳内,侧卧待药行。其髓不可多用。以白色者为上品,黄色者不用。又方:乌驴脂少许,鲫鱼胆一个,生油半两,和匀,纳入葱管中七日后,再取滴耳中。
- **牛皮癣:** 生驴皮一片,用朴硝腌过,烧灰,油调后搽涂。此方又叫一扫光。

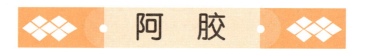

阿胶

别名 傅致胶。

性味 甘,平,无毒。

功能主治 心腹内崩,劳极洒洒如疟状,腰腹痛,四肢酸痛,女子下血,安胎。久服轻身益气。治丈夫小腹痛,虚劳羸瘦,阴气不足,脚酸不能久立,养肝气。治男女一切风病,骨节疼痛,水气浮肿,虚劳咳嗽喘急,肺痿唾脓血,及痈疽肿毒。和血滋阴,除风润燥,化痰清肺,利小便,调大肠,圣药也。

用法用量 烊化对服,5～15克。

用药禁忌 如脾胃薄弱,不思饮食或纳食不消,呕吐泄泻者忌服。

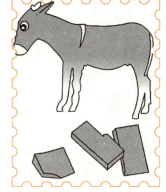

选购贮存 表面棕褐色或黑褐色、有光泽、质硬而脆、断面光亮、碎片对光照视呈棕色半透明状者为佳。置阴凉干燥处保存。

▶▶ 本草验方

● **瘫缓偏风,治瘫缓风及诸风,手脚不遂,腰脚无力**:驴皮胶微炙熟。先煮葱豉粥一升,别贮。又以水一升,煮香豉二合,去滓入胶,更煮七沸,胶烊如饧,顿服之,及暖,吃葱豉粥。如此三四剂即止。若冷吃粥,令人呕逆。

● **肠胃气虚,冷热不调,下痢赤白,里急后重,腹痛,小便不利**:用阿胶炒过,水化成膏一两,黄连三两,茯苓二两,为末,捣丸梧子大。每服五十丸,粟米汤下,一日三次。

● **吐血不止**:用阿胶(炒)二两,蒲黄六合,生地黄三升。水五升,煮三升,分服。

● **大人、小儿吐血**:用阿胶(炒)、蛤粉各一两,辰砂少许,为末。藕节捣汁,入蜜调服。

● **肺损呕血**:用阿胶(炒)三钱,木香一钱,糯米一合半,为末。每服一钱,百沸汤点服,一日一次。

● **月经不调**:阿胶一钱,蛤粉炒成珠,研末,以热酒服即安。又方:入辰砂末半钱。

● **妊娠尿血**:阿胶炒黄为末,食前粥饮下二钱。

● **多年咳嗽**:阿胶(炒)、人参各二两,为末。每用三钱,豉汤一盏,葱白少许,煎服,日三次。

● **妊娠胎动**:用阿胶二两,香豉一升,葱一升,水三升,煮二物取一升,入胶化服。

● **产后虚闷**:阿胶、枳壳各一两,滑石二钱半,为末,蜜丸梧桐子大,每服五十丸,温水下,未通,再服。

牛黄

别名 丑宝，犀黄。

性味 苦，凉，有小毒。

功能主治 治惊痫寒热，热盛狂，疗小儿百病，口不开，大人狂癫，又堕胎。久服，轻身增年，过目不忘，主中风失音口噤，妇人惊悸，天行时疾，健忘虚乏，益肝胆，定精神，辟恶气，除百病。清心化热，利痰凉惊。

用法用量 0.15~0.35克，多入丸、散用；外用适量，研末敷患处。

用药禁忌 孕妇慎服，非实热证者忌用。

选购贮存 天然牛黄以个整齐、色泽鲜艳、棕黄色、质细腻、气味清香者为佳。人工牛黄以干燥、色黄者为佳。可用深棕色玻璃瓶贮存，或用塑料袋储在铁盒内。牛黄不宜冷藏，以免变黑失效。

本草验方

- **七日口噤：** 牛黄为末，以淡竹沥化一字，灌之。更以猪乳滴之。
- **惊痫嚼舌（迷闷仰目）：** 牛黄一豆许研，和蜜水灌之。
- **痘疮黑陷：** 牛黄二粒，牛砂一分，研末。蜜浸胭脂，取汁调搽，一日一上。

黄明胶

别名 牛皮胶，水胶，海犀膏。

性味 甘，平，无毒。

功能主治 治吐血、衄血、下血、血淋下痢，孕妇胎动血下，风湿走注疼痛，打扑伤损，汤火灼疮，一切痈疽肿毒，活血止痛，润燥，利大小便。

用法用量 内服：水、酒烊冲，3～9克；或入丸、散。外用：适量。

用药禁忌 高血压、心脏病、糖尿病、肝病、肾病等慢性病严重者慎服；儿童、孕妇、年老体弱者慎服；忌与辛辣、生冷、油腻食物同用。

选购贮存 以褐绿色、近半透明者为佳。置于干燥处保存。

本草验方

● **吐血，咯血**：用黄明胶一两，切片炙黄，新棉一两，烧研。饭后服，米汤送下。一天服二次。

● **肾虚失精**：用黄明胶三两，研为末，以酒二碗化服。一天服三次。

● **风湿走痛**：用黄明胶一两、姜汁半杯，同化成膏，摊纸上热贴患处。膏冷即换，甚效。方中乳香、没药各一钱亦可。

● **跌打损伤**：用黄明胶一两，干冬瓜皮一两，锉细，同炒存性，研为末。每取五钱，热酒一杯调服。服后再饮酒二三杯，暖卧，发出微汗即止痛。

● **汤火伤**：用黄明胶加水，煎如糊，冷后，涂伤处。

● **一切肿毒**：用黄明胶一片，水中泡软，开孔贴患处。无脓者自消，已溃者令脓自出。

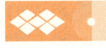

二、兽　类

鹿

别名 斑龙。

肉

性味 甘，温，无毒。

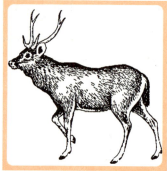

功能主治 补中，益气力，强五脏。补虚弱干瘦，调血脉，养血养容。治产后风虚邪僻。

用法用量 内服：煮食，适量；或熬胶。

用药禁忌 鹿肉不可同野鸡、茭白、鱼、虾等同吃，否则会长恶疮。九月以后，正月以前可以吃，其他月不能吃，如食后则发冷痛。白臆的，豹纹的，都不可吃。

选购贮存 以肉呈红紫色或暗红色、质柔韧者为佳。置于冰箱冷藏。

头肉

性味 甘，平。

功能主治 消渴，夜梦鬼物，做成胶更好。

蹄肉

性味 甘，平。

功能主治 诸风，脚膝骨中疼痛，不能着地，同豉汁，调和五味调料煮着吃。

髓

性味 甘，温，无毒。

功能主治 男子、女子伤中绝脉，筋脉挛急疼痛，咳逆，用酒调和，服后有良好的效果。同蜜煮服，兴阳，令人有子。同地黄汁煎膏服，填骨髓，壮筋骨，治呕吐。补阴强阳，生精益髓，滋润肌肤。

脂

性味 甘，温。

功能主治 主治痈肿死肌，温中，四肢不随，头风，通腠理。不可接近阴部。

血

性味 甘、咸、温。

功能主治 主治性欲冷淡，可补虚，止腰痛和鼻出血、折伤和狂犬伤。和酒服下，治慢性肺虚弱引起的吐血，及妇女白带过多，各种气痛要死的，服后立即痊愈。大补元气，益精血，解痘毒、药毒。

肾

性味 甘，平，无毒。

功能主治 补肾，补中，安五脏，壮阳气，可做成酒或煮粥吃。

鹿茸

性味 甘，温，无毒。

功能主治 治漏下恶血，寒热惊痫，益气强志，生齿不衰。疗虚劳，洒洒如疟，瘦弱，四肢酸疼，腰脊痛，小便频繁，泄精尿血。破腹中瘀血，散石淋痈肿，骨中热疽，养骨安胎下气，久服耐老。还可治男子梦遗，女子月经不调，白带过多。烤成末空腹服一方寸匕，壮筋骨。生精补髓，养血益阳，强筋健骨，治一切虚损，耳聋目暗，眩晕虚痢。

鹿角胶、鹿角霜

性味 甘，平，无毒。

功能主治 主伤中劳绝，腰痛瘦弱，补中益气。妇人闭经不孕，止痛安胎。长期服用还能轻身延年。治吐血便血，血崩不止，四肢疼痛，多汗，折跌伤损。男子损脏气，气弱劳损，吐血。妇人服用令有子，安胎去冷，治漏下赤白。烤后嚼酒服用，补虚劳，长肌益髓，让人肥健，悦颜色。亦治过度疲劳引起的咳嗽，尿精尿血，疮疡肿痛。

骨

性味 甘，微热，无毒。

功能主治 安胎下气，杀鬼精物，久服耐老，可酒浸服之。作酒，主内虚，续绝伤，补骨除风。烧灰水服，治小儿洞注下痢。

本草验方

- **盗汗、遗精**：用鹿角霜二两，生龙骨（炒）、牡蛎（煅）各一两，共研为末，加酒、糊做成丸子，如梧子大。每服四十丸，盐汤送下。
- **肾虚腰痛**：用鹿角屑三两，炒黄，研为末。每服一匙，空心服，温酒送下，一天服三次。
- **跌打损伤，血瘀骨痛**：用鹿角研，每服一匙，酒送下。一天服三次。
- **身体虚弱，头昏眼黑**：用鹿茸（酥炙或酒炙）、鹿角胶（炒成珠）、鹿角霜、阳起石（煅红，酒淬）、肉苁蓉（酒浸）、酸枣仁、柏子仁、黄芪（蜜炙）各一两，当归、黑附子（炮）、地黄（九蒸九焙）各八钱，辰砂半钱，共研为末，加酒、糊做成丸子，如梧子大。每服五十丸，空心服，温酒送下。此方名"斑龙丸"。
- **肾虚腰痛，不能反侧**：用鹿茸（炙）、菟丝子各一两，茴香半两，共研为末，以羊肾两对，酒泡后煮烂，捣如泥，和成丸子，如梧子大。每服三五十丸，温酒送下。一天服三次。
- **腰膝疼痛**：用鹿茸涂酥，炙紫，研为末，每服一钱，酒送下。

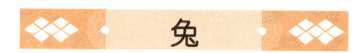

兔

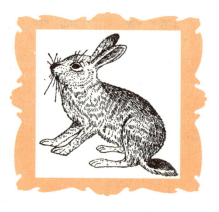

别名 明视。

肉

性味 辛，平，无毒。

功能主治 主补中益气，热气湿痹，止渴健脾。可凉血，解热毒，利大肠。

血

性味 咸，寒，无毒。

功能主治 凉血活血，解胎中热毒，催生易产。

脑

功能主治 外涂治冻疮。催生滑胎,治耳聋。

肝

功能主治 主治目暗。明目补劳,治头旋眼眩。和决明子做丸服,甚明目。切洗生食如羊肝法,治丹石毒发上冲,目暗不见物。

头骨

性味 甘、酸,平,无毒。

功能主治 头眩痛,癫疾。连皮毛烧存性,米饮服方寸匕,治呕吐不止,以瘥为度。烧末,敷于妇人治产后阴脱,痛疽恶疮。水服,治小儿痔痢。煮汁服,治消渴不止。

骨

功能主治 主治热邪留滞在肠胃和糖尿病、尿崩症引起的消渴,止霍乱吐泻,煮汁服。醋磨后可涂疮疥。

皮毛

功能主治 烧成灰,用酒送服方寸匕,治难产和胞衣不下,余血攻心,胀刺难受,极灵验。皮灰可治妇女白带过多。头皮灰治颈淋巴结结核瘘管。毛治小便不利。

用法用量 内服:煎汤或煮食,50～150克。

用药禁忌 忌与姜、鸡心、鸡肝、獭肉、橘、芥、鳖肉同食。凡脾胃虚寒所致的呕吐、泄泻者忌用。

选购贮存 以鲜活、肥健者佳。置冰箱冷藏。

▶▶ 本草验方

- **心气痛:** 用腊月兔血和茶末四两,乳香末二两,捣丸芡子大。每温醋化服一丸。

- **手足皲裂:** 用兔脑髓涂之。

- **风热目暗:** 肝痛气虚,风热上攻,目肿暗者,可用兔肝一具,水三合,和豉汁,如常煮粥食。

麝香

别名 脐香，当门子，麝脐香，元寸香，臭子，腊子，香脐子。

性味 辛，温，无毒。

功能主治 可治中恶，心腹暴痛，胸腹间气阻不舒，有涨满感，风毒，去面黑色、白内障，妇人难产堕胎。主治毒蛇、蚕咬伤，能够解毒，杀虫，治疗疟疾及一切虚损重症。能够回纳子宫，温阳补肾，治疗带下病。能通诸窍，治鼻室闻不到香臭。可疏通经络，透肌骨，解酒毒，消化瓜果食积，治中风、中气、中恶，痰厥积聚癥。

用法用量 内服：煎汤，0.03～0.1克，多入丸、散用；外用：适量。

用药禁忌 虚脱患者禁用，孕妇禁用。

选购贮存 以质柔软、有油性、当门子多、香气浓烈者佳。密闭，置阴凉干燥处，遮光，防潮，防蛀。

本草验方

● **中风不省**：用麝香二钱，矽木，加清油二两，和匀灌下，自醒。

● **偏正头痛**：麝香五分，皂角末一钱，包在薄纸中，放头痛部位，外用布包炒盐乘热熨贴。盐冷即换。如此几次不再发病。

● **痔疮肿毒**：用麝香、当门子、盐等份涂擦。不过三次即消。

● **小儿惊啼，发歇不定**：真麝香一字，清水调服，日三。

● **破伤风水，毒肿痛不可忍**：麝香木一字纳疮中，出尽脓水，便效。

● **中恶霍乱**：麝香一钱，醋半盏，调服。

● **死胎不下**：麝香一枚，桂心末二钱，温酒服，即下。

● **偏正头痛，久不除者**：晴明时，将发分开，用麝香五分，皂角末一钱，薄纸裹置患处，以布包炒盐于上熨之，冷则易，如此数次，永不再发。

卷十二 味部

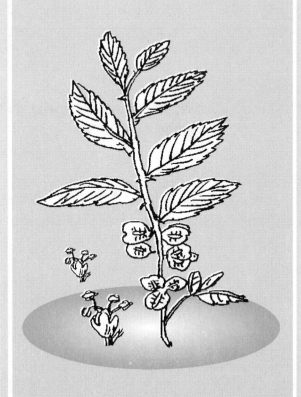

一、造酿类

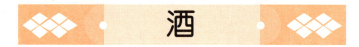

酒

别名 黍、秫、粳、糯、粟、曲、蜜、葡萄等都是酿酒的原料。

性味 苦、甘、辛，热，有毒。

功能主治 主要的药效是杀百邪恶毒气。通血脉，壮肠胃，润皮肤，散湿气，消忧发怒，宣言畅意。并养脾气，扶肝，除风下气。解马肉、桐油毒及丹石发动。

◇ 附：诸酒方

五加皮酒 祛一切风湿痿痹，壮筋骨，填精髓。造法：用五加皮洗刮去骨煎汁，和曲、米酿成，或将五加皮锉碎，用袋子装好浸在酒中饮用。

仙灵酒 治偏风不遂，强筋健骨。造法：仙灵脾一斤，盛入袋中，用二斗无灰酒浸泡、密封三天即可饮用。

地黄酒 补虚弱，壮筋骨，通血脉，使头发由白还黑，治腹痛。造法：用生的且肥大的地黄绞汁，同曲、米一起封存在密器中，五至七天打开密器，其中有绿汁，这是真正的精华。应先将其喝下，然后过滤，将滤得的汁液贮藏起来，逐日服用。

当归酒 活血脉，坚筋骨，止诸痛，调经水。造法：用当归煎汁，或酿或浸，同上法。

人参酒 补中益气，通治诸虚证。造法：用人参末同曲、米酿成酒，或用袋盛装浸酒饮用。

桑葚酒 补五脏，明耳目。治水肿不下则满，下之则虚，入腹则十无一活。造法：用桑葚捣汁煎过，同曲、米用如常法酿成酒饮用。

竹叶酒 治各种风热病，清心畅意。造法：用淡竹叶煎汁，按通常的方法酿成酒饮用。

蚺蛇酒 治诸风痛痹，杀虫辟瘴，癫风，疥癣，恶疮。造法：用蚺蛇肉一斤，羌活一两，用袋子装好，然后与曲一起放置于缸底，上面盖上糯米饭，酿成酒饮用。也可将蚺蛇肉和羌活放在酒中浸泡。广西有种蛇酒，坛内放蛇，其酿酒所用的曲却采自山中的草药，不可能没有毒。

蝮蛇酒 治恶疮诸瘘，恶风顽痹癫疾。造法：用活蝮蛇一条，加醇酒一斗，封好埋在马排小便的地方，一年后取出，蛇已被酒消化。每次服用数杯，身体就会慢慢好起来。

枸杞酒 补虚弱，益精气，祛冷风，壮阳道，止目泪，健腰脚。造法：用甘州枸杞子煮烂、捣汁，和曲、米酿成，或袋盛浸酒煮饮。

葱豉酒 解烦热，补虚劳，治伤寒头痛、寒热及冷痢肠痛，解肌发汗。造法：用葱、豉泡酒饮用。

茴香酒 治肾气痛、扁坠牵引及心腹痛。造法：用茴香浸酒煮饮，以舶茴最好。

松节酒 治冷风虚弱，筋骨挛痛，脚气缓痹。造法：用松节煮汁，同曲、米酿酒饮用。

虎骨酒 治臂胫疼痛，历节风，肾虚，膀胱寒痛。造法：用虎胫骨一具，烤黄捶碎，然后同曲、米用常法酿成酒饮用，也可以将虎骨浸泡在酒中饮用。

鹿茸酒 治阳虚痿弱，小便频数，劳损诸虚。造法：取鹿茸、山药各一两，切成片，用绢袋包好放在酒坛中，七天后饮用。

椒柏酒 元旦饮此酒，可以驱除一切疫疠不正之气。造法：除夕用花椒三十七粒，和向东的侧柏叶七枝，浸在无灰的酒内，元旦饮用。

巨胜酒 治风虚痹弱，腰膝疼痛。造法：用巨胜子二升，也就是芝麻二升，炒香薏苡仁二升，生地黄半斤，用袋装好，浸在无灰酒内饮用。

霹雳酒 治疝气偏坠，妇人崩中下血、胎产不下。造法：将铁锤、铁斧之类的东西烧红后，浸入酒中，随后饮用。

龟肉酒 治用各种方法医治无效的十年咳嗽。造法：用生龟三只，处理方法和食用相同，去掉肠子。用水五升煮沸后取三升，浸曲，酿秫四升，像通常一样饮用。如果能将其全部饮用，咳嗽病将永不再发。

头羔酒 大补元气，健脾胃，益腰肾，这是宣和化成殿的真方。造法：

取大米一石,按一般方法浸浆。用嫩肥羊肉七斤,曲十四两,杏仁一斤,一同煮烂,连汁拌末,加入一两木香,一同酿制成酒,不要与水接触,十天便酿好,此酒很甜美。

酒糟

性味 甘,辛,无毒。

功能主治 温中消食,除冷气,杀腥,祛草、菜毒,润皮肤,调脏腑。治跌损瘀血,浸水洗冻疮,捣烂敷蛇咬、蜂叮之毒。

用法用量 内服:炖温或煎汤,适量。外用:适量,罨敷。

用药禁忌 慢性肛周湿疹者忌食。

选购贮存 以色泽好、有香气者为佳。置冰箱保存,以控制发酵速度。

本草验方

● **手足皲裂**:酒糟、腊猪脂、姜汁、盐各等份,研烂,炒热敷裂口处,一会儿裂口即合上,冉掺数次即可。

● **治暴发红肿,痛不可忍**:用酒糟浸泡患处。

● **治被棍棒打伤青肿**:用湿棉纸铺伤处,把烧过的酒糟捣烂,在棉纸上厚厚铺上一层,过一段时间,痛处如蚂蚁在爬行,待热气上升后肿胀即散。

醋

别名 酢,醯,苦酒。

性味 酸、苦,温,无毒。

功能主治 主消痈肿，散水气，杀邪毒，理诸药。治产后血晕，除脸部色块坚积，消食，杀恶毒，破结气、心中酸水和痰饮。下气除烦，止金疮出血，昏晕，杀一切鱼肉菜毒。磨青木香，止胸痛、血气痛；浸黄柏含服，治口疮；调大黄末，涂治肿毒；煎生大黄服，治胸腹胀痛很好。散瘀血，治黄疸、黄汗。

用药禁忌 醋不宜多吃，多吃会伤骨。此外，脾胃湿盛、外感初起者忌服；胃溃疡和胃酸过多者不宜食醋。

用法用量 内服：入汤剂或拌制药物。外用：烧热熏嗅、含漱或和药调敷，适量。

选购贮存 以优质米醋最佳。置于凉爽、通风良好、阴暗处保存。

本草验方

- **脚转筋**：用旧棉泡醋中。蒸热裹痛处，棉冷即换。直至痛止。
- **腋下狐臭**：用三年味厚浓醋，和石灰敷涂。
- **痈疽不溃**：用醋调雀屎，取小豆敷疮头上，疮即可穿。
- **牙齿疼痛**：用米醋煮枸杞子、白皮，用一升，取半升含漱。
- **蜈蚣咬毒**：用醋磨生铁敷搽。
- **汤火伤**：用酸醋淋洗，并以醋泥涂伤处，有效，亦无瘢痕。

淡豆豉

性味 苦，寒，无毒。

功能主治 主伤寒头痛寒热，瘴气恶毒，烦躁满闷，虚劳气喘，两脚疼冷，杀六畜胎子诸毒和时疾热病发汗。捣末能止盗汗，除烦；生捣为丸服，治寒热风，胸中生疮；煮服治血性腹泻腹痛；研末涂阴茎生疮。另治疟疾阴虚发热，解毒除胀和犬咬。下气调中，治伤寒温毒，发斑呕逆。

用法用量 内服：煎汤，5～15克，或入丸剂。外用：捣敷，或炒焦研末调敷。

🖐**用药禁忌** 胃虚易泛恶者慎服。

🖐**选购贮存** 以表面黑色、皱缩不平、质柔软、断面棕黑色者为佳。置阴凉、干燥处保存。

本草验方

● **伤寒发汗，头痛，身热，脉洪**：用葱白一小把、豉一升，棉裹住，加水三升，煮成一升，一次服下。如不出汗，再服一次，并加葛根三两。又不出汗仍须再服，并加麻黄三两。又一方：用葱汤煮米粥，加盐豉吃下，取汗。又方：用豉一升，煎一升，分次服，取汗。

● **盗汗不止**：用豉一升，微炒香，放清酒三升中泡三天，取汁服，冷热均可。如无效，可多服几剂。

● **膝李骨痛**：用豉心五升，九蒸九晒，泡酒中，每空心饮适量。

● **筋骨跌伤**：用豉三升，水三升，煎成浓汁饮服。

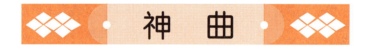

神曲

🖐**别名** 六曲，六神曲。

🖐**性味** 甘、辛，温，无毒。

🖐**功能主治** 化水谷宿食，健脾暖胃。药性养胃气，治赤白痢。消食下气，除痰逆霍乱，泻痢胀满诸疾，其功与曲同。闪挫腰痛者，煅过淬酒温服有效。妇人产后欲回乳者，炒研，酒服二钱，日二即止，甚验。

🖐**用药禁忌** 脾阴不足、胃火盛者慎用。

🖐**用法用量** 煎汤，2～5钱。

🖐**选购贮存** 以身干、无虫蛀者佳。置阴凉处保存。

本草验方

● **脾胃虚弱（胸膈痞闷，腹胁膨胀，消化不良，食减贪睡）**：用神曲六两，麦蘖（炒）三两，干姜（炮）四两，乌梅肉（焙）四两，共研为末，加蜜调成丸子，如梧子大。每服五十丸。米汤送下，一天服三次。

● **食积心痛**：用陈神曲一块，烧红，淬酒二碗饮服。

● **胃虚不克**：神曲半斤，麦芽五升，杏仁一升，各炒为末，炼蜜丸弹子大。每食后嚼化一丸。

饴糖

别名 饧。

性味 甘，温，无毒。

功能主治 补虚，止渴祛血，益气力，止肠鸣。治吐血、消痰、润肺止嗽，健脾胃补中。治疗吐血、跌打损伤瘀血的人，将饴糖熬焦用酒服用，能下恶血。治疗伤寒引起的咳嗽，将饴糖放在蔓菁、荠头汁中煮沸，马上服下去，治疗效果非常好。脾弱食欲不振的人食用少量的饴糖能和胃气。也可以作配药，解附子、乌头之毒。甘属土，所以患肾病要少吃甜的，甘伤肾，骨痛而齿落，都指的是这一类病。

用药禁忌 脾胃湿热郁滞、中满呕逆者忌用。

用法用量 内服，烊化冲入汤药中，每次15～20克；亦可熬煮成膏或入丸剂。

选购贮存 饴糖分软、硬两种，软者称为胶饴，硬者称为白饴糖，二者均可入药，但通常以用胶饴为主。胶饴以色浅黄、质黏稠、味甘、无杂味者为上品。置通风、干燥处保存。

本草验方

● **老人烦渴**：寒食大麦一升，水七升，煎五升，入赤饧二合，渴即饮之。

● **鱼脐疔疮**：寒食饧涂之，良。干者烧灰。

● **服药过剂，闷乱者**：饴糖食之。手足瘑疮：炒腊月糖，敷之。

● **火烧成疮**：白糖烧灰，粉之即燥，易瘥。

● **癞疽毒疮**：腊月饴糖，昼夜涂之，数日则愈。

酱

性味 咸，凉，无毒。

功能主治 除热止烦，杀百药及火毒，杀一切鱼肉、菜蔬、蕈毒，并治蛇、虫、蜂、蝎等毒。酱汁灌肠，治大便不通；灌于耳中，治飞蛾、虫、蚁入耳。涂在烫伤、烧伤还没有成疮的部位，很有疗效。中砒毒的，调水服即可解除毒性。

用药禁忌 忌为食；忌与鲤鱼同食。

本草验方

● **手指闪痛**：酱清和蜜，温热浸泡双手，可止疼痛。

● **轻粉毒**：服轻粉口破者，用三年陈酱化水，多次漱口。

二、调饪类

蜀椒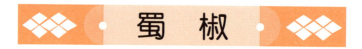

别名 巴椒，汉椒，川椒，南椒，点椒。

性味 辛，温，有毒。

功能主治 邪气咳逆，温中，逐骨节皮肤死肌，除寒湿痛，下气。久服头发不白，轻身延年。可除六腑寒冷，伤寒温疟大风汗不出，心腹留饮宿食，肠澼下痢，泄精，女子生育后的各种余疾，散风邪硬结，水肿黄疸。解鱼毒。久服可开腠理，通血脉，坚齿发，明目，调关节，使人增强对寒暑的耐受能力，治头风流泪，腰脚不遂，虚损留结，可破血，下诸石水。治咳嗽，腹内冷痛，止卤痛。可破癥结开胸，治天行时气、产后恶血。可壮阳，去阴汗，暖腰膝，缩小便，止呕逆。益血，利五脏，下乳汁，消瘰，促进毛发生长。可散除湿，解郁结，消宿食，通三焦，温脾胃，补右肾命门，可杀蛔虫，止泄泻。

椒目

性味 苦，寒，无毒。

功能主治 主治水肿胀满，通小便。治十二种水气和肾虚、耳鸣、耳聋、尿急、尿频、气喘。

▶▶ 本草验方

- **补益心肾，明目驻颜，顺气祛风延年**：真川椒一斤（炒去汗），白茯苓十两（去皮）。为末，炼蜜丸梧桐子大。每服五十丸，空心盐汤下。忌铁器。
- **疮肿作痛**：生椒末、釜下土、荞麦粉等份研，醋和敷之。
- **囊疮痛痒**：红椒七粒，葱头七个，煮水洗之。一人途中苦此，湘出寺僧授此方，数日愈，名"驱风散"。
- **手足皲裂**：椒四合，以水煮之，去滓渍之，半食顷，出令燥，须臾再浸，候干，涂猪羊脑髓，甚妙。
- **漆疮作痒**：谭氏方用汉椒煎汤洗之。相感志云：凡至漆所，嚼川椒涂鼻上，不生漆疮。
- **水气肿满**：椒目炒，捣如膏，每酒服方寸匕。
- **留饮腹痛**：椒目二两，巴豆一两去皮心，熬捣，以枣膏和，丸麻子大。每服二丸，吞下其痛即止。又方：椒目十四枚，巴豆一枚，豉十六枚，合捣为二丸。服之，取吐利。
- **腹内虚冷**：用生椒择去不拆者，用四十粒，以浆水浸一宿，令合口，空心新汲水吞下。
- **心腹冷痛**：以布裹椒安痛处，用熨斗熨令椒出汗，即止。

花椒

别名 秦椒。

性味 辛,温,有毒。

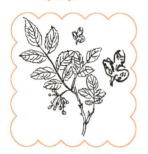

功能主治 治除风邪气,温中,祛寒气引起的肢体酸痛,坚齿发、聪耳明目、轻身,使人肌肤润泽,精力旺盛,不易衰老,经常服用可轻身,可以治愈咳嗽,治风湿病。治恶风遍身、四肢麻痹、口齿浮肿摇动、月经不调、产后血痢、慢性腹泻、腹中冷痛、生毛发、散疤痕。能消肿除湿。

本草验方

- **手足心肿(乃风也)**:椒、盐末等份,醋和敷之,良。
- **损疮中风**:以面做馄饨,包秦椒,于灰中烧之令热,断使开口,封于疮上,冷即易之。
- **久患口疮**:大椒去闭口者,水洗,面拌,煮作粥,空腹吞之,以饭压下。重者可再服,以瘥为度。
- **牙齿风痛**:秦椒煎醋含漱。

胡椒

别名 昧履支。

性味 辛,大温,无毒。

功能主治 下气温中祛痰,除脏腑中风冷。祛胃口虚冷气,宿食不消,霍乱气逆,心腹卒痛,冷气上冲。调五脏,壮肾气,治冷痢,杀一切鱼、肉、鳖、蕈毒。

用药禁忌 孕妇及阴虚内热，有咽喉、口齿、目疾者忌食。

▶▶ 本草验方

- **心腹冷痛**：用胡椒二十粒，淡酒送服。心下大痛者，用椒五十粒、乳香一钱，研匀，男用生姜汤、女用当归酒送下。
- **霍乱肚泻**：用胡椒五十粒，绿豆一百五十粒，共研为末，每服一钱，木瓜汤送下。
- **赤白痢**：用胡椒、绿豆，各依患者一岁用一粒，共研为末，加糊做成丸子，如梧子大。赤痢用生姜汤，白痢用米汤送下。
- **大小便闭**：用胡椒二十粒，打碎，加水一碗煎至六成，去渣，添入芒硝半两，煎化后服下。
- **惊风，眼珠内钓**：用胡椒、木鳖子仁，等份为末，加醋调黑豆末，共捣为丸，如绿豆大，每服三四十丸，荆芥汤送下。
- **伤寒咳逆，日夜不止**：用胡椒三十粒（打碎），麝香半钱，加酒一杯，煎成半杯，热服。
- **风虫牙痛**：用胡椒、荜茇，等份为末，加蜡做成丸子，如麻子大，每用一丸，塞蛀孔中。又方：用胡椒九粒，绿豆十一粒，布裹捶碎，用丝布裹一粒，放在患处咬定，涎出吐去，即愈。

◆◆ 吴茱萸 ◆◆

别名 吴萸，曲药子，气辣子。

性味 辛、苦，热，有小毒。

功能主治 散寒止痛，温中止呕，助阳止泻。用于寒滞肝脉，寒疝腹痛等，肝胃虚寒，浊阴上逆所致之厥阴巅顶头痛，脾肾阳虚，五更泄泻，配伍黄连可治疗肝火犯胃，胁痛吞酸等。可燥湿，用于寒

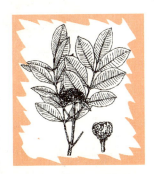

湿脚气疼痛，或脚气冲心、胀闷欲死等。

用法用量 煎服，1.5~4.5克。外用适量。

用药禁忌 不宜过量久服，阴虚有热者忌用。

选购贮存 以质硬而脆、气芳香浓郁者为佳。置干燥处，防蛀。

本草验方

● **胃脘冷痛**：吴茱萸与枳壳、姜半夏、白扁豆、木香等配伍应用，水煎服。

● **呃逆**：吴茱萸、人参、生姜、大枣适量，水煎服。

● **十二指肠溃疡**：吴茱萸3克，粳米50克，葱白少许。将吴茱萸焙干，研为细末；粳米煮粥，熟后加朱萸末与葱白和匀，空腹食之。

● **食已吞酸，胃气虚冷者**：吴茱萸（汤泡七次，焙）、干姜（炮）等份。为末，汤服二钱。

● **头风**：吴茱萸三升。水五升，煮以三升，以绵拭发。

三、杂 类

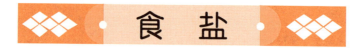

食 盐

别名 卤，海砂。

性味 甘、咸、寒，无毒。

功能主治 治肠胃结热，喘逆，胸中病，令人吐。治伤寒寒热，吐胸中痰癖，止心腹疼痛，杀鬼蛊毒气，治疮，坚肌骨，除风邪，吐下恶物，杀虫，祛皮肤风毒，调和脏腑，消积食，令人健壮。助水脏，治霍乱心痛、金疮，明目，止风泪邪气，疗一切虫伤疮肿、火灼疮，合肉补皮肤，通大小便，疗疝气，滋五味。空心揩齿，吐水洗目，夜见小字。解毒，凉血润燥，定痛止痒，吐一切时气风热、痰饮等病。

用药禁忌 咳嗽者慎服；水肿者忌服。

本草验方

- **下部蚀疮**：将盐炒热，用布包好，让患者坐在布上。
- **胸中痰饮，欲吐不出**：盐加水煮开，饮入可促使吐出。
- **病后两胁胀痛**：将盐炒包好热熨患处。
- **下痢肛痛**：将炒好的盐用布包好熨患处。
- **风热牙痛**：将槐枝煎成两碗浓汤，加盐一斤煮干，炒后研细。每天用此擦牙，同时用水，十一点整洗眼。
- **虫牙**：龋齿者可用盐半两、皂荚两个，一同烧红、研细。在每晚临睡前，用来揩牙，一月后即可治愈。

- **齿痛出血**：研为细末，每夜用盐末厚厚封于齿根肉上。等液汁流尽后才睡觉。注意流汁时，要不断敲叩牙齿。照这样十天后，齿痛即止，流血亦停。但需忌食荤腥。
- **耳鸣**：将五升盐蒸热，装在袋中，以耳枕于热盐上。袋冷则换。
- **身上如有虫行**：用盐一斗和水一石煎热洗澡，连洗三四次，即可见效。
- **蜈蚣咬人，蜂虿叮螫**：嚼盐涂伤处或用热盐水浸伤处。
- **溃痈作痒**：用盐涂抹于患处周围，即可止痒。

蜂 蜜

别名 蜜。

性味 甘，平，无毒。

功能主治 治心腹邪气，惊风癫痫，安五脏诸不足。可益气补中，止痛解毒、除众病、和百药；久服能强志气、轻身、不饥不老、延年益寿。养脾气，除心烦，助消化，止痢疾、肌中疼痛、口疮，明耳目。治牙龈炎、唇口疮、目肤赤障，杀虫。亦可治心痛及赤白痢，水化蜜浆，顿服一碗即止，也可用姜汁同蜜各一合，和水送服。常服可使面色红润。治心腹血刺痛及赤白痢，同生地黄汁各一匙服，即愈。和营卫，润脏腑，通三焦，调脾胃。

用法用量 煎服或冲服，15～30克；制丸剂、膏剂或栓剂等。随方适量。

用药禁忌 助湿，令人中满，且可滑肠，故湿热痰滞、胸闷及大便溏泻者忌用。

选购贮存 以水分少，有油性，稠如凝脂，用木棒挑起时蜜汁下流如丝状不断，且盘曲如折叠状，味甜不酸，气芳香，洁净无杂质者为佳。置于阴凉、干燥、清洁、通风处保存，温度保持5～10℃，空气湿度不超过75%。

本草验方

- **大便不通**：用蜜二合，微火煎至饴糖状，乘热做成挺，长一寸，一端尖细。待冷变硬后，塞入肛门，不久即可通便。
- **产后口渴**：用炼蜜不限量，熟水调服即止。
- **瘾疹作痒**：用蜂蜜不限量，好酒调服。
- **五色丹毒**：用蜂蜜调干姜末敷涂。
- **口中生疮**：用蜂蜜浸大青叶含咽。
- **龟头生疮**：用蜂蜜煎甘草涂搽。
- **肛门生疮**（肛门主肺，肺热则肛门肿缩生疮）：用蜂蜜一斤，调入猪胆汁一枚，微火煎浓，做成挺子，塞肛门内，令通泄即愈。
- **热油烫烧**：用蜂蜜涂搽。
- **疔肿恶毒**：用生蜜与隔年葱研成膏。把疔刺破涂上，半小时后，以热醋洗去。
- **大风癞疮**：用生姜二斤，捣取汁，拌入蜂蜜一斤中，微火煎浓，收存。每日清晨服枣大一丸，温酒送下，一天服三次，忌生冷醋滑等物。
- **脸上斑点**：用蜂蜜调茯苓末敷搽。
- **烧伤，烫伤**：蜂蜜十钱，生地黄三十钱。将生地黄切碎。放入温水中浸泡两个小时，捞出捣烂拌入蜂蜜外敷。若外伤红肿未破皮时，可加入少许冰片或风油精涂抹患处。每日换药一次。

蜜蜡

别名 蜂蜡，黄蜡，白蜡。

性味 甘，微温，无毒。

功能主治 治下痢脓血便，可续补绝伤、金疮，温中，益气，使人不觉饥饿，延缓衰老。与松脂、杏仁、枣肉、茯苓等份合成丸剂，进食后服五十丸，便不饥。古人在荒年多食蜜蜡以充饥。同大枣一起咀嚼，就容易嚼烂。

白蜡：治疗久泻、下痢白脓、肛门重坠，可补绝伤，利于小儿服用，久服身健、不饥。孕妇胎动、下血，用鸡蛋大的白蜡煎沸，加美酒半升，服后见效。又能主治白发，可将白发镊去，滴蜡于发孔中，即生黑发。

用药禁忌 湿热痢患者忌服。

选购贮存 挑选黄蜡时以色黄、纯净、质较软而有油腻感、显蜂蜜样香气者为佳。黄蜡再经熬炼、脱色等加工过程，即成白蜡，其为白色块状物，质较纯，气味较微弱，其他均与黄蜡相同。置阴凉处保存。

本草验方

- **赤白痢，腹痛甚**：取黄蜡三钱，阿胶三钱，一起熔化，加入黄连末五钱，搅匀，每日三次热服。此方名"仲景调气饮"。

- **急心痛**：将黄蜡在灯上烧化为芡子大的丸，用百草霜为衣，井水冲服下三丸。

- **妊娠胎动，腹痛下血**：黄蜡一两，老酒一碗，熔化热服，顷刻即止。

- **小儿脚冻**：煎黄蜡涂在患处，黄蜡不限量。

- **溺火伤疮**：麻油四两，当归一两，煎焦去渣，加入一两黄蜡，搅化放冷，摊在布上贴在伤患处。

- **破伤风湿如疟者**：黄蜡一块，用热酒化开服用，与玉真散配用尤妙。

- **肺虚膈热，咳嗽气急**：黄蜡滤去渣，用浆水煮，秤八两，蛤粉四两（研末）为衣。每服一丸，加胡桃瓤半个，细嚼，温水送下，一天两次。服药后静卧一段时间，闭口不语。此方又名"立效丸"。

- **呃逆不止**：黄蜡烧，烟熏二至三次即止。
- **肝虚雀目**：黄蜡不限量，熔成汁，取出适量蛤粉调匀。每用以刀子切下二钱，以猪肝二两，批开，掺药在内，麻绳扎定，水一碗，煮熟取出，趁热熏眼，待水转温。取肝吃下。每日两次，直至病愈。

卷十三 水部

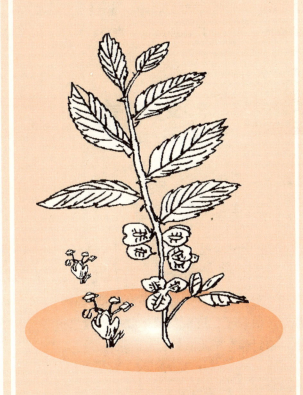

一、天水类

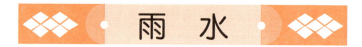

别名 雨水，上池水，天河水，半天河。

性味 甘，微寒，无毒。

功能主治 治心病、癫狂、外邪、剧毒和不适应气候、环境所致的疾病。槐树间的积水，可以治疗各种风毒、毒疮、风瘙、疥癣等。

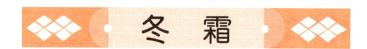

别名 霜。

性味 甘，寒，无毒。

功能主治 李时珍说，节令越晚阴气越盛，阴气盛那么露就凝结成霜。霜会损杀万物而露能滋润万物，其性质随时间变异而不同。陈藏器说，霜可用来解酒热、解风寒感冒引起的鼻塞和酒后脸红。陈承认为，用冬霜和蚌粉调和外敷，可治痱子、疮疖及腋下红肿，效果很好。取霜法：用鸡毛扫取，装入瓶中，密封保存于阴凉处，虽成水液，历久不坏。

夏 冰

别名 凌。

性味 甘，冷，无毒。

功能主治 可以消除心烦闷热，还可用来熨贴入乳时发热肿。夏天吃，则与气候相反，进入胃肠后，会使冷热相激，是不适的。只可以取它的冷气使饮食变凉。

甘 露

别名 天水，瑞露，神浆。

性味 甘，寒，无毒。

功能主治 主治胸膈的各种热毒，能聪耳明目，轻身，使人肌肤润泽，精力旺盛，不易衰老，止渴。

雪

别名 脂雪。

性味 甘，凉，无毒。

功能主治 陈藏器说：腊雪能解一切热毒之证。主治因气候而起的各种瘟疫及小儿热痫狂啼，大人丹石发动，酒后湿热内生所致的黄疸，都可以温热后服。张从正认为：腊雪水对眼睛有消除红肿的功效。吴瑞说：用腊雪水来煎茶煮粥，可解热止渴。

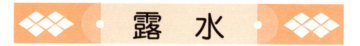

别名 甘露，露。

性味 甘，平，无毒。

功能主治 露者，阴气之液也，是夜气润泽在道旁万物上而形成的。露水秉承了夜晚的肃杀之气，宜用来煎润肺的药及调和治疗疥、癣、虫癫各种散剂。

二、地水类

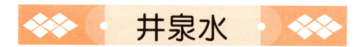

别名 井华水，无根水，新汲水。

性味 甘，平，无毒。

功能主治 泉字像水流到穴中的样子，所以叫井泉水。不管何时只要初汲的叫"新汲"；每天早晨第一次汲的水叫"井华水"；反酌而倾倒的叫"倒流水"；打水的吊桶滴下的水叫"无根水"。

井华水

功能主治 治酒后热邪迫于大肠而引起的泄泻,治眼球上的白膜。和朱砂服,令人好颜色,镇心安神。宜煎补阴一切痰水气血药。

新汲水

功能主治 治消渴、反胃、热邪迫于大肠而引起的泄泻、尿道疼痛、下腹胀痛、小便赤涩。祛邪调中,下热气,都宜饮它。洗涤痱子疮。治坠损肠出,用冷水喷面,则肠会自己收入。又可解椒毒所致的口不能开,鱼骨鲠喉和马刀毒。还可解砒石、乌喙、烧酒、煤炭毒。治闷热错乱和烦渴。

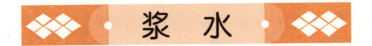

浆水

别名 酸浆。

性味 甘、酸,微温,无毒。

功能主治 浆就是酢,煮饭待米热后,投入冷水中浸泡五六日,味发酸,水中生白花颜色似浆,所以得此名。若已浸到腐坏,则害人。有调中引气,宣和强力的功能,能通关,开胃止渴,治霍乱泄痢,消宿食,适宜做粥,黄昏时饮用,可解烦消除瞌睡,调理脏腑。煎则味变酸,可止呕吐,使人皮肤变白,凝滑如同缯帛。通利小便。

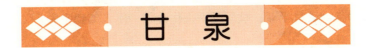

甘泉

别名 醴泉。

性味 甘,平,无毒。

功能主治 山岩土石中所流出的泉水，流出溪涧的就是山岩泉水。主心腹痛，疰忤，消渴，反胃，霍乱等。《瑞应图》说：常饮甘泉，令人长寿。《东观记》说：常饮甘泉，可除痼疾。

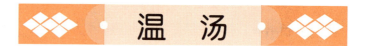

别名 温泉，沸水。

性味 辛，热，微黄。

功能主治 诸风筋骨挛缩，及肌皮顽痹、手足不遂、无眉发、疥癣等各种疾病，在皮肤骨节者，入浴。浴后，感到虚脱疲惫，可随病与药及饮食补养。不是有病的人，不可轻易喝。

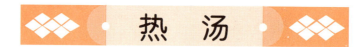

别名 太和汤，百沸汤，麻沸汤。

性味 甘，平，无毒。

功能主治 主霍乱转筋（以容器装汤熨烫患部，又把足底汤热，汤冷须换热）、冻疮、痈肿、火眼赤乱、蝎虫咬伤等。用七碗水，把锅烧红，再把水投入锅内，取起再烧再投，如此反复七次，这就是沸汤。热汤必须完全烧开，以此为佳。若是半开，饮后反而损伤元气，使人感到胀痛。

卷十四 金石部

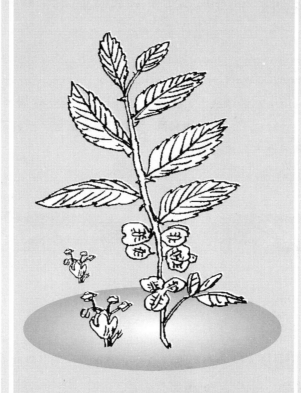

一、金类

赤铜

别名 红铜，赤金，铜末。

性味 苦，平，微毒。

功能主治 主治贼风反折，明目，治风眼，接骨焊齿，疗女人血气及心痛。

本草验方

- **腋下狐臭**：用清水洗净腋下，再用清酢浆洗净，轻轻揩破，把铜屑和酢趁热抹在破损的地方，非常有效。

- **贼风反折**：熬铜至极热，放入酒中，服酒五合，一日三次。

铜青

别名 铜绿。

性味 酸，平，微毒。

功能主治 妇人血气心痛，愈合金疮止血，明目祛肤赤瘜肉，治风烂眼流泪。治恶疮、疳疮，催吐风痰，杀虫。

本草验方

- **赤发秃落**：油磨铜钱衣，涂之即生。
- **面黑黑痣**：以草划破。
- **走马牙疳**：铜青、滑石、杏仁等份，大末，擦之立愈。
- **口鼻疳疮**：铜青、枯矾等份，研敷之。又方：人中白一钱，铜绿三分，研汇之。
- **户梅毒疮**：铜绿醋煮研末，烧酒调搽。

铅

 青金，黑锡，金公，水中金。

 甘，寒，无毒。

功能主治 能镇心安神，治伤寒毒气，反胃呕哕，蛇蝎咬伤，用铅炙熨患处。能治疗瘿瘤，鬼气疰忤。锉为细末，和青木香敷疮肿恶毒。能消瘰疬痈肿，明目固牙，乌须发。治石女，杀虫坠痰，治疗噎膈、消渴、风痫，解金石药毒。

本草验方

- **多年反胃，不止**：紫背铅二两，石亭脂二两，盐卤汁五两，烧铅以卤汁淬尽，与亭脂同炒，焰起，铫子盖上焰止，研匀，蒸饼和丸梧子大。每服二十丸，煎石莲、千柿汤下。
- **消渴烦闷**：黑铅、水银各等份，结如泥，常含豆许，吞津。
- **水肿浮满**：乌锡五两，皂荚一挺炙，酒二斗，煮六沸。频服，至小便出二三升，即消。
- **小便不通**：黑铅锉末一两，生姜半两，灯芯一握，井水煎服，先以炒葱贴脐。
- **瘰疬结核**：铅三两，铁器炒取黑灰，醋和涂上，故帛贴之，频换，去恶汁。如此半月，不痛不破，内消为水而愈。
- **痈疽发背**：黑铅一斤，甘草三两微炙；瓶盛酒一斗浸甘草，乃熔铅投酒中，如此九度，去滓。饮酒醉卧即愈。

铅 丹

别名 黄丹，丹粉，朱粉。

性味 辛，微寒，无毒。

功能主治 治吐逆反胃、惊痫癫疾，除热下气，炼化还成九光。久服通神明。止小便，除热。煎膏用，可止痛生肌。镇心安神，止吐血及咳嗽，敷疮长肉，治汤火疮。染须发。治疟疾、食积。坠痰杀虫，祛除忤恶，止痢明目。

本草验方

- **消渴烦乱**：用铅丹一钱，新汲水送下。服药后，宜吃荞麦粥。
- **一切目疾**（凡目疾，翳障而伴有昏花现象者可治，可障而无昏花感者不治）：用蜂蜜半斤，在铅锅中熬成紫色块，放入铅丹二两，水一两，再炼至水气全尽，倒在一块绢布上过滤。取滤下的细粉，装在瓶子里，埋地下二十天，再取出点眼。每日点七次。如药黏眼不开，则洗了重点。又方：铅丹、蜂蜜调匀，摊布片上，贴太阳穴。治赤眼痛有效；又方：铅丹、白矾，飞分研末，点眼；又方：铅丹、乌贼骨，等份为末，加蜂蜜蒸后点眼。眼睛红久生翳。又方：铅丹半两，调鲤鱼胆汁成膏，点眼。治眼生珠管。又方：铅丹、轻粉等份为末，吹少许入耳内。左眼病，吹右耳，右眼病，吹左耳。治痘疹生翳。
- **小儿重舌**（舌肿厚）：用铅丹一粒，如黄豆大，放在舌下。
- **小儿疮糜烂**：用铅丹一钱，生蜜一两，调匀，蒸到黑色，用鸡毛蘸取搽疮上。
- **腋狐臭**：用铅丹加在轻粉中，以口水调和，经常搽腋下。
- **蝎子蜇伤**：用醋调铅丹搽。
- **刀伤**：用铅丹、滑石等份，敷伤处。
- **外痔肿痛**：用铅丹，滑石等份。研细，新汲水调涂。一天涂五次。

锡

别名 贺,金引。

性味 甘,寒,微毒。

功能主治 主治恶毒风疮。

本草验方

- **解砒霜毒:** 用锡器在粗石上磨水服。
- **杨梅毒疮:** 黑铅、广锡各二钱半,结砂后,取蜈蚣二条,研末,纸卷作小捻,油浸一夜,点灯照疮,每日二次,七日即愈。

铁

别名 黑金,乌金。

性味 辛,平,有毒。

功能主治 主坚肌耐痛。

本草验方

- **小儿丹毒:** 将铁烧红淬水,饮服一合。
- **皮癣:** 带锈生铁一块,熟铁一块,米醋十毫升。将米醋倒在生铁上,用熟铁棍对研铁锈与米醋,研调后备用。用新毛笔蘸药汁搽患处,每日一次,每次以覆盖患处为度。
- **脱肛历年不入:** 取生铁二斤,水一斗,煮取五升汁,外洗,一日二次。热甚耳聋把铁烧过以后放入酒中饮用,再用磁石塞耳,一日一次,夜间去掉。

二、石类

丹 砂

别名 朱砂。

性味 甘,微寒,无毒。

功能主治 治身体五脏百病,养精神,安魂魄。益气明目,杀精魅邪恶鬼。久服通神明不老,轻身如神仙。通血脉,止烦满消渴,悦泽人面,除中恶腹痛,毒气疥瘘诸疮。镇心,主尸疰抽风。润心肺。解胎毒痘毒,驱邪疟。

本草验方

● **明目轻身,去三尸虫,除癞疮**:美酒五升,浸朱砂五两,五宿,晒干研末,以蜜制丸如小豆大。每次二十丸,白汤下。久服见效。

● **癫痫狂乱(治一切惊扰、思虑多忘,及一切心气不足)**:猪心两个,切,入大朱砂二两、灯芯草三两在内,以麻扎,放在石器里煮一伏时,取砂为末,以茯神末二两,酒打薄糊丸如梧子大。每服九至二十五丸,麦门冬汤下,甚者用乳香、人参汤送服。

● **沙蜂叮蜇**:朱砂末,水涂之。

● **木蛭疮毒**:南方多雨,有物说木蛭,大类鼻涕,生于古木之上,闻人气则闪闪而动。人过其下,堕人体上,即立成疮,久则遍体。唯以朱砂、麝香涂之,即愈。

● **产后舌出不收**:丹砂敷之,暗拂盆盎作堕地声惊之,即自收。

- **辟瘴正阳：** 丹砂三两，水飞，每服半钱，温蜜汤下。
- **目膜息肉：** 丹砂一两，五月五日研匀，铜器中以水浆一盏，腊水一盏，浸七日，曝干，铜刀刮下，再研瓶收，每点少许眦上。

雄黄

别名 黄金石，石黄，熏黄。

性味 味苦，性平、寒，有毒。

功能主治 可以治寒热、鼠瘘、恶疮、疽、痔、坏死的肌肉，杀灭各种虫毒。炼后服食，能够轻身成仙。可治疗疥疮、眼目疼痛、鼻中息肉等，能够绝筋破骨，百节中大风，积聚癖气，中恶腹痛鬼疰，杀各种蛇虺的毒，解藜芦的毒性，润泽人的颜面。能够主治疥癣风邪，癫痫岚瘴的邪气，一切虫兽伤。可以平肝气，泻肝风，消涎积。治疟疾寒热，伏暑泄痢，酒饮成癖，惊痫，头风眩晕，化腹中的瘀血，杀死劳虫和痔虫。

本草验方

- **骨蒸发热：** 雄黄末一两，入小便一升，研如粉。乃取黄理石一枚（方圆一尺者），炭火烧之二食顷，浓淋汁于石上。置薄毡子上，患者脱衣坐之，衣被围住，勿令泄气，三五度瘥。
- **腹胁痞块：** 雄黄一两，白矾一两，为末。面糊调膏摊贴，即见功效。未效再贴，待大便数百斤之状乃愈，秘方也。
- **饮酒成癖：** 治饮酒过度，头旋恶心呕吐，及酒积停于胃间，遇饮即吐，久而成癖。雄黄（皂角子大）六个，巴豆（连皮油）十五个，蝎梢十五个。同研，入白面五两半，滴水丸豌豆大，将干，入麸内炒香。将一粒放水试之，浮则取起收之。每服二丸，温酒下。
- **阴肿如斗（痛不可忍）：** 雄黄、矾石各二两，甘草一尺，水五升，煮二升,浸之。

- **中风舌强**:用雄黄、荆芥穗等份,为末。豆淋酒服二钱。
- **蜘蛛伤人**:雄黄末敷之。
- **白秃头疮**:雄黄、猪胆汁和,敷之。
- **风痒如虫**:成炼雄黄、松脂等份,研末,蜜丸梧子大,每饮下十丸,日三服,百日俞愈。忌酒肉盐豉。
- **耳出臭脓**:雄黄、雌黄、硫黄等份,为末。吹之。
- **乳腺癌**:雄黄二钱,露蜂房、山慈姑各三钱,分别研细,分成二十四包,每包半钱。每日服二包。

石膏

别名 细理石,寒水石。

性味 辛,微寒,无毒。

功能主治 治疗中风恶寒发热、心下逆气、惊悸、气喘、口干舌焦不能休息、腹中坚硬疼痛、产乳金疮。除时行邪气、头痛身热、三焦大热、皮肤热,散肠胃结气,解肌发汗。止消渴、呕吐、烦躁、腹胀、喘息、咽喉热,也可煎汤外洗。可以治伤寒头痛如裂,高热不退,皮肤如火烤。与葱同煎代茶饮,祛头痛。治疗流行性热狂、头风眩晕,下乳汁,健美牙齿。可除胃热、肺热。消散阴邪,运脾益气。治阳明经头痛、头热恶寒、午后潮热、大渴引饮、中暑潮热、牙痛。

本草验方

- **热盛喘嗽**:石膏二两,甘草(炙)半两,为末,每服三钱,生姜、蜜调下。
- **痰热喘嗽,痰涌如泉**:石膏、寒水石各五钱,为末,每人参汤服三钱。
- **胃火牙疼**:好软石膏一两(火煅,淡酒淬过,为末),入防风、荆芥、细辛、白芷各五分,为末,日用揩牙,甚效。
- **老人风热内热,目赤头痛,视不见**

物：石膏三两，竹叶五十片，砂糖一两，粳米三合，水三大盏，煎石膏。竹叶，去滓，取二盏煮粥，入糖食。

- 雀目夜昏，百治不效：石膏末，每服一钱，猪肝一片薄批，掺药在上缠定，沙瓶煮熟，切食之，一日一服。
- 金疮出血：寒水石、沥青等份，为末，干掺，勿经水。
- 湿温多汗，妄言烦渴：石膏、炙甘草等份为末，每服二钱匕，浆水调下。
- 抽伤火灼：石膏末敷之，良。
- 口疮咽痛，上膈有热：寒水石（煅）三两，朱砂三钱半，脑子半字，为末，掺之。

滑石

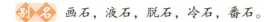

别名 画石，液石，脱石，冷石，番石。

性味 甘，寒，无毒。

功能主治 主身热泻痢，女子乳难癃闭，利小便，荡胃中积聚寒热，益精气。久服轻身长年。能通九窍六腑津液，祛留结，止渴，令人利中。燥湿，分水道，实大肠，化食毒，行积滞，逐凝血，解燥渴，补脾胃，降心火，偏主石淋为要药。疗黄疸水肿脚气，吐血鼻血，金疮血出，诸疮肿毒。

本草验方

- 母乳不下：将白滑石与水共研细，取四十钱极细末，粉甘草六钱，共研为末。加入蜂蜜少许，每次服用二钱，用猪肉面汤调下。此方还可以缓解难产或死胎不下。
- 烦热多渴：取滑石十二钱，捣碎后用二百毫升水煎煮，至剩余一百二十毫升，滤去渣滓，入粳米煮粥食。
- 伤寒衄血：取滑石末，制成梧子大丸剂。每次服用十丸，微嚼破，用新水咽下即可。
- 妊娠子淋不得小便：取适量滑石末，与水搅匀，敷于脐下二寸。
- 中暑吐泄或吐：桂府滑石（烧）

120克,藿香、丁香各3克,上药为末,米汤送服6克。

●**风毒热疮出龚水**:先取虎杖、豌豆、甘草各等份,煎汤后擦洗患处。后用桂府滑石末适量敷于患处,次日即可见效。

●**伤寒发狂,逾垣上屋**:寒水石二钱,黄连一钱,为末。煎甘草冷服,名"鹊石散"。

●**风热心躁,口干狂言,浑身壮热**:寒水石半斤,烧半日。净地坑内盆合,四面湿土拥起,经宿取出。入甘草末、天竺黄各二两,龙脑二分,糯米糕丸弹子大。蜜水磨下。

●**乳石发渴**:寒水石一块含之,以瘥为度。

石灰

别名 石垩,垩灰,希灰,锻石。

性味 辛,温,有毒。

功能主治 主治疽疡疥疮、热气、恶疮癞疾、肌死眉堕,祛黑痣。散血定痛,止水泻血痢,白带白淫,收脱肛和子宫脱垂。贴口,黑须长。止金疮血,和鸡蛋清、败船茹甚良,不入汤饮服。李时珍说:石灰是止血的神品,但不可着水,着水即烂肉。

本草验方

●**风牙肿痛**:取二年石灰、细辛等份,将它们研成细末,搽抹于患处,疼痛就会停止。

●**风虫牙痛**:取百年的陈石灰四两研成细末,然后用蜂蜜三两,拌和均匀,用盐泥封固,火煅一天,研末,用此药末擦患牙痛有神奇的效果。此方名叫"神仙失笑散"。

●**血痢十年**:取石灰三升熬黄,倒进一斗水,澄清后取汁服用。每次服一升,每天三次。

●**染发乌须**:矿灰一两,水化开,七日,用铅粉一两研匀,好醋调搽,油纸包一夜,先以皂角水洗净乃用。

- **身面疣目**：苦酒浸锻石六七日，取汁频滴之，自落。
- **面题疣痣**：水调矿灰一盏，好糯米全者，半插灰中，半在灰外，经宿米色半日汁出，剔去药，不得着水，二日而愈也。
- **疣痣瘤赘**：石灰一两，用桑灰淋汁熬成膏，刺破点之。
- **汤火伤灼**：年久石灰，敷之，或加油调。
- **刀刃金疮**：石灰裹之，定痛止血，又速愈，疮深不宜速合者，入少滑石敷之。
- **蚯蚓咬人，其毒如大风，眉须皆落**：以石灰水浸之，效果良好。

石炭

别名 石墨，煤炭，焦石。

性味 甘、辛，温，有毒。

功能主治 主治妇人血气痛，诸疮毒，金疮出血，小儿痰痫。

本草验方

- **误吞金银（及钱，在腹中不下者）**：光明石炭一杏核大，硫黄一皂子大，为末，酒下。
- **产后儿枕（刺痛）**：用乌金石（烧酒淬七次）、寒水石（煅为末），等份，每用粥饮服一钱半，即止，未止再服。
- **刀伤**：用石炭捣成粉，敷伤口。疮口太深不能速合者，加滑石。
- **月经不通**：用石炭末一钱调汤，送下去的巴豆三粒，有效。
- **金疮出血**：急以石炭末厚敷之，疮深不宜速合者，加滑石。
- **腹中积滞**：乌金石（即铁炭也）三两，自然铜（为末，醋熬）一两，当归一两，大黄（童尿浸晒）一两，为末，每服二钱，红花酒一盏，童尿半盏，同调，食前服，日二服。

三、卤石类

硝 石

别名 芒硝，苦硝，焰硝，火硝，地霜，生硝，北帝玄珠。

性味 苦，寒，无毒。

功能主治 五脏积热，胃胀闭，涤去蓄结饮食，推陈致新，除邪气。炼之如膏，久服轻身。疗脏十二经脉中百二十疾，暴伤寒，腹中大热，止烦满消渴，利小便，消瘰蚀疮。天地至神之物，能化七十二种石。破积散坚，治腹胀，破血，下瘰疬。含咽，治喉闭。治伏暑伤冷，霍乱吐利，五种淋疾，女劳黑疸，心肠绞痛，赤眼，头痛，牙痛。

本草验方

● **心腹痛**：以硝石、雄黄各一钱，研细，每点少许在眼眶内，即愈。此方名"火龙丹"。

● **腰腹痛**：制法同火龙丹，搽腰腹部。

● **眼红肿痛**：用硝石研细，卧时取黍米大点眼眶内。次早，盐水洗去。

● **伏暑泻痢及肠风下血，或酒毒下血，一服见效，远年者不过三服**：硝石、舶上硫黄各一两，白矾、滑石各半两，飞面四两，为末，滴水丸梧子大，每新汲水下三五十丸。名"甘露丸"。

● **喉痹**：用硝石一两半，白僵蚕一钱，硼砂半两，脑子少许，共研细，吹喉内。

● **发背初起，恶寒啬啬，或已生疮肿瘾疹**：硝石三两，暖水一升，泡化，待冷，青布折三重，湿拓赤处，热即换，频易取瘥。

蓬砂

别名 鹏砂，盆砂。

性味 苦、辛，暖，无毒。

功能主治 消痰止嗽，破癥结喉痹。中焦痰热，生津液，祛口气，消障翳。除噎膈反胃，积块结瘀肉，骨鲠，恶疮及口齿诸病。

本草验方

● **鼻血不止**：用硼砂一钱，水冲服立止。

● **咽喉肿痛**：用硼砂、白梅等份，捣成丸子，如芡子大。每次含化一丸。

● **骨鲠在咽**：用硼砂一小块含化咽汁。

石硫黄

别名 石留黄，黄硇砂，黄牙，阳候，将军。

性味 酸，温，有毒。

功能主治 补火壮阳，温脾通便，杀虫止痒，补筋骨劳损，益气力。主治阳痿、遗精、尿频、带下、寒喘、心腹冷痛、久泻久痢、便秘、疥疮、顽癣、秃疮、天疱疮、湿毒疮、阴蚀、阴疽、恶疮等。

本草验方

● **元脏冷泄（腹痛虚极）**：硫黄一两，黄蜡化丸梧子大。每服五丸，新汲水下。一加青盐二钱，蒸饼和丸，酒下。

● **耳卒聋闭**：硫黄、雄黄等份，研末。棉裹塞耳，数日即闻人语也。

● **痔疮不合**：石硫黄粉，以箸蘸插入孔中，以瘥为度。

- **一切恶疮**：用好硫黄三两，荞麦粉二两，为末，井水和捏做小饼，日干收之。临用细研，新汲水调敷之。痛者即不痛，不痛则即痛而愈。

绿矾

别名 皂矾，青矾。

性味 酸，凉，无毒。

功能主治 治痔及诸疮、喉痹虫牙口疮、恶疮疥癣。酿鲫鱼烧灰服，疗肠风泻血。消积滞，燥脾湿，化痰涎，除胀满黄肿疟疾，风眼口齿诸病。

本草验方

- **喉风肿闭**：绿矾一斤，拌入醋三斤，晒干，研末吹于喉部。待痰涎流出后，以少许良姜末放在茶内漱口咽下。
- **眼睛红烂**：红枣五个，去核，填入绿矾，在火上煨熟，加水两碗、桃柳心七个，一起煎浓。每次取少许点眼。
- **少阴疟疾**：有呕吐者，可用绿矾一钱，干姜泡过，加姜制半夏半两，共研为末，每服半钱。发病当日清晨以醋汤送服。
- **大便不通**：绿矾一钱，巴豆（制霜）二个，同研细，放入鸡蛋内搅匀。封好蛋壳破口，湿纸包好，煨熟后，同酒吃下。
- **妇女血崩**：绿矾二两，水银粉一钱，共研细，滴水做成梧桐子大小的丸。每服二三十丸，新汲水送下。
- **腹中食积**：绿矾二两，研细，加醋一大碗，于瓷器内熬煮，再加赤脚乌一两，研成绿豆大小的丸。每服五丸，空心、温酒送下。
- **小儿头疮**：绿矾（煅）一两，淡豆豉（炒黑）一两，轻粉（腻粉）二钱，研匀搽疮上。搽前用桑木灰淋汤将头洗净。
- **耳生烂疮**：大枣去核，填入绿矾，火煅细研，香油调敷。
- **汤火伤灼**：绿矾粉用凉水冲调，浇于伤处，痛止肿消。
- **小儿疳虫病**，表现为患者喜食土或某些生物：取绿矾研细，加猪胆汁调成绿豆大小的丸，每服五至九丸，米汤送下。

附 录

古今医学常用度量衡换算表

重量单位换算表	一厘	约等于 0.03125 克。
	一分	约等于十厘（0.3125 克）。
	一钱	约等于十分（3.125 克）。
	一两	约等于十钱（31.25 克）。
	一斤	约等于十六两（500 克）。
古代医家用药剂量换算表	一方寸匕	约等于 2.74 毫升，或金石类药末约 2 克，草木类药末约 1 克。
	一刀圭	约等于一方寸匕的十分之一。
	一钱匕	约等于 5 分 6 厘，或 2 克强。
	一字	一钱匕的四分之一。
	一撮	约等于四刀圭。
	一勺	约等于十撮。
	一合	约等于十勺，约合四两，十分之一升。
	一升	约等于十合。
	一斗	约等于十升。
	一斛	约等于五斗。
	一石	约等于二斛或十斗。
	一铢	一两等于二十四铢。
	一枚	以铅钱中较大者为标准计算。

附表

古代医家用药剂量换算表	一束	以拳尽量握足，去除多余部分为标准计算。
	一片	以一钱重量作为一片计算。
	一茶匙	约等于4毫升。
	一汤匙	约等于15毫升。
	一茶杯	约等于120毫升。
	一饭碗	约等于240毫升。